大展好書　好書大展

品嘗好書　冠群可期

大展好書　好書大展

品嘗好書　冠群可期

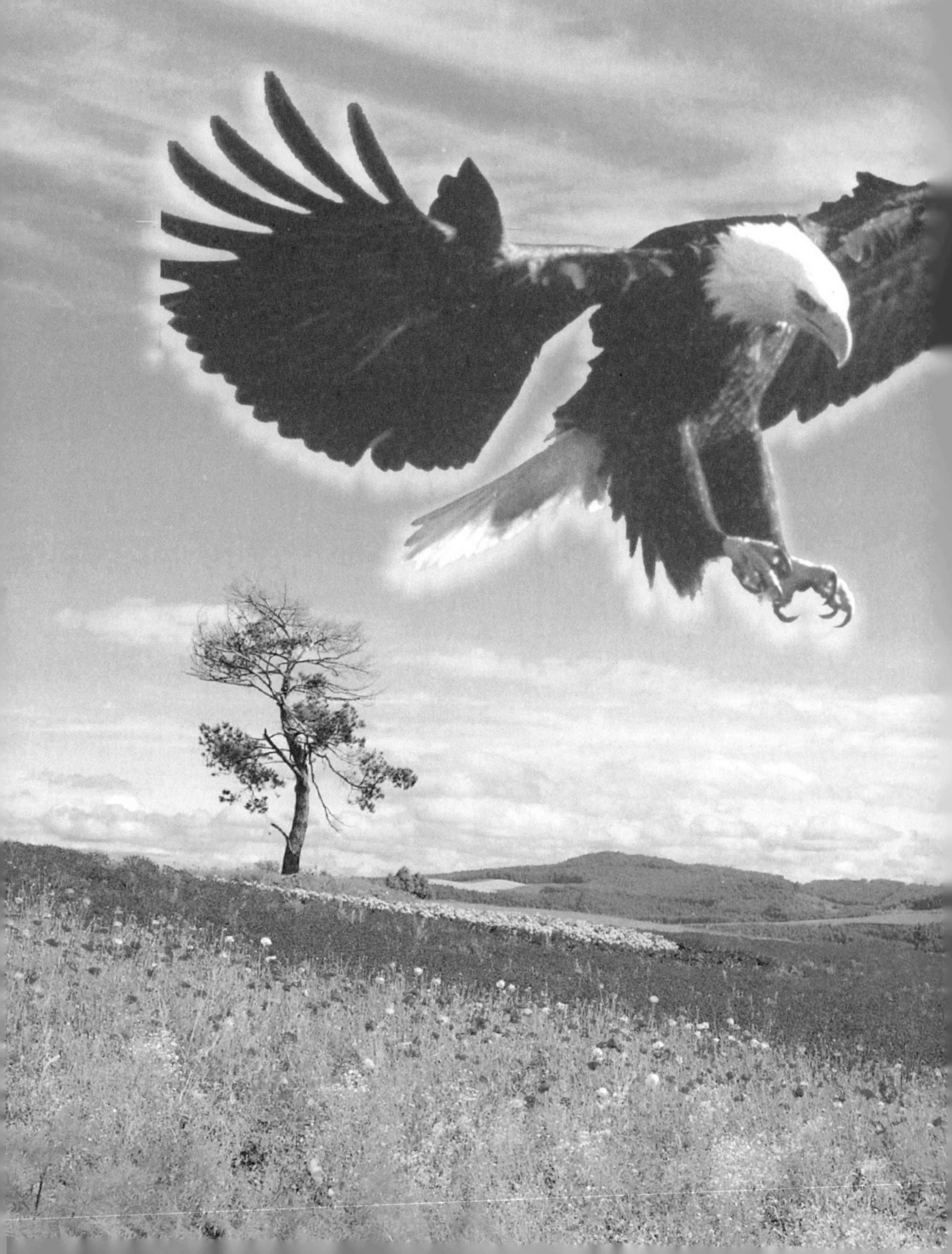

實用武術技擊：3

秘傳防身絕技

程崑彬　主編

大展出版社有限公司

序　言

本書所介紹的防身術是自古留傳下來的絕技，簡單、實用，應用範圍廣泛，效果驚人。

本書的絕技不必經過特意練習，是應用力學原理，即學即會，女性、小孩來學亦能運用自如，不必花費極大力氣，就足以讓動邪惡歪腦筋的大漢悲鳴。

在日常生活突然遭遇暴力時，本書的絕技就足以保身。但是因為威力很大，所以用時要小心謹慎。

不到千鈞一髮之際絕對不可以亂用。除遭遇危險之外平時絕對不可使用。

目錄

第二章 任何傢伙都會悲鳴的部位

《實用篇》打擊暴漢的要領

第三章　女性必學的防身術

《實用篇》讓女警也咋舌的實用絕技

第四章　突發事故、災難時此法能保護身體

《應用篇》得救與喪失生命的人其差別在此

第五章　取勝技術的效果

《重點篇》遇到緊急關頭時能派上用場的方法

附錄　人體的共同弱點

序論　用一根指頭就讓大男人投降

——沒有腕力也能簡單制伏對方的應用力學的絕技

這是常有的事——。

在護送女友回家的車上，看見有醉漢調戲女性，而周圍的人卻視若無睹，雖然自己想挺身而出，無奈身無縛雞之力，不敢貿然出手，只有祈禱那個喝醉酒的傢伙趕快下車，而女友看著自己，露出了輕蔑的表情，雖然內心咒罵著那個醉漢，卻奈何不了他。

在上學坐車的途中，突然感到腰部附近有異樣，注意一看，見一位中年男性在大膽地摸著我的臀部，想喊又喊不出來，而且車子客滿，身子也沒辦法移動，實在令人生厭，漸漸的對坐車感到害怕了。

最近報上常常刊登因速賜康、M2、K他命、大麻等迷幻劑的流行，常有家庭主婦或路人突然遭到暴漢的襲擊，被刺了。在這時代赤手空拳是難以保身的，但是又沒有時間去學習柔道、空手道等，而且也沒那份體力。

那麼要如何才能對付醉漢、色狼等的攻擊呢？是有好方法的，而且簡單、易學，效果驚人，又不需要受嚴格訓練，應用力學原理，任何人都可學。

以前對於自己腕力沒有自信、個子瘦小、膽怯、懦弱等自卑感都可一掃而空，來學這種絕招。

特別是女性，遇到暴力的機會較多，所以，特別希望女性都來學這套防身術。女性的腕力只及男性一半，但是，應用力學原理就能簡單的擊倒暴漢。

但要注意的是，除了在危急之際可用外，平時絕不要使用，因爲用得過分會使對方脫臼、受傷，所以本書可視爲「傳家之寶刀」，作爲應急時來用。

本書介紹多種絕技，能記住其中幾招就不錯了，可以堂堂地上街，不必再感到提心吊膽怕遇到惡人了。

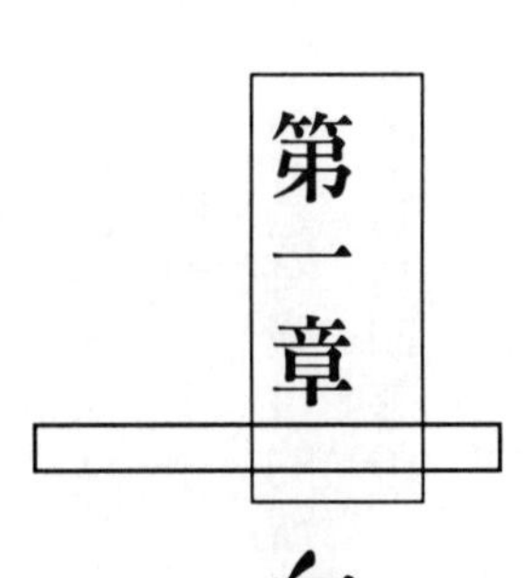

第一章 向暴力挑戰的珍藏絕技

《基礎篇》六十二種簡單易學的防衛技能

1 肘內側容易被折曲

夜晚，在鬧市裏讀者一定有過一兩次，看到有人被流氓纏住的場面吧！但四周的人都做壁上觀，湊湊熱鬧，卻沒人敢插手，這時被纏住的人只有一個勁兒地道歉。

或許有一天，那個被流氓纏住的人會換成是你也說不定。天有不測風雲，人走霉運時就遇到了……。而且對方塊頭比自己大，碰上這種危機，對於自己拳頭沒信心的人，還是有應付的辦法。

當對方叫著說：「喂！小子你是存心找碴嗎？」一把抓住你的衣服上領。此時你一邊說：「對不起，請多多包涵。」然後兩手合在一起；一邊低頭說：「請原諒我吧！」兩手對準對方抓住衣領的肘用力的下壓，這樣就夠了。

吾人的手肘具折疊構造，不論塊頭多大的男人，他的手肘也會立刻彎曲，上身向前倒的。那時對方的臉碰到你低下的頭部，若撞到重要的部位，對方一定流鼻血，倉皇而逃了。

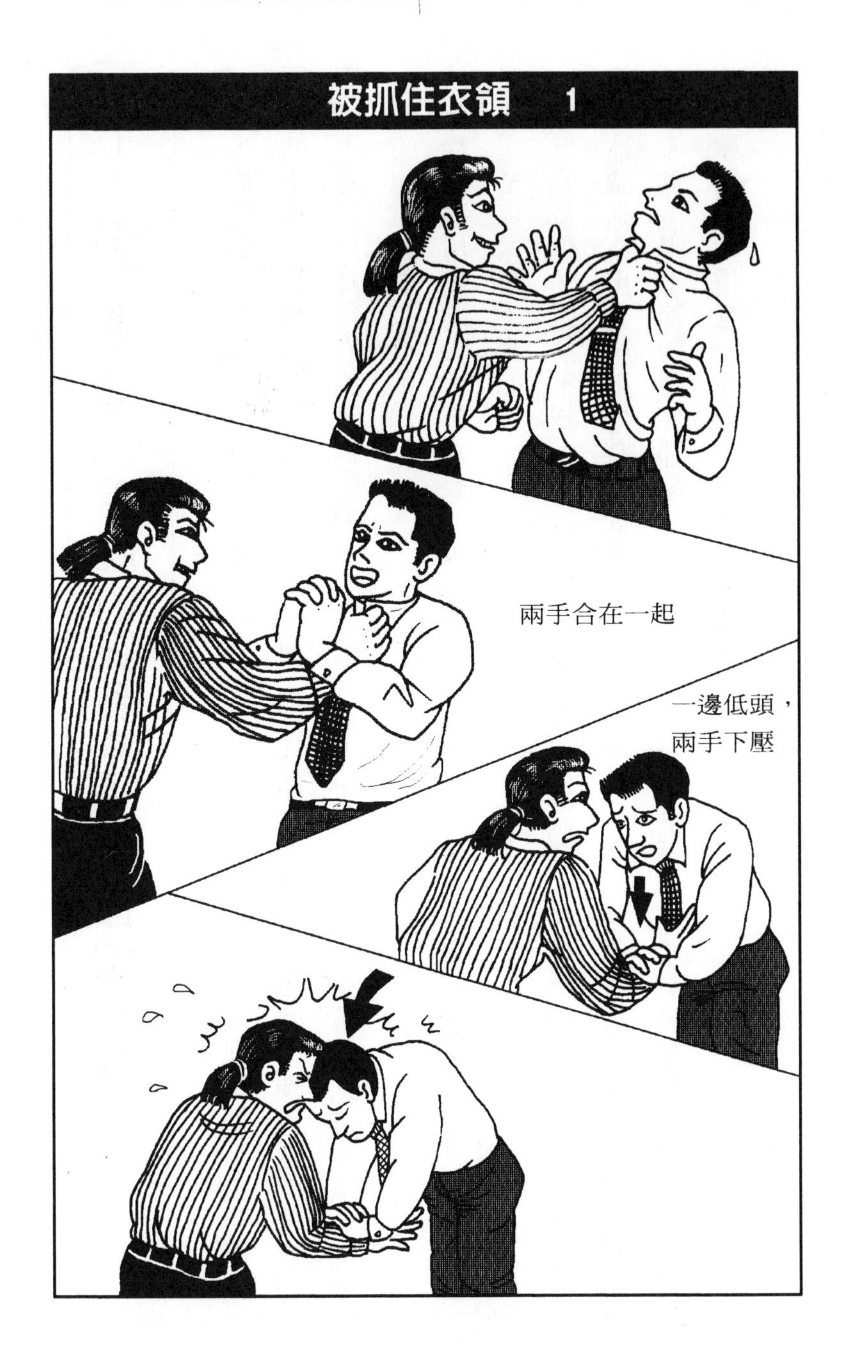
被抓住衣領　1
兩手合在一起
一邊低頭，
兩手下壓

1—①手臂　手腕的踝骨是人體最強的骨

人們常謂「酒是使人神經錯亂的水」，實在一點也不錯，在酒吧等地方發生喝酒鬧事的事情，是屢見不鮮的，為了避免捲入這種糾紛，進入店裏時，要迅速的注目四周，不要接近那些看起來似乎酒品不好的人身邊。然後若是店中會溶入祥和氣氛的話，對方也就沒有找碴的藉口了。

從前善用劍的人都修養成一種弱不禁風的風範，儘量避免無謂的紛擾，這種精神現在還是要保留下來的。

但若是仍然運氣不好，碰到一個急躁的男人越過吧台抓住你的衣領時要怎麼辦？此時建議你使用天生就持有的武器——手腕的踝骨。例如衣領被抓時，用手壓住對方手腕，然後用手腕的踝骨部位像鋸子鋸東西一樣，磨鋸對方手腕柔軟的部分。以此動作攻擊對方，這樣一來對方的戰意就喪失了。

衣領被抓住時　1－①

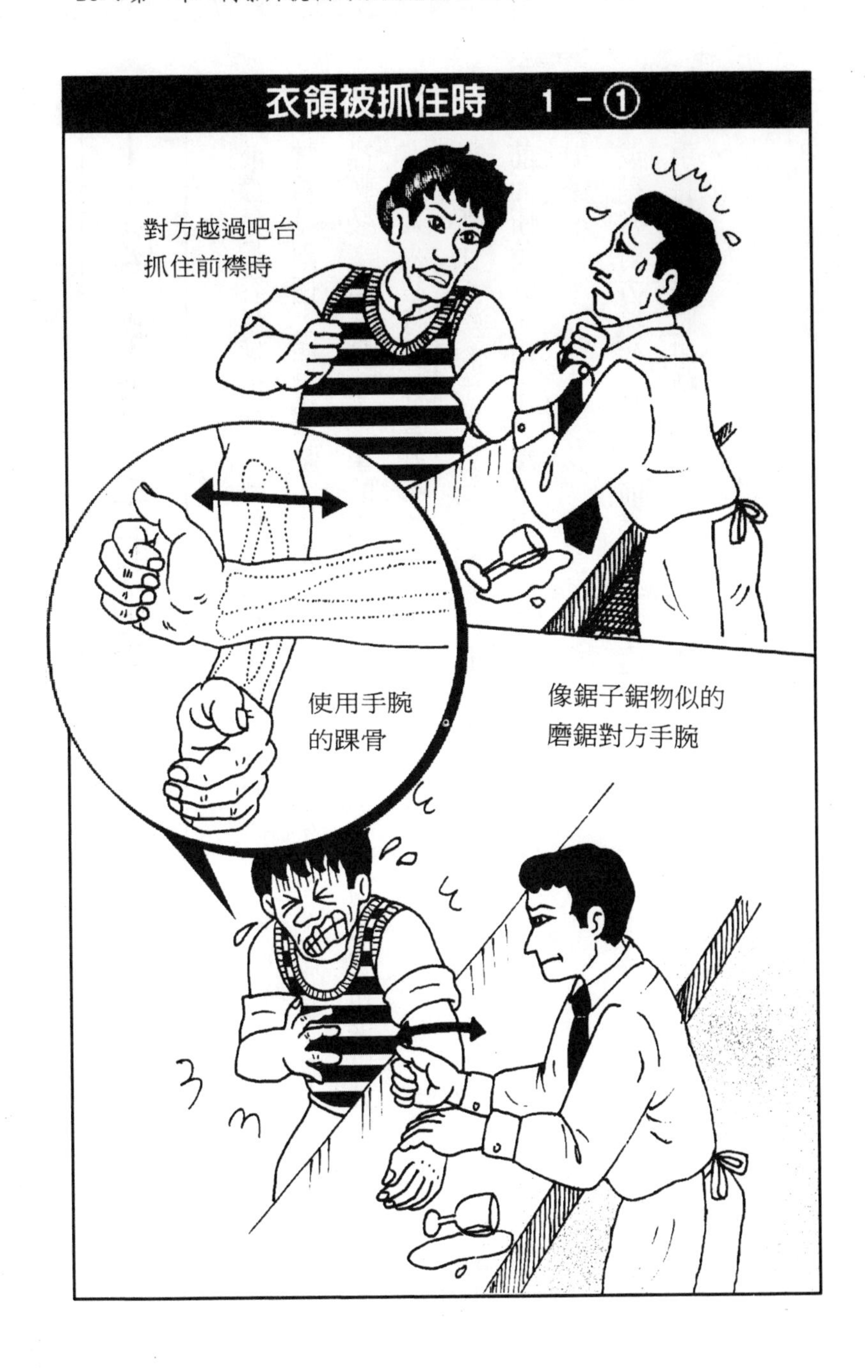

1—② 手臂 手肘抬高時，上身就有隙可乘

前襟是最容易被抓住的部位，特別是穿襯衫時。

當看見兩個人要打架時，一定是一方說：「臭小子，怎麼樣？」一且一邊抓住對方的胸襟較多。若是膽小怕事的人可能這樣就屈服了，而對方也可能就此停止，但是，若對方逼人太甚時要怎麼辦呢？

對方抓住衣襟的手臂對我方來說反而是最好的攻擊目標。當然，最簡單的方法是採取前面所說的，用兩手壓下對方的手臂，一邊說對不起低頭，使對方顏面撞到頭，受到損傷。

或是當對方抓住我們的前襟時，一邊說「幹什麼呢」，將對方伸來的手腕按下，再用手將對方手肘扭轉過來。若能記住訣竅的話，初學者也是很喜歡用這一手的。

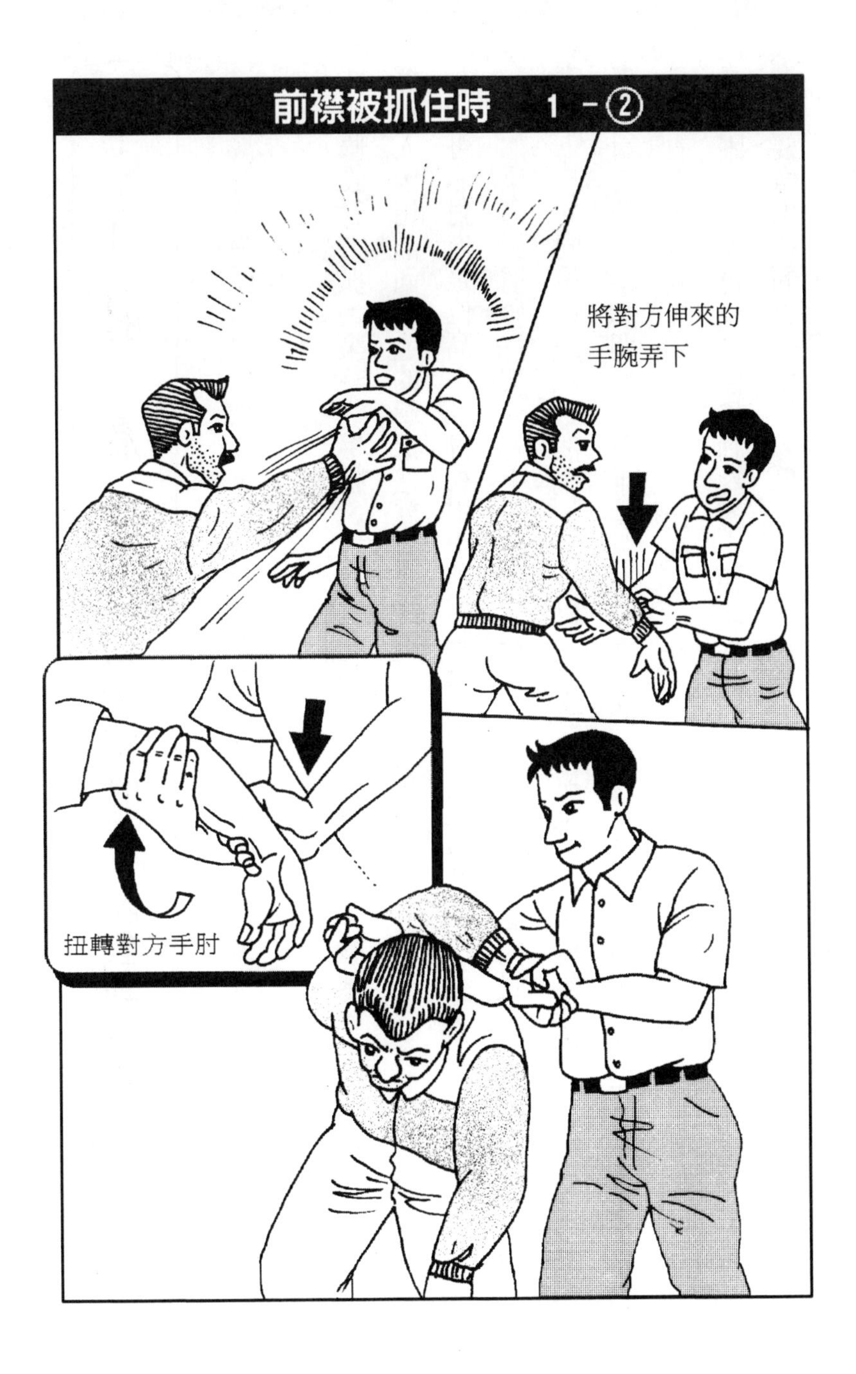
前襟被抓住時　1 －②
將對方伸來的
手腕弄下
扭轉對方手肘

1—③ 肘、肩一旦被固定時，絕對無法掙脫

當對方要抓你的胸襟時，只要看對方抓過來的手腕，便能馬上知道對方力量的大小。

假設對方抓過來時的手腕，是伸直的肘時，就表示並非強敵，是個門外漢。對付這種人，用前面所述的擊退法就夠了。但是，如果對方的肘是緊靠著腋窩，就得小心了。可能對方是位高手。會利用手腕抓胸襟的人，通常都是用左手。

如果碰到慣於打架的對手，該怎麼對付呢？首先，一面問對方：「你到底要做什麼？」一面向後退一步。然後，對方以左手腕抓過來，就用兩隻手掌去輕碰對方。右手碰對方的左手腕關節，左手碰對方右手肘的外側。其次，將對方的左手拉向自己，這時對方定會向後傾，再使自己的身子往前倒，這就ＯＫ了。因爲對方的手腕，早已被你固定了，再也無法移動身體、掙脫你的糾纏。如果打架的地點是在鬧區街上時，你只要像上述的方法把對方壓倒於地，一會兒相信有路人替你叫來解圍的警察！

技巧方面所應注意的，並不在於握住對方的腕關節和肘，而在於用手掌去碰。對於無經驗的人來說，會認爲用手掌去抵擋，倒不如用握的來得強而有力。但實際上卻相反。以對方的立場而言，也是一樣的。若被握住，要掙脫較簡單；但若被用手掌抵擋，想要閃過可就不容易了。其中的秘訣，即在於採用手掌的方法。我們都知道，肘和其它關節在某方向雖可自由彎曲，但卻無法在反方向彎曲。

還有，當對方佔上風時，應注意的技巧是：利用自由式游泳時手腕的擺動，這個方法能應用在各方面，希望各位都能記住。例如：胸襟被抓住欲掙逃時，應將身體側向旁邊，使對方的肘伸直。再用自己的右手使對方左手彎曲成自由式游泳時的手腕姿勢，像這樣來回的重複二次，對方就會倒在地上。即使你從未學過柔道，也會使對方倒在地上。或者，一次利用自由式游泳的方法，再用左手掌貼在對方的臉上，使對方的臉向後背過去。接著踏出一步以半蹲跳遠的姿勢，往其身上騎坐。光是這樣，就足令對方吃不消。通常，對方往自己的胸襟抓過來時，就很自然地會固執的抓緊。而當你對他採取反抗時，他卻很難將手放鬆。反而使他的手更有效地被固定住。

也就是說，這個技巧正反映出一旦被人們抓住就不願放棄的人類心理弱點。運用了這個技巧，再怎麼高大的男人都會投降的。

胸襟被抓的時候　1 －③

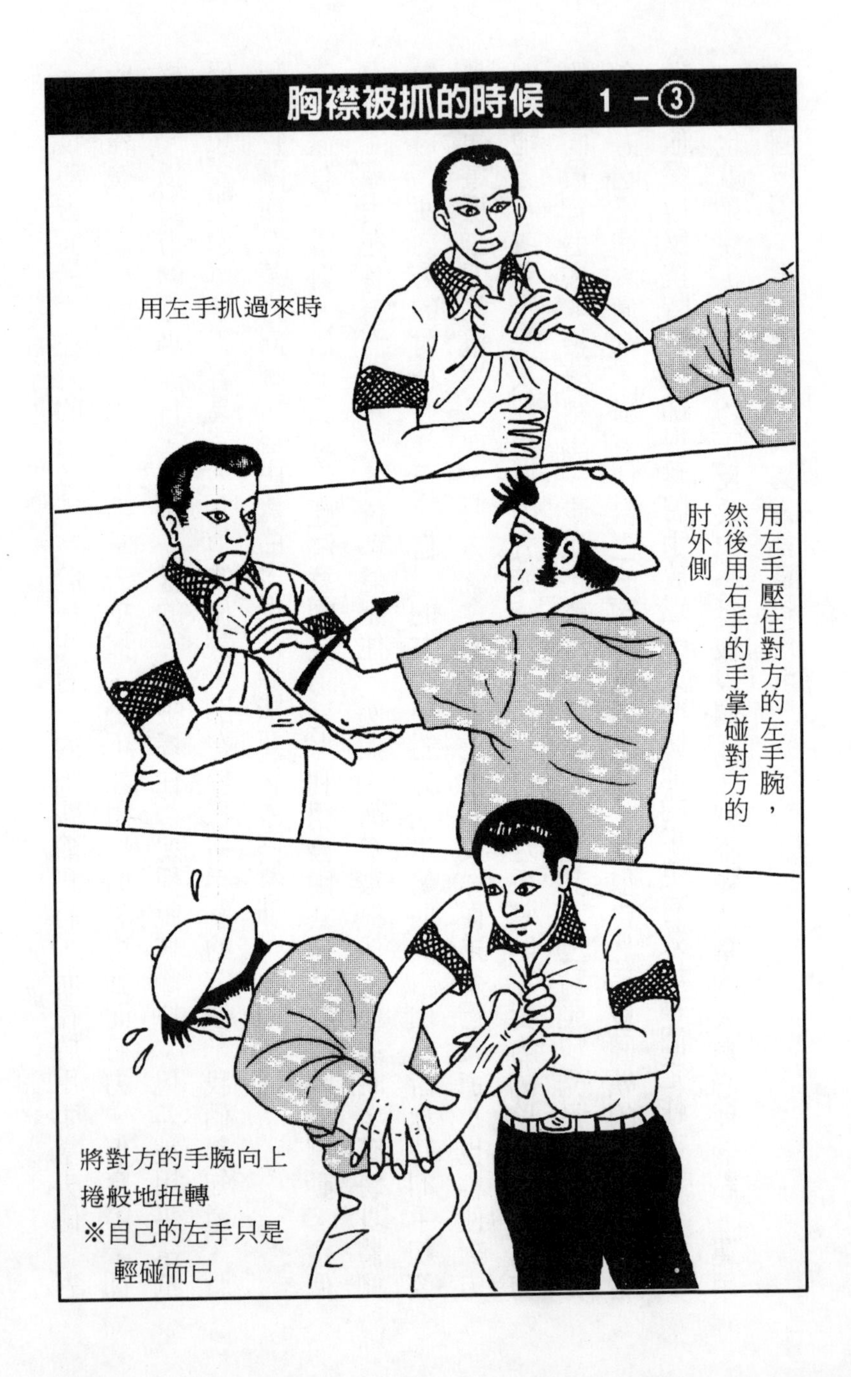
用左手抓過來時
用左手壓住對方的左手腕，然後用右手的手掌碰對方的肘外側
將對方的手腕向上
捲般地扭轉
※自己的左手只是
輕碰而已

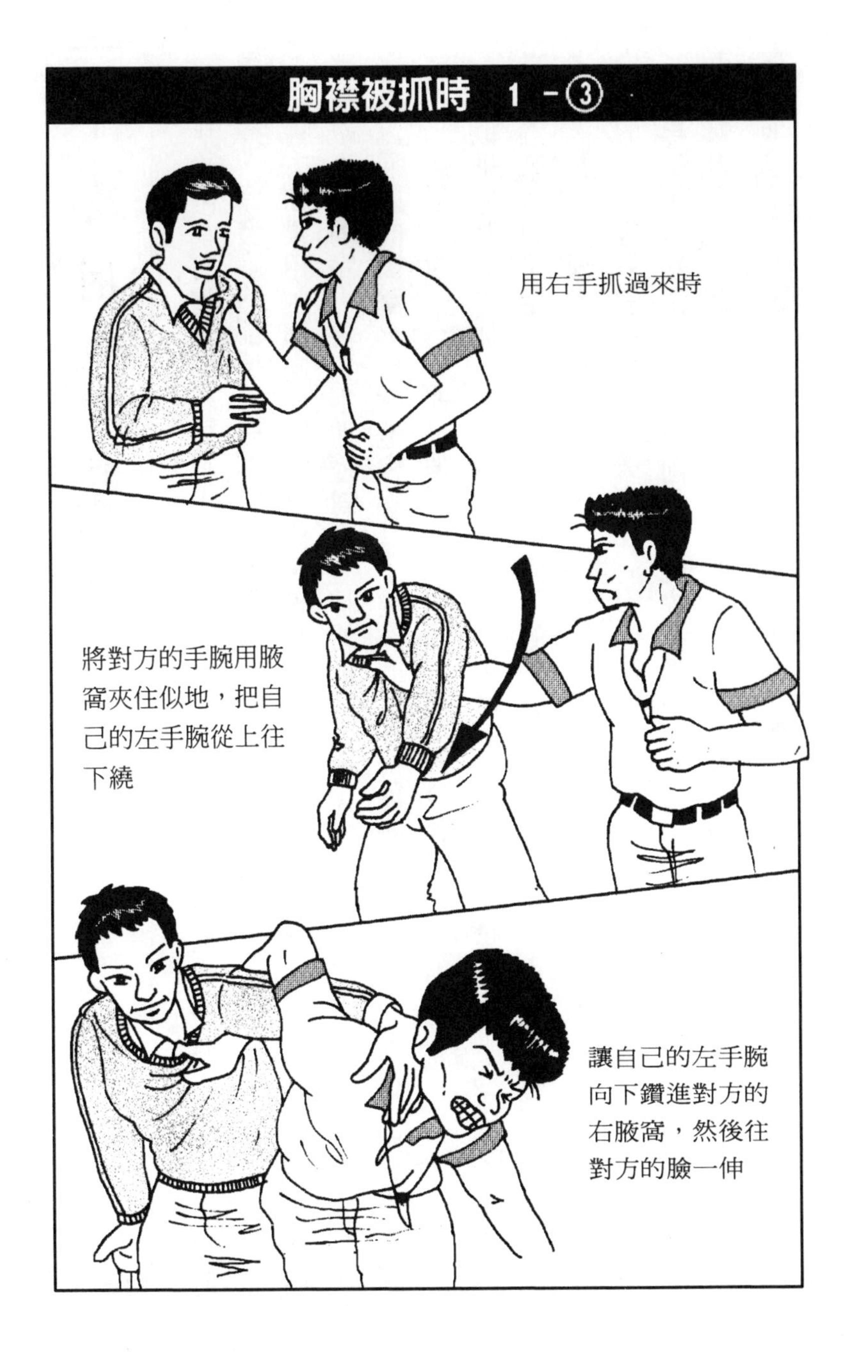
胸襟被抓時　1 -③
用右手抓過來時
將對方的手腕用腋窩夾住似地，把自己的左手腕從上往下繞
讓自己的左手腕向下鑽進對方的右腋窩，然後往對方的臉一伸

1—④肘弱點在內側

無論誰都有這樣的經驗吧！當你把肘以任何一種姿勢撞碰桌角時，手腕一定會感到麻痺。而發麻的部位，亦即肘的弱點是在於肘的稍內側。

對方如果用兩腕向你的胸襟抓過來時，你可攻擊這個弱點。你的反擊目標只要決定在敵人的弱點，再狠狠地撞對方手腕的拇指即可。這時對方的兩腕經你一撞會有如電氣流通般的衝擊，自然地會將其手從你的胸襟放鬆開去。這樣，你只要向對方做微笑狀，並對他說：「不要打架了！」相信一定萬事ＯＫ。

但是，對方經你這麼一說，很可能會更激動起來，而再度地用他的兩腕向你的胸襟抓過來也說不定。這時候，將你兩手的手掌按在對方的肘，用盡力量壓住對方肘的內側。對方會因自己肘的突出部分的相碰撞而感到無限疼痛。如果，你是一位力量相當大的人，你只要用單手腕去抱住對方的兩肘，也能產生同樣的禦敵效果。

另一個方法是，當對方向你的胸襟抓過來時，從上面用手揮開對方一邊的手腕，再敲擊對方另一邊手腕的肘，之後再利用腰的力量一轉，即可將對方拋開。這個方法是任何人都會的拋擲技巧，只要你懂得它的訣竅。

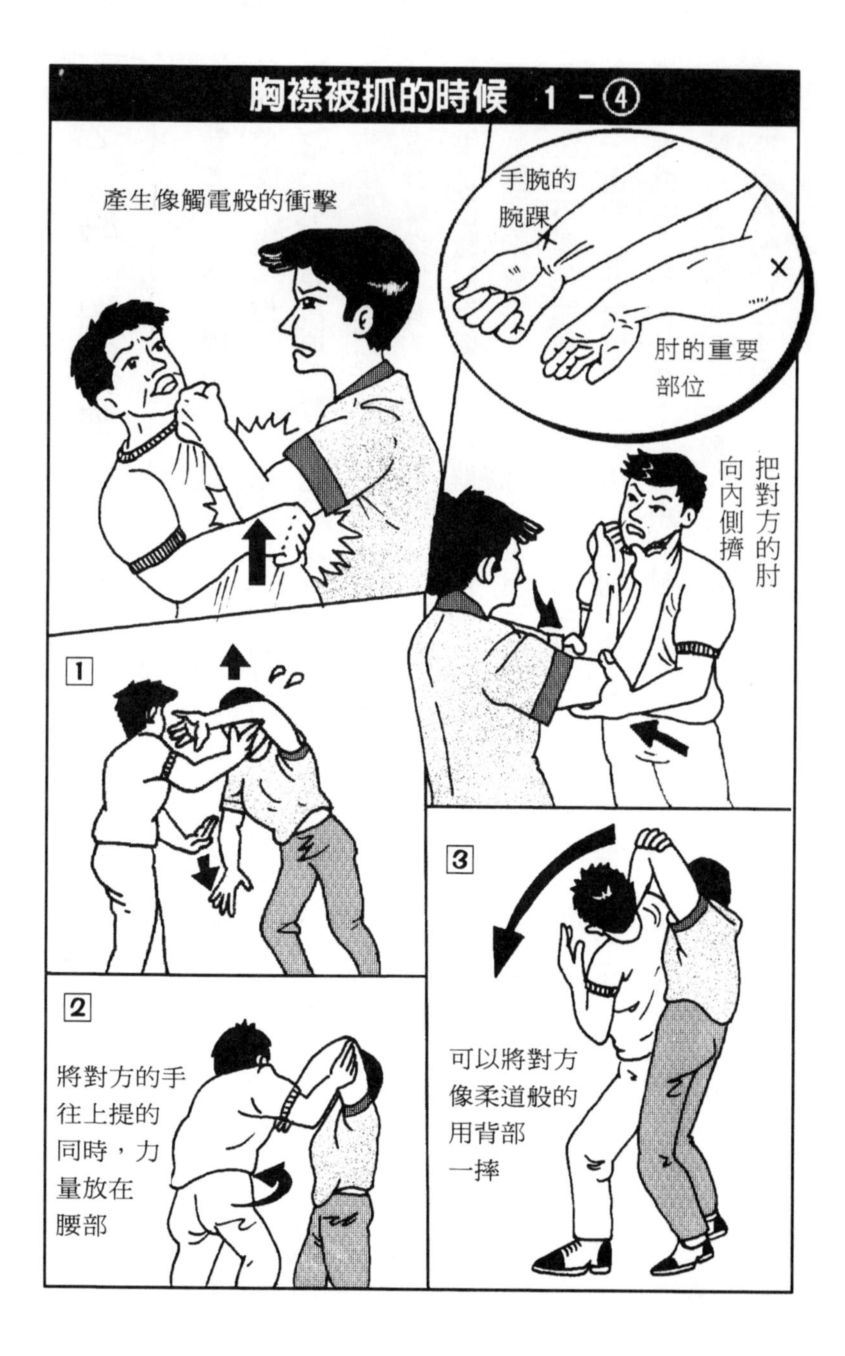
胸襟被抓的時候 1－④
產生像觸電般的衝擊
手腕的
腕踝
肘的重要
部位
把對方的肘
向內側擠
1
2
將對方的手
往上提的
同時，力
量放在
腰部
3
可以將對方
像柔道般的
用背部
一摔

2 胸對方無法向你攻擊的黏著法

當對方揮拳揍過來時，如果自己想反揍過去，反而不能保護自己。爲什麼會有這種現象呢？因爲你沒有學過擊拳法，想對對方揮拳反擊猶如做夢。特別是要向對方的臉上做一擊是非常地困難。處於這種狀況應該怎麼辦呢？我想往對方的身上猛勁地衝抱過去是最理想的辦法。

看過擊拳比賽的人應該知道這個道理。對於採取黏著攻勢的拳擊手來說，就算他的對手是位職位拳擊家也很難掙脫他的糾纏，更不用談對他揮拳反擊了。何況，對手根本是個非拳擊手的人，被你用黏著式的衝抱態勢，是絕對可能向你揮拳反擊的。但必須注意不要把頭放得過低，頭放得過低，很可能讓對方有反擊的部位。重點在於把自己一邊的耳朵緊緊靠在對方的胸前，使勁地將對方抱住。之後，將腿往前後叉開，採取半蹲的姿勢，就萬全了。由於無法做反擊，所以在不知怎麼處置你黏在他身上的身體時，他只有將你的身體往左右搖動。大部分的情況，當你們倆糾纏在一起時，總會有警察來做仲裁才對。這個禦敵既不浪費精力，也能保住自己的安全。

被對方揮拳擊過來時 2

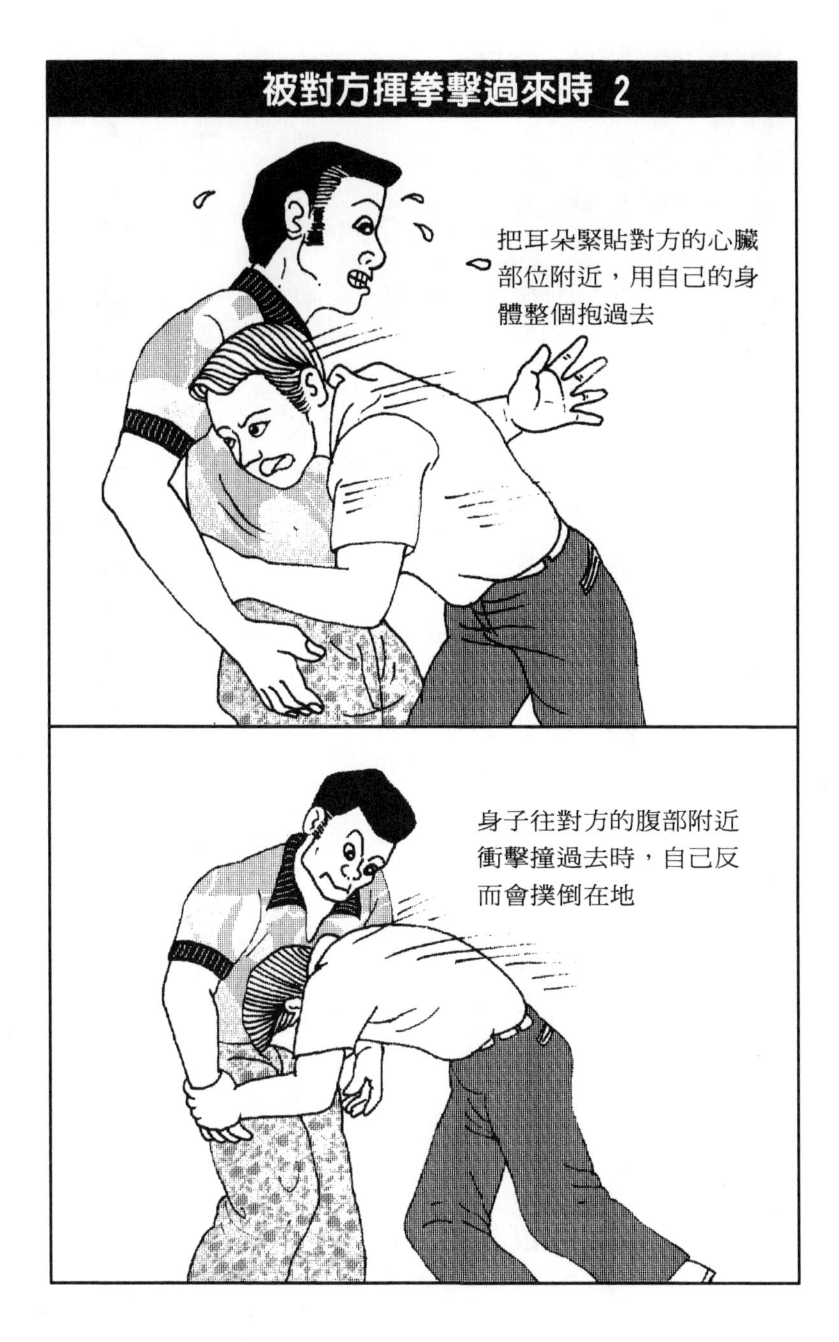
把耳朵緊貼對方的心臟部位附近，用自己的身體整個抱過去
身子往對方的腹部附近衝擊撞過去時，自己反而會撲倒在地

2—① 手腕 對方揍過來時

當我們乘坐巴士時，突然司機來個急煞車，經常會踩到旁人的腳。當然，如果道歉地說：「真對不起，不要緊嗎？」大概不致引起什麼糾紛；但如果碰到脾氣急躁的人，說不定馬上就一拳揍過來。此時，你一邊的手上還拿著沈重的手提袋……。讓對方揍過來也就算了，這樣想的人大概也不少，但事實上防禦的方法還是相當多的。

假設對方的拳打架式是採半身交替式，當對方用右手揮過來時，你可用右手抵禦，用左手揮過來時，則用左手擋回去，更可抓住對方的手腕往自己的右手邊拉。趁此時很快地將手邊的手提袋放下，用另一隻手去抓住對方的肘關節，然後用力靠自己身上扯。這樣，對方的身體往你的旁邊靠過來，這時只要用你的腳去勾對方的腳後跟，讓對方往後倒。

但是，這時對方的頭可能會撞到什麼堅硬的東西，而發生危險，造成防衛過度的情況。所以，向對方說：「對不起，請你原諒我。」讓對方氣消了才是明智的做法。自我防衛術是爲了保身，而不是爲了惹事生非。儘管碰到亂揍亂打的蠻橫人，千萬不要忘記使用以上的防衛方法。

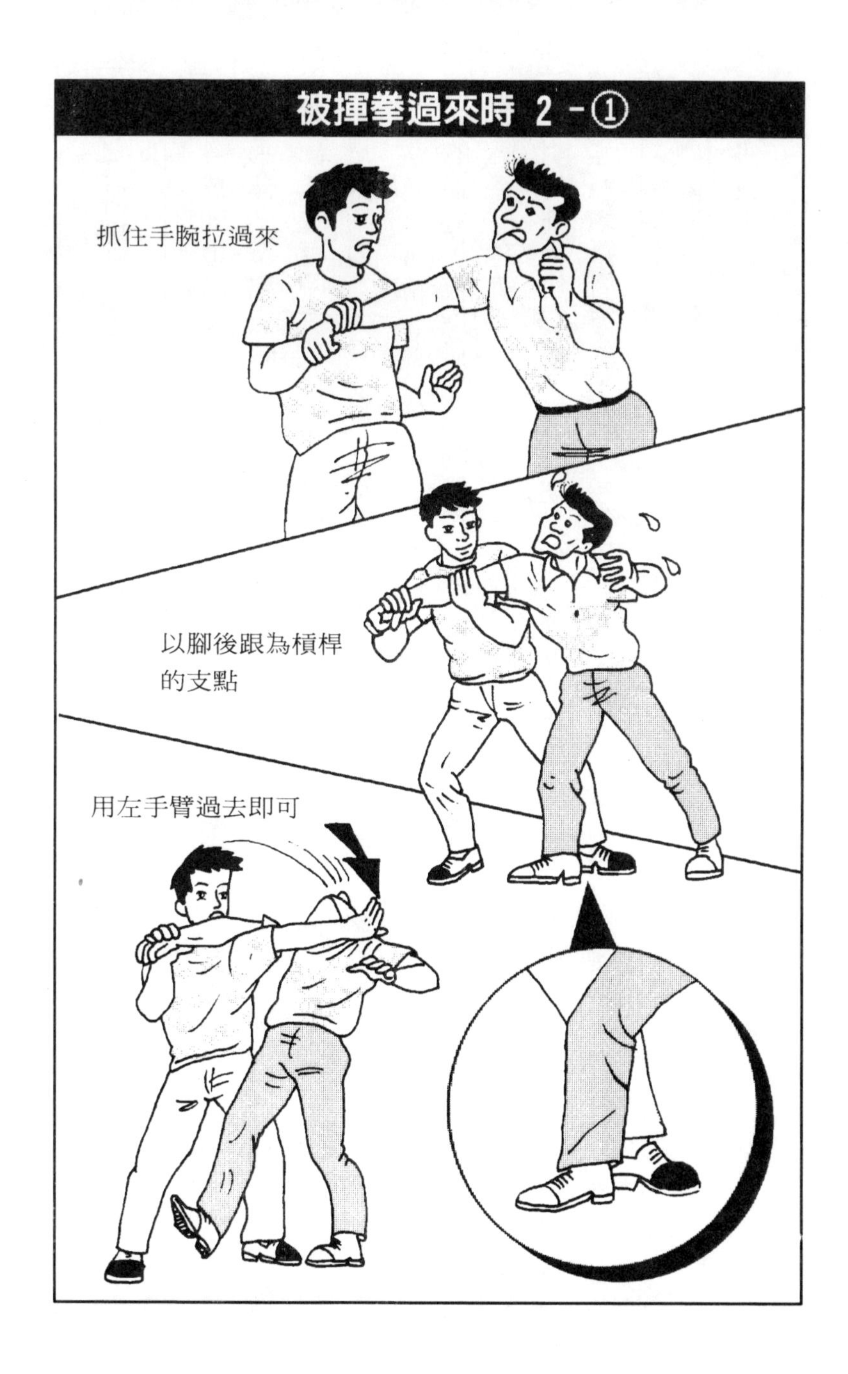
被揮拳過來時 2 -①
抓住手腕拉過來
以腳後跟為槓桿
的支點
用左手臂過去即可

2—② 肩 伸過來的手臂恰成攻擊目標

各位知道職業拳擊手，與未受過訓練的人的揮拳方法，其不同在那兒吧！當職業拳擊手揮一拳出去時，他的手馬上可以收回至原來的位置；但，未受過訓練的人，揮一拳出去後就不會收回來。換句話說，將手收回原來位置的速度相當慢。因此，對於揮拳過來的對方，只要好好把握住這點，即能收到最大防禦效果。

譬如，走在路上突然有人向你一拳揮過來，對於這種突如其來的一拳，實無法做適當的迴避，被揍只好自認倒楣。問題在於之後對對方的對處法，對方讓你吃一拳，在揮第二拳之前，你應該有充分的時間將你的身子半蹲閃躲。而做閃躲準備動作的當下，對方揮來第二拳，這時便是你反擊的機會了。假使對方用左手揮過來，用自己的左手輕輕地壓對方的手腕，然後用右腕將對方的手腕捲進。接著，將自己全身的力量放在對方肩膀的關節上，並把手腕伸到對方的臉上，用手背將對方的臉往外推開。然後，以飛越障礙的要領，把雙腳叉開使對方臥倒。對方這時一定會喊吃不消。

假設對方是用右手揮拳過來，則用左手將其手腕壓住，用右手將其腕捲進。

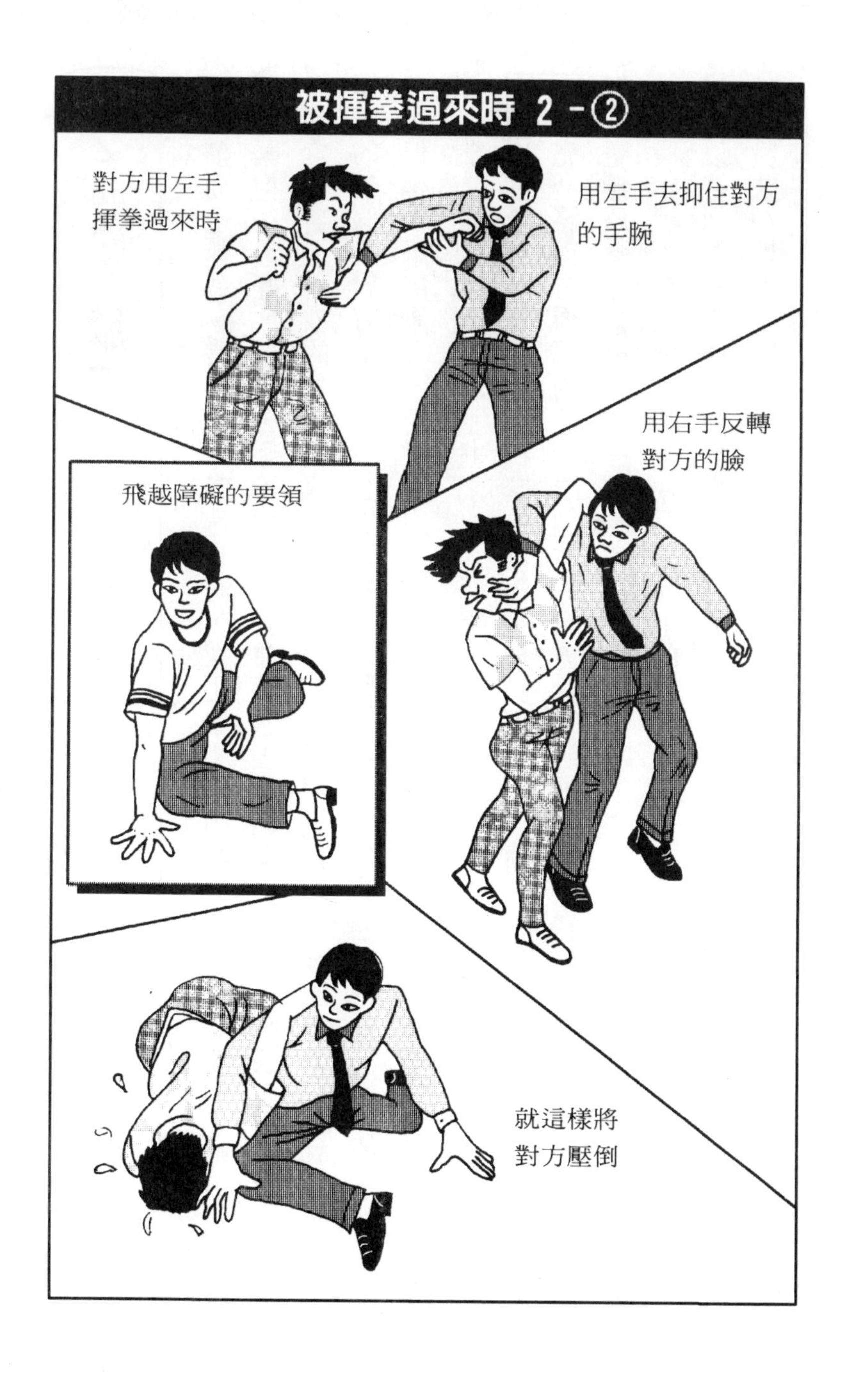
被揮拳過來時 2 -②
對方用左手
揮拳過來時
用左手去抑住對方
的手腕
用右手反轉
對方的臉
飛越障礙的要領
就這樣將
對方壓倒

2—③ 腋下 往兩腋反攻

前面已述過，當對方揮拳過來時，採用拳擊法中的黏著攻勢的要領，將對方的身體緊緊抱住最好。但是，假設你是處於揮拳過去的相反立場時，應該怎樣才好呢？對於緊抱住自己不放的對方，只要用手肘捶打他背部就行了，你能想到這一點，答案是正確的。假設對方是個慣於惹事生非、愛打架的人，相信他也會想到這一招。

但是，不用擔心。對付使用手肘的這招防身絕技，對方絕對想不到的。理由很簡單，對方如果想到用手肘捶打你背部時，他的兩脇必定是張開的。在這瞬間你可以一面將頭往上移，一面把你握緊的兩腕往他腰部勒緊。這樣，便能用你的臉及頭的橫側面，完全將對方肩部的活動限制住。對方除了另外一隻手在那兒想辦法掙扎之外，對你是毫無反擊的機會。有一點希望你注意的是，對方可能以腳的攻擊做爲他反擊的最後手段，說不定他會用膝蓋攻擊你身上的弱點處。假設對方是個像這樣難纏的人，你儘可以把你的腳踵伸入對方中心軸的那隻腳，一個反勾就能將對方制伏。相信對方會一屁股跌在地上，尾椎骨都跌斷了也說不定。

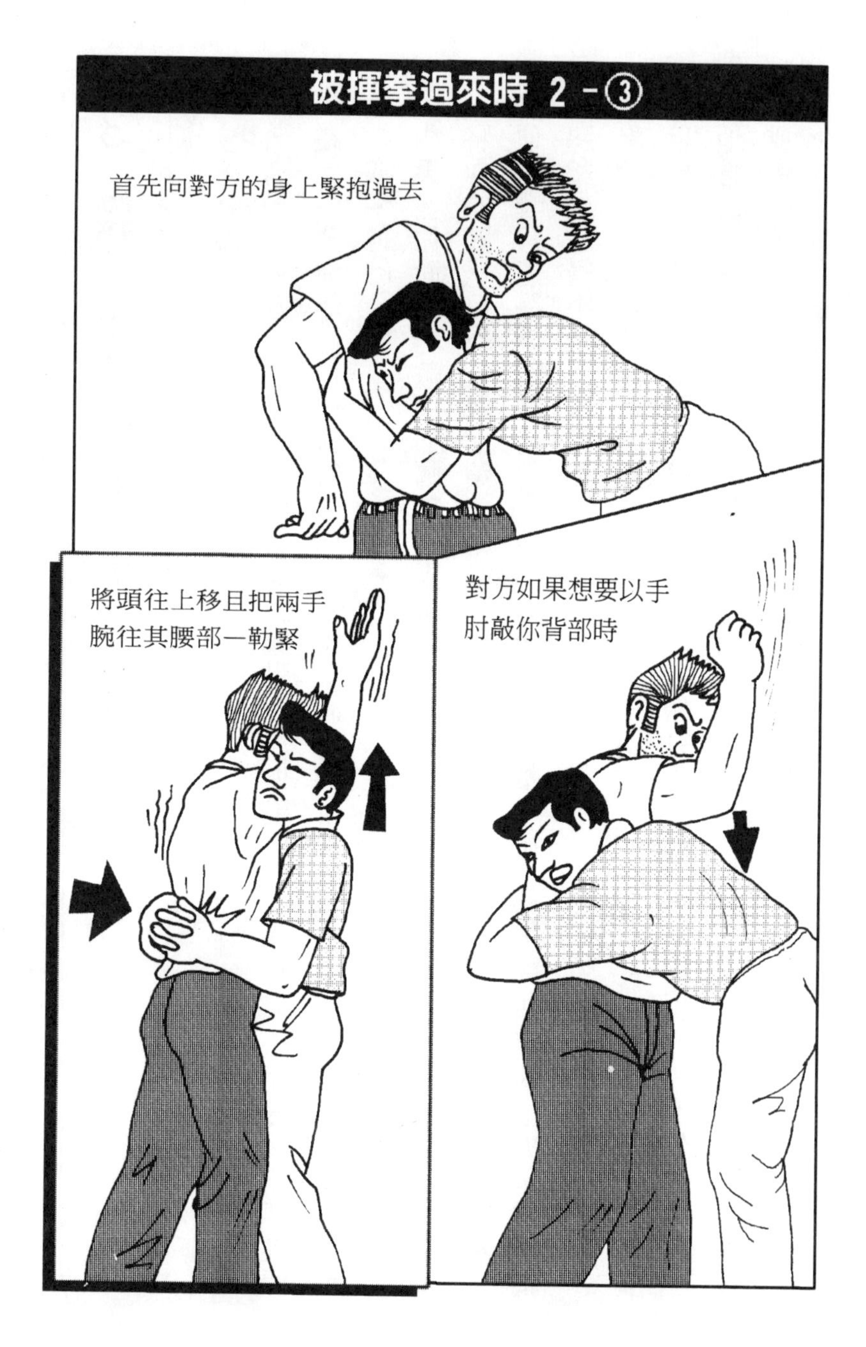
被揮拳過來時 2－③
首先向對方的身上緊抱過去
將頭往上移且把兩手
腕往其腰部一勒緊
對方如果想要以手
肘敲你背部時

3 腰　半蹲的姿勢力量便會分散

被揮拳揍過來固然可怕，而被踢才更恐怖。這是因爲用腳比較好攻擊男性的下體弱點。萬一，對方一心就想往你的弱點處踢，那你絕對會被弄得無法動彈而任其擺佈了。在此希望你能記住，當對方向你踢過來時，爲了保衛你最重要的弱點處，千萬要記住採取半蹲的姿勢。

如果在你面前的敵手把腳施展出來時，首先你要採取的對策是以打棒球的打擊要領，將你的腰一扭爲先決上策。姑且不談會空手道的人，一位未受過訓練的門外漢，頂多他的腳只能踢至你腰的部位而已。而當你的腰一扭，對方所能踢的地方只限於腰骨、腿和屁股等不是要害的地方。

對於一位不習慣使用腳踢的人來說，只要踢上二、三次，就會精疲力盡無法確實踢中目標。這時，就是你反擊的機會來了。你只要一心一意抱住對方的下半身即可。巧妙地將自己的肩放在對方的腰部，用力一壓，對方會被你折成虱目魚般的形狀而投降。或者兩手放進對方的腿到膝蓋的部位，就能將對方壓得死死的。

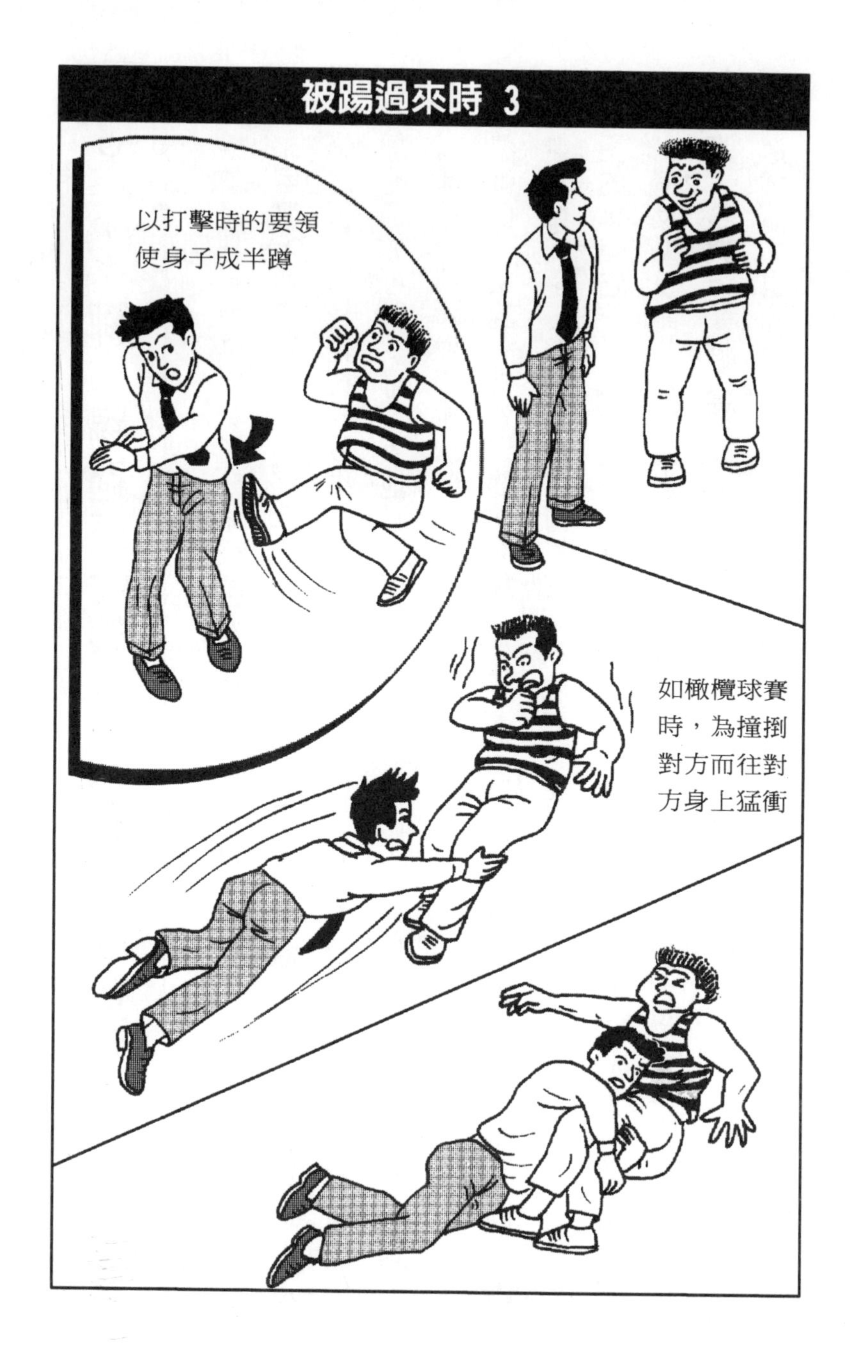
被踢過來時 3
以打擊時的要領
使身子成半蹲
如橄欖球賽
時，為撞捯
對方而往對
方身上猛衝

3—① 腳踢過來時的唯一弱點是腳後跟

爲了保身，最重要莫過於保持冷靜，及將全身的力量放鬆。但是，說起來容易做起來困難，通常被一位不好惹的人纏上時，難免緊張地身體縮短且肌肉變硬。在這種狀態之下，防身絕技的效果必定減半；所以最重要的，在於保持冷靜。如何才能保持冷靜呢？你可以試著大大地吸一口氣。光是這麼做，就能放鬆身體不必要的力量，且可以清楚地判斷對方所採取的攻勢。

舉個例子來說，當對方欲向你踢過來時，你可以抱住他的另隻支撐重心的腳。因爲人無論如何都得靠兩隻腳才可以安定在地面。光是一隻腳，儘管對於打全壘打的人是有用的，但它的形狀還是不安定，所以當被人抓住另一隻腳時，是很容易翻倒的。或者，把反擊重點放在他踢過來的那隻腳也可以。亦即，將對方踢過來的腳，順勢拉得更高，讓對方整個人翻筋斗似地跌落地上。

這樣，你也知道對方踢過來雖然可怕，卻也有它的弱點。

當然，對手之中也有踢腿的高手，說不定會被他踢中一、二次。但是，請不要害怕，還手的機會一定會到來。沒有受過訓練的人，當他把腿踢出去以後，要收回的速度比揮拳收回的速度慢。因此，當對方把腳踢來，等他要收回時，抓住他的腳是比較容易的。最好將自己的兩手在面前晃來晃去製造像網一般，相信對方的腳一定會落在這個網裏。而當對方的腳不小心陷入網時，他一定會想將腳收回去。對方的腳後跟便成爲你攻擊的目標。

這時，要領在於用手掌壓住對方的腳後跟不讓其逃脫。能抓住對方的腳後跟，便可自由自在地擺佈對方。譬如，用手肘敲對方的膝蓋，對方絕對會大叫吃不消。但是，必須注意的是，因爲這一招相當強烈，所以如果敲打得太過份，恐怕會讓對方的韌帶切斷。或者是，同樣地控制對方的腳後跟的狀態之下，只要將對方的膝蓋往後或往旁邊輕壓就能將對方壓倒。

上述的方法已經完全是競技場的格鬥技巧了；一方面也可以將對方的腳腕拉到身旁，放入自己的腋下，之後只要將對方往後推倒，便能使對方的阿奚里斯腱扭斷。站在防衛術的立場來說，這一招有點太過分，還是得饒人處且饒人。

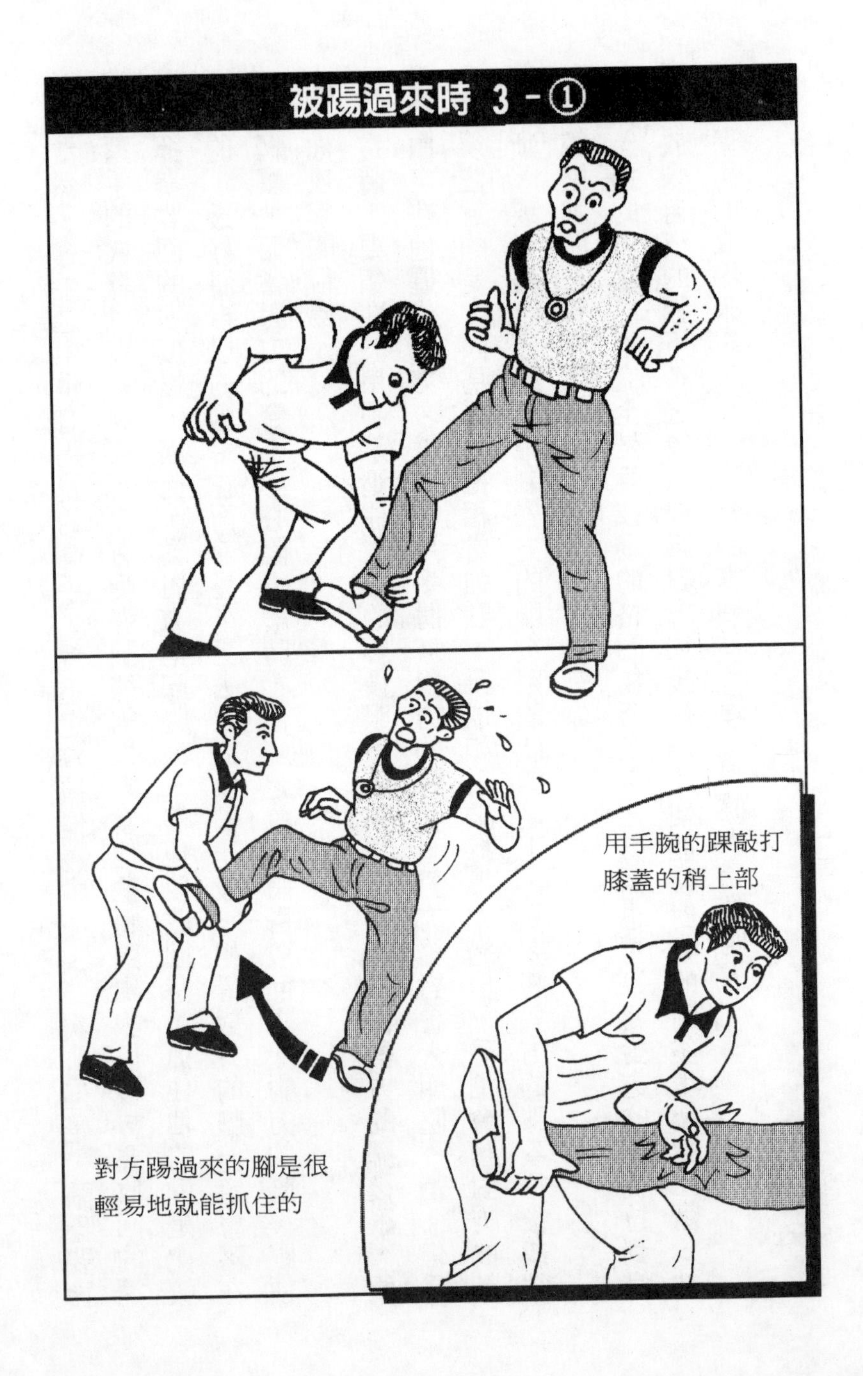
被踢過來時 3 -①
對方踢過來的腳是很
輕易地就能抓住的
用手腕的踝敲打
膝蓋的稍上部

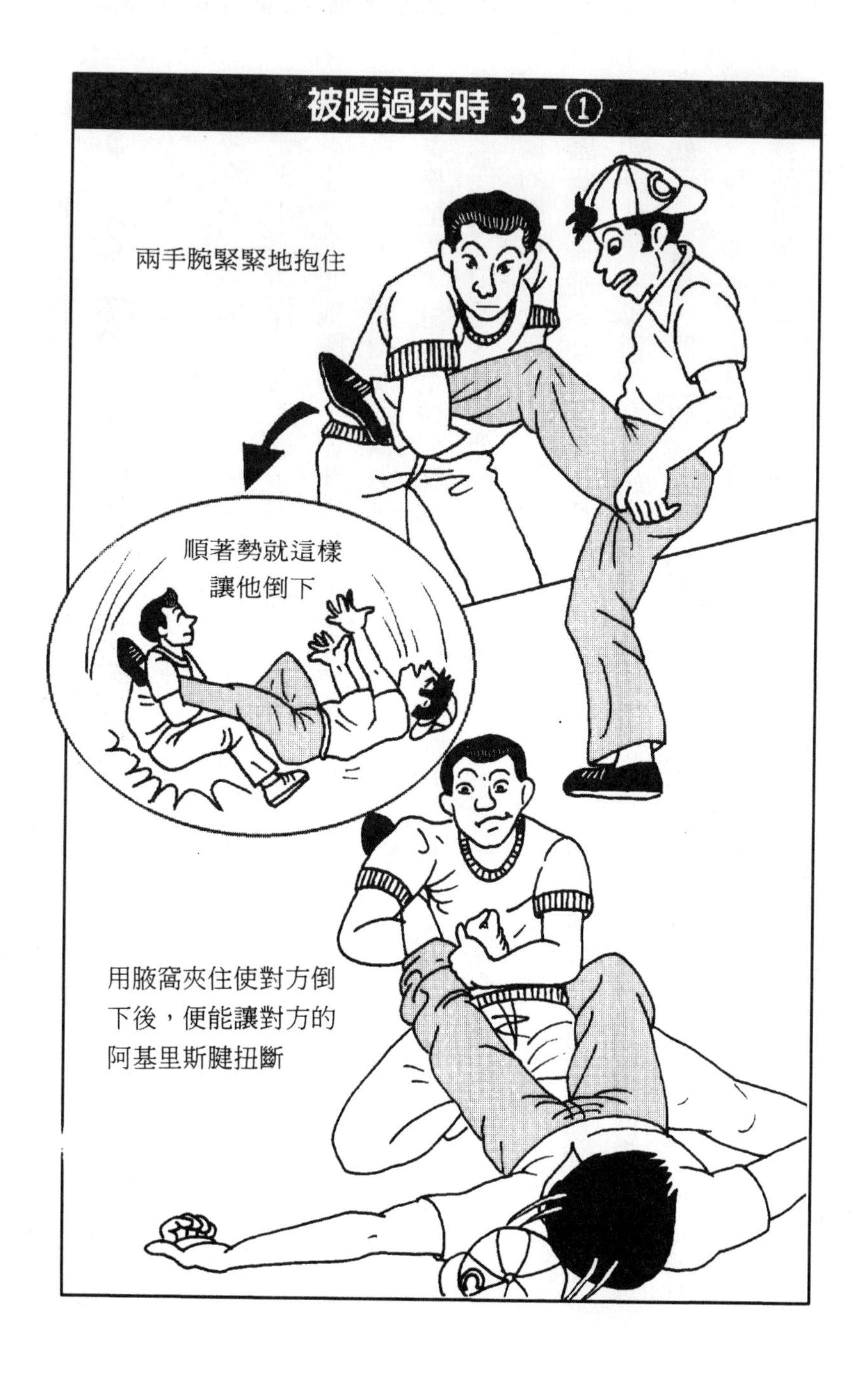
被踢過來時 3 -①
兩手腕緊緊地抱住
順著勢就這樣
讓他倒下
用腋窩夾住使對方倒
下後，便能讓對方的
阿基里斯腱扭斷

3—② 頭 要訣是半步前進

經常聽到「弱狗才會叫」、「懦弱的人才會從後頭攻擊別人」等俗話。例如：在路上走不小心與迎面的人碰了一下，就引起一場小爭執，一旦和解之後，不料對方竟趁你不注意來個飛腿踢，如此卑怯的對手絕對不是個打架的能手，通常他會從後頭突然攻擊你一下，便抱頭鼠竄似逃跑。

嚴格地說，這也是類似強盜般的違法行爲，如果他的一踢不致造成什麼傷害，倒沒什麼問題。但是，萬一他的一踢過分強烈，可能造成你的手肘或手腕骨折，且頭、臉受傷的嚴重情況等。

因此，爲避免碰到這樣倒楣的事，萬一從後頭被踢過來時，有必要記住躲閃的方法。如果你學過柔道的話最好，但如果沒有也沒關係，你只要將單腳往前邁出半步或一步就可。之後，將臉向著未踏出去的另一隻腳的腳趾，就沒什麼問題了。能從容地做出上述的姿勢，縱然對方的踢腿強勁，使你向前倒，也會因你的肩部成圓形倒下，而不致使重要的頭部及臉受到嚴重的傷害。

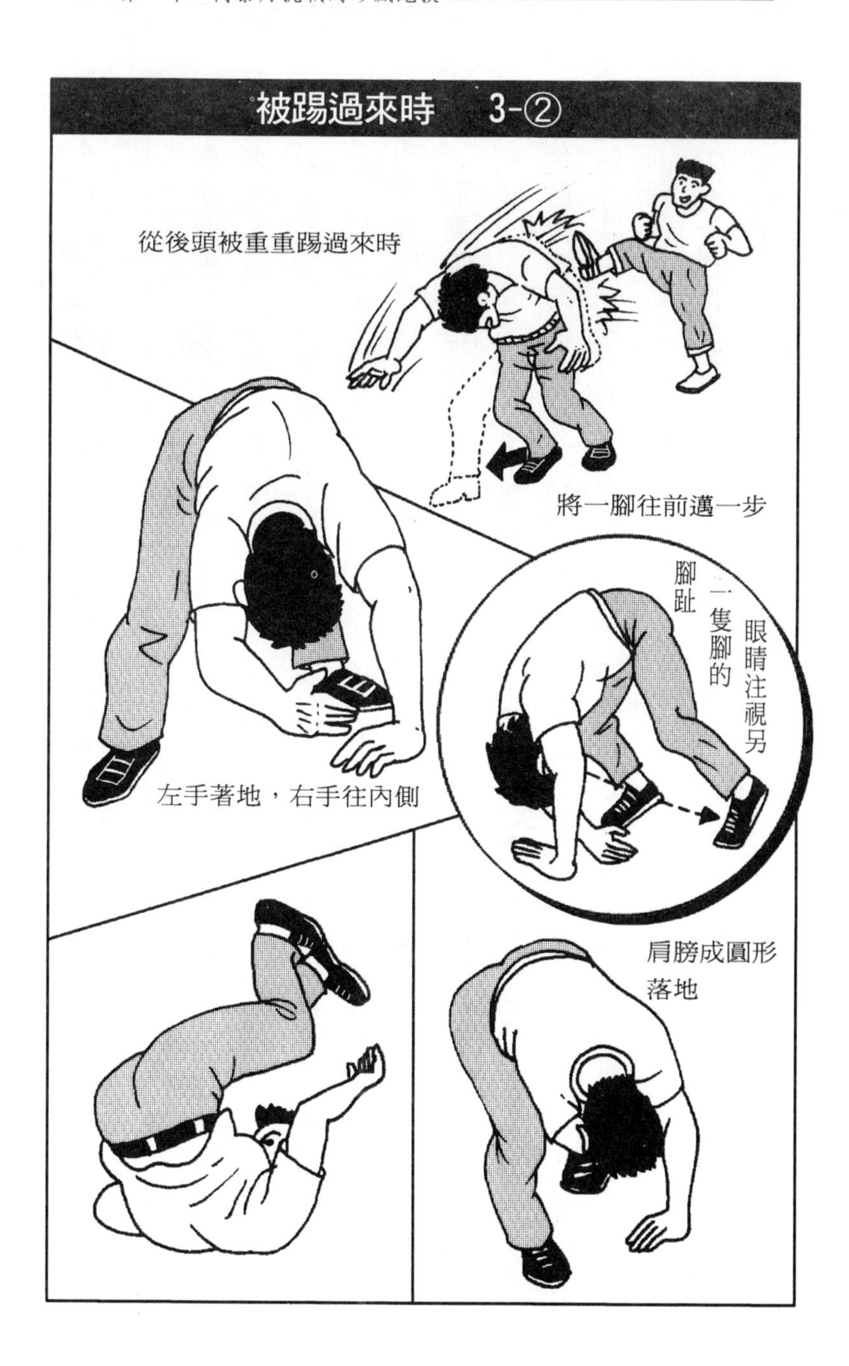
被踢過來時　3-②
從後頭被重重踢過來時
將一腳往前邁一步
眼睛注視另一隻腳的腳趾
左手著地，右手往內側
肩膀成圓形落地

3—③ 腳後跟　看穿對方攻擊過來的腳勢

要能準確抓住對方第二、三次踢來的腳，算是很幸運的囉！但問題是萬一第一次踢過來時就踢到你的要害而讓你蹲下來時，該怎麼辦呢？

對方不顧踢得準踢不準，便不管三七二十一地踢過來，這最壞的狀態我們不能不先考慮。你必須用手掌或手腕，掩護自己的臉和腹部。如果能好好地掩護臉或腹部，其他的部分就算被踢到，也不會有嚴重的傷害。

一面掩護自己的臉和腹部之外，還要一面注視對方腳的動作。對方踢來的腳，要往後面拉，必須靠他前面的腳做支撐。只要記著這點，趁機會將自己的手掌按在對方前腳的腳後跟的後頭，同時用自己的肩膀靠在對方前腳的膝蓋。這樣，對方應該會往後翻筋斗跌倒，對方若跌倒了，抓住對方的腳腕，然後讓自己的身體半轉身，便能讓對方的膝部關節受到控制。

還有一種情形是，若能從內側抱住對方踏出前面的腳，對方的身體重心因放在後面，必然會仰翻倒下。

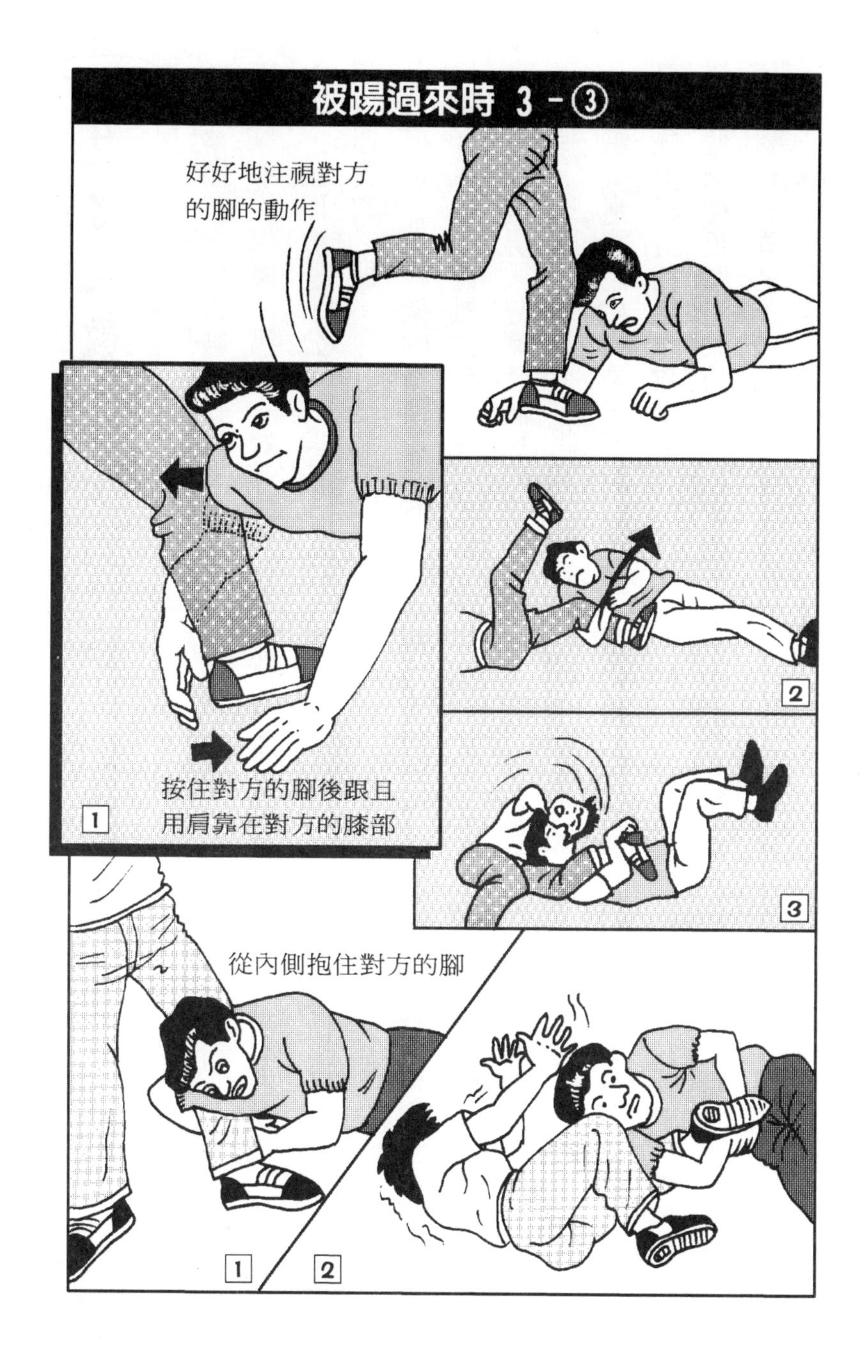
被踢過來時 3－③
好好地注視對方
的腳的動作
按住對方的腳後跟且
用肩靠在對方的膝部
1
2
3
從內側抱住對方的腳
1
2

4 多人數 如何對付多人的攻擊

格鬥技之所以被當作是一種運動，乃由於它是一對一的鬥技。譬如摔跤、柔道、或是日本的相撲，都是一對一的競技。關於日本的相撲，有種情況是體重成二比一的對戰，雖然像是不公平的競技，但因爲是以一對一比力氣和技術的比賽，所以可以承認爲運動的一種。

但是，在打架的事件發生時，經常會有一對二或一對三的情形。假設一位頗有自信的打手，讓他對付幾個沒有經驗的人，倒不成問題。但是，如果一位不曾打過架的人，被三個男人包圍時該採取何種對策呢？首先，應該向對方求饒地說：「對不起，請原諒！」而對方並不因此原諒你的話，就只好覺悟了。

第一應該記住的是，不要向後轉，儘可能地背對著有類似牆壁的東西站著。其次是，先對付最初向你攻擊過來的人。反擊的技巧是拉對方的手腕，反扭對方的胳膊。第一個向你攻擊過來的人，一定是他們之中最強的一位。要能打倒這個男人，其他二位絕對會乖乖地不敢動手。

對方是3個人　4

以牆為背站著
先打倒第一個向你
攻擊過來的男人

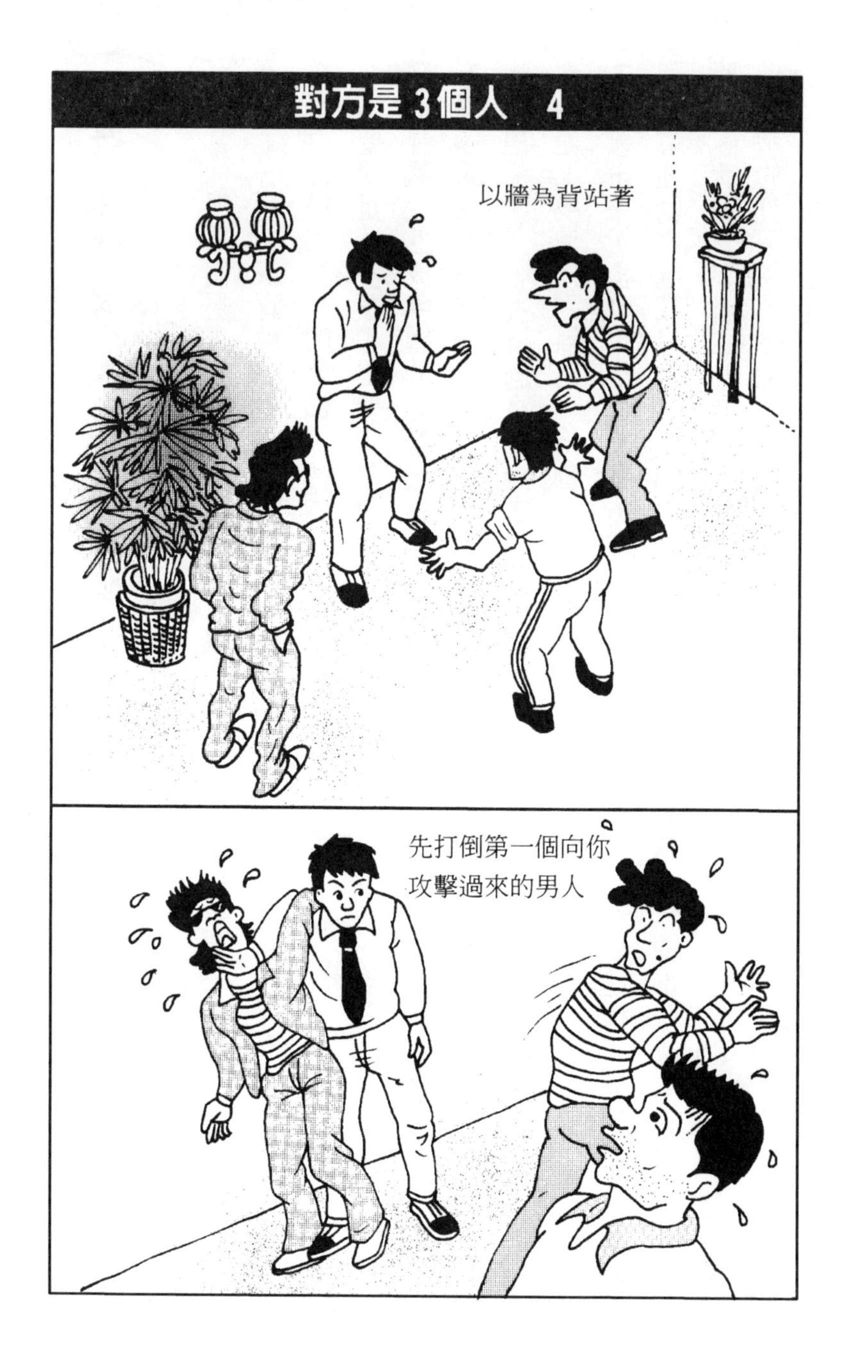

4—① 多人數 以牆為背站著時的要訣

當你與三個男人打架，被追趕進一條死胡同時，大概會想「這下子完蛋，命是保不住了」而心灰意懶。也許有人認爲，當無路可走，背向牆壁是不利的方法，事實上再沒有比這更有利的方法了。因爲牆壁可以保護你。

要訣是，不讓人從背後偷襲你，你可與牆保持膝蓋或肘可以彎曲的距離站立，稍微把身體放低成半蹲的姿勢。這樣，縱使對方揍過來，也容易抵擋。運氣好的話，對方揍過來反而擊到牆壁而受傷。我們也經常在電影裏看到類似的戲。被人將自己的背部壓在牆壁上，被揍過來揍過去的。而實際上儘管有上述情形時，後頭部不可能被擊到（差不多是打到肩），不會受到什麼大損害，所以也無須擔心。

接下來，提到重要的反擊方法。當對方揍累的時候，可以趁機將身體縮低成佝僂狀，這種動作應該很容易做出來。之後，攻擊對方兩膝的彎曲部分，對方會立刻倒在地上。大概，其他二位也會被你的這個反擊而嚇呆了，甚至說不定提議說：「不要再做無謂的打架了，走吧！」笑笑地離去。

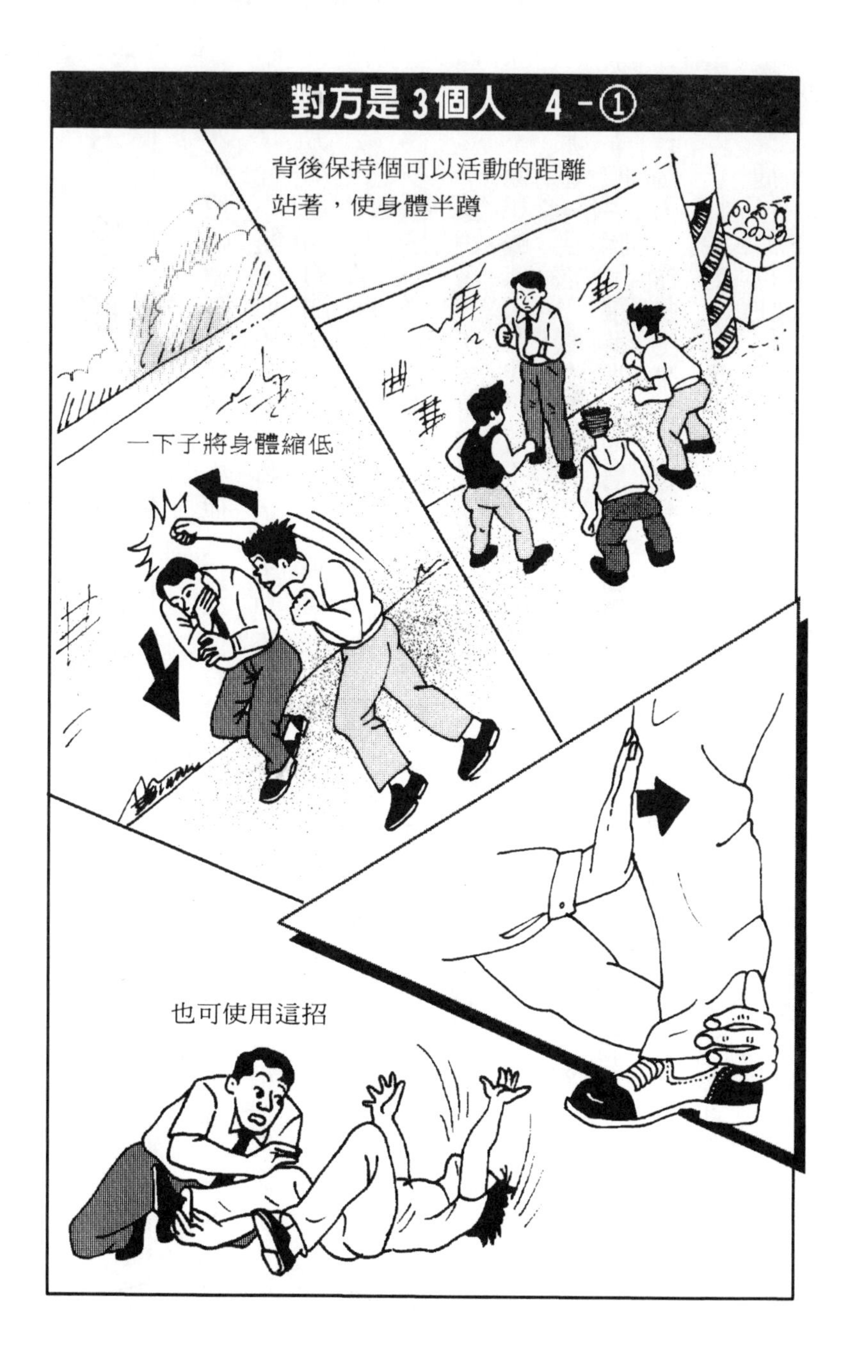
對方是3個人　4－①
背後保持個可以活動的距離
站著，使身體半蹲
一下子將身體縮低
也可使用這招

4—② 腕 鑽入兩人中間的要訣

在酒廊喝酒時，偶會捲入他人打架。有打架經驗的人大概知道，表面上看來吵得很兇，而事實上並不怎麼想打，雙方只不過等待吵架的結束而已。這種情形之下，假設雙方都是你的朋友，能在雙方未出事之前設法阻止他們的吵架，是很重要的。

似乎有人認爲在他人打架時，出面做和事佬是很簡單的，但實際上出面和解的場面，很多都是和解人做得不盡理想。很多場合，都是一邊輕拍二個纏在一起的人的肩膀等，一邊說著「不要打了，不要打了」然後便在二個人的周圍轉來轉去。但是，光這樣不僅和解效果不佳，搞不好很可能自己會挨揍的。

那麼，應該怎樣才算最理想呢？最好是鑽入二個人的打架之中。鑽入的要訣在於從二人的手腕下鑽進去，因爲從下面鑽較容易。正在糾纏不清的二個人，突然從他們之中有個男人露臉出來，一定會讓他們喪失戰意。雖然事後二人對你抱怨不停，但絕對會停止打架的。如果打架的情況是雙方離開一段距離，當一個人想要揮拳過去時，你只要從後頭拉住他的褲腳，就會使他馬上停止揮拳的動作。

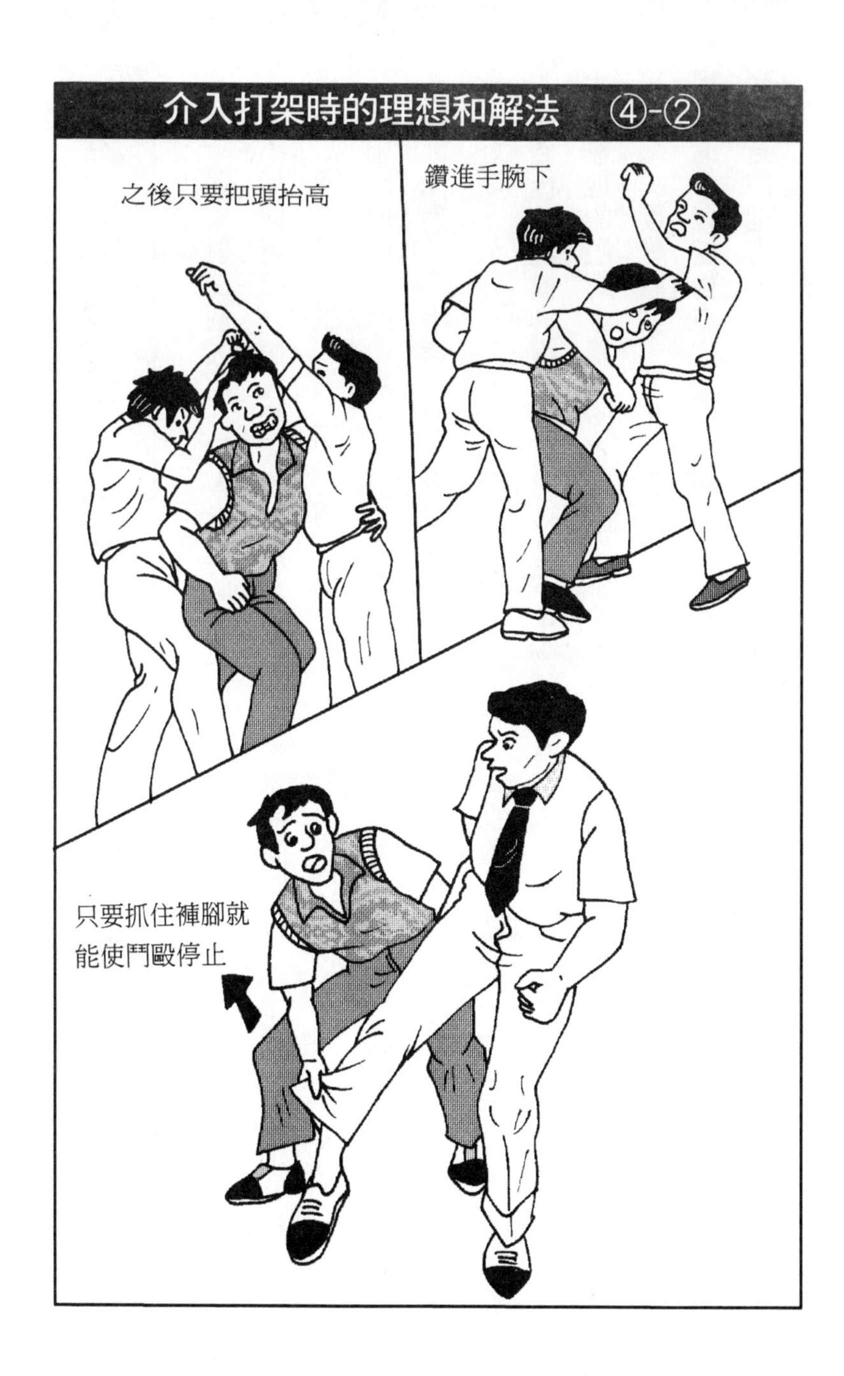
介入打架時的理想和解法 ④-②
鑽進手腕下
之後只要把頭抬高
只要抓住褲腳就
能使鬥毆停止

4—③ 眼睛 向旁邊的方向移動避免被釘住

一個人對二個人比一個人對三個人來得不容易。爲什麼？首先希望你注意到，三個人不能同時抓一個人的領襟。而且，三個人如果同時毆打一個人時，恐怕會打到自己人，所以與其說一對三的打鬥，倒不如說是一對一的打鬥。

相反地，一對二時，二個人互相協力襲擊你一個人，是相當可怕的。假設，很不幸地，你因某件事情被二個人糾纏上，且把你帶至人煙稀少的公園。這時你該怎麼處置才好呢？最好是向旁邊的方向移動，總而言之，要經常注意將二個對手分開。

然後，趁機逃跑的警覺力也是不可少的。有一本書提到，敵人如果接近，就用口水吐在他的眼睛上讓他睜不開眼。不管你用口水、用沙子、用草藥也好，反正什麼都可以，只要先將其中的一位眼睛打中就好。之後，如果被另外的一個人抓住了，只要用你的手背摑對方的臉，使他的眼睛受磨擦就不要緊了。這樣，你就有充分的時間逃到安全的地方。

對方是2個人　4－③

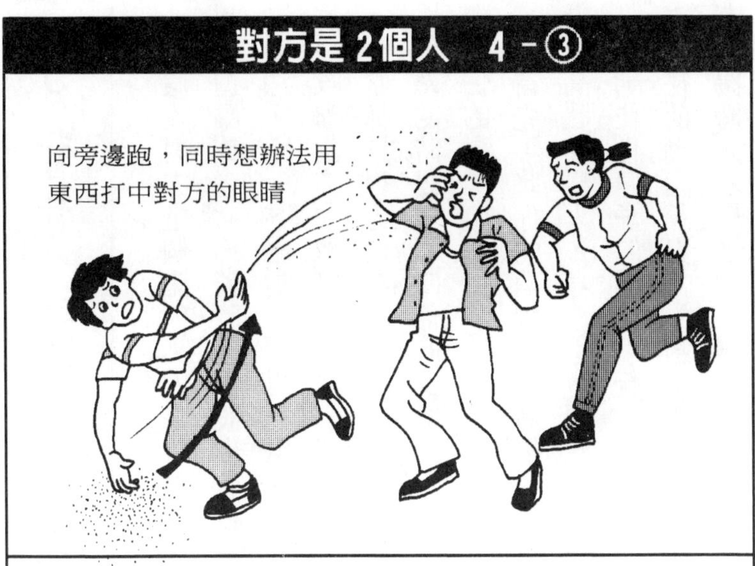

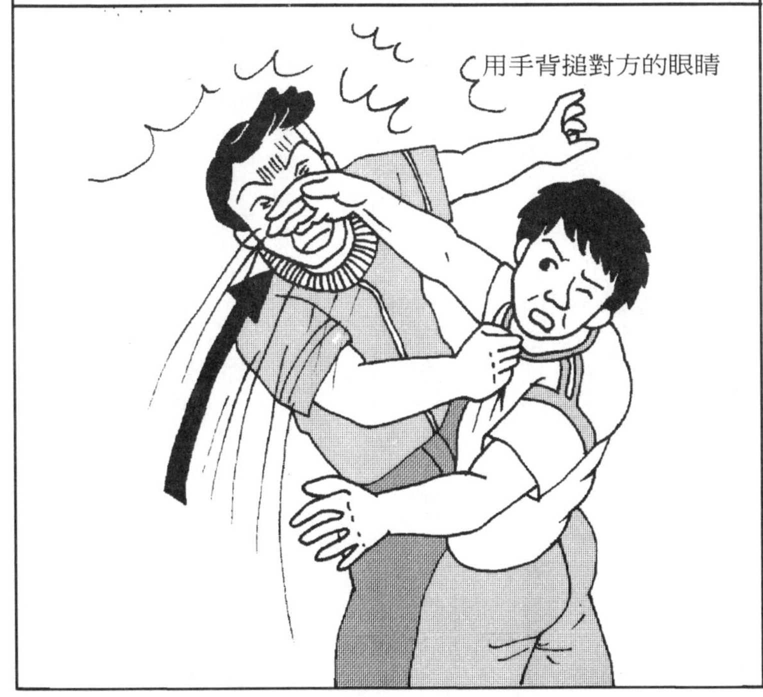

5 背骨 誰也沒教過的要訣

假設對方是個比你高大且有力的人，對於下列的情形請好好考慮。當你被對方抓起來拋棄或者當馬騎時。假設你認爲「這種情況下已完蛋了，除了投降之外再也沒什麼辦法……」，絕對不可以先氣餒。你可以故意讓對方騎到身上，然後在適當的時機反手攻擊對方而致勝。

當你被對方騎在身上時，除了你的兩手之外，兩腳也可以自由使用。也就是說，比你站的時候多了二倍的武器。而且腳遠比手來得有力量。被當馬騎，事實上並不是件可怕的事。

首先，將你的兩腳往左右搖晃的這個動作開始。如果能做到這點，就算對方是個怎麼高壯的男人，身體也會因此開始震動，腰部呈浮起的不安定姿勢。這時你可趁機壓住勒住你脖子的對方手腕，然後用一隻腳的膝蓋踢對方的背骨。光靠這個反擊就使對方往前倒出。對方的臉一碰到地面便會喪失戰意。做這個動作的要訣在於：當你用右膝踢時，右肩著地，讓左肩提高；而當你用左膝踢時，左肩著地，讓右肩提高。

被當馬騎在身上時　5

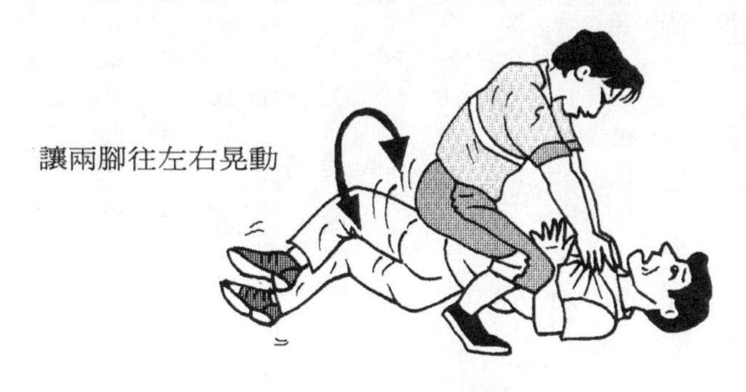

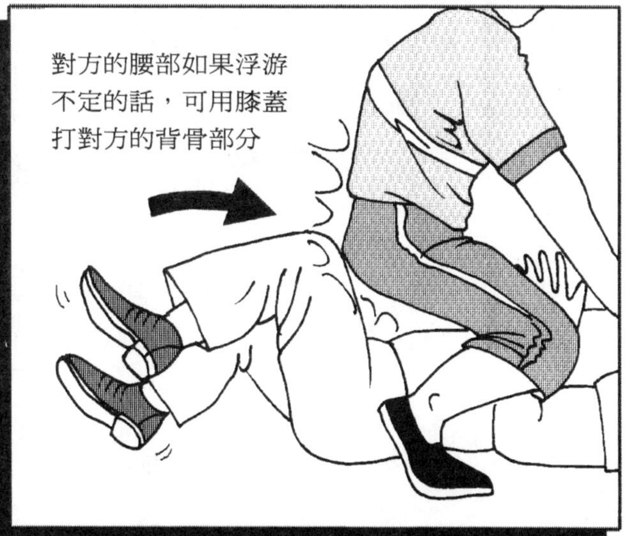

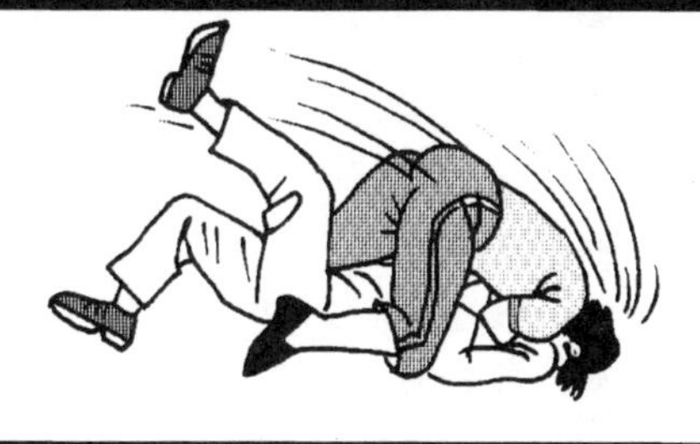

5—①腕 肘的外側如被攻擊就完了

年輕時過著單身生活是多麼輕鬆自由，且富羅曼蒂克。卻有容易造成疏忽而發生意外的缺點。有時，人不在時屋子裏被不速之客闖入，運氣不好時，被你碰上了，不速之客跟你扭在一起，騎在你的身上。這時，你可以使用前面所教過的基本絕技，讓兩腳做搖晃的動作。同時，趁機用膝部踢打對方腰部附近。這個動作非常容易受傷，那位不速之客若不是很有耐力的人，他會因此而投降。

如果那位不速之客有相當能耐，且是打架能手，可能對你的那一踢不感到威脅，而再度向你攻擊過來，你可以再度讓他騎在你的身上。這一次對方會全力以赴，緊緊地勒住你的脖子，這就是你要注意的地方。

首先，用你的兩手將對方的肘往內側一股勁地壓緊，使勁讓對方的雙肘相碰。接著，抱著對方的兩肘，順勢往旁邊倒。由於對方的兩肘完全被你控制住，一動也不能動。這時，你只要放大聲喊叫「救命」，必定有人會來幫助。

可是，當上述的事態發生之前，最好是謹慎地鎖好門窗。

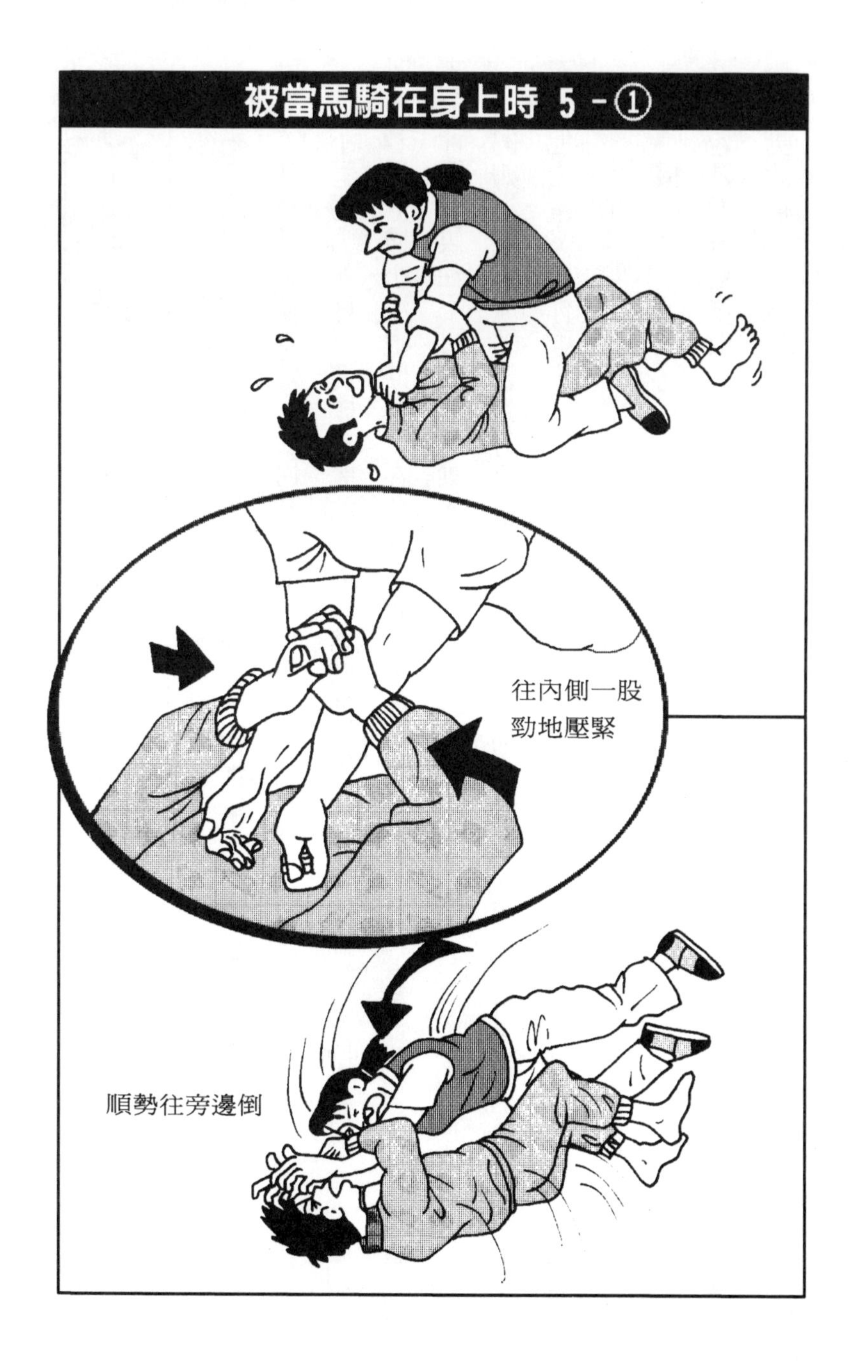
被當馬騎在身上時 5－①
往內側一股
勁地壓緊
順勢往旁邊倒

5—②肘 使對方悲鳴的攫住關節法

「自我防身」，即是為了防禦自己的格鬥技巧，其特徵是在不利的情勢也能扭轉局勢，且除了手頸以外，任何關節都可攻擊。

不管體力多好、塊頭多大的男人，將關節扭向與平常不同的方向，就會完全屈服了。若是你被小流氓欺負，在危險之際能抓住對方關節的話，就有扭轉局面的機會，不論什麼時候絕不可輕言放棄。

例如，被小流氓帶到附近空地，被弄倒於地，甚至他騎在你身上，要怎麼辦呢？而且他力量又比你強……。但稍微想一想，對方正逼著你，而對方的下顎、肩、肘也靠近你，尤其關節近在眼前，此時你胡亂的揮動手臂，也許有抓住對方關節的機會那就有轉機了。

若是對方毆打你，你可抓住他按住你頸根的手肘。你用兩隻或者用一隻手大力按壓對方手肘的外側地方。對方的手腕一定伸直。因為掐住頸根的手頸地方，具有槓桿支點的作用，所以小流氓就會伏倒，臉伏向地面，只這樣對方就屈服了。若是萬一尚未屈服，在頭和肩間夾住對方手頸，用手壓住肘關節的外側就夠了，對方必定痛苦難挨，但要注意不要壓得太用力，因爲，對方的手肘可能會折斷。

若是對手兩腕按壓肩部附近，用右腕將對方左腕手肘外側弄向內側，用左腕將對方右腕手肘弄向內側，交叉按壓。於是握住對方右腕手頸弄倒對方，自己爬起，就決定勝負了。此技法完全是壓關節，任何人都會做，簡單的就擊退莽漢。

不管多強的人，他是無法鍛鍊關節的。

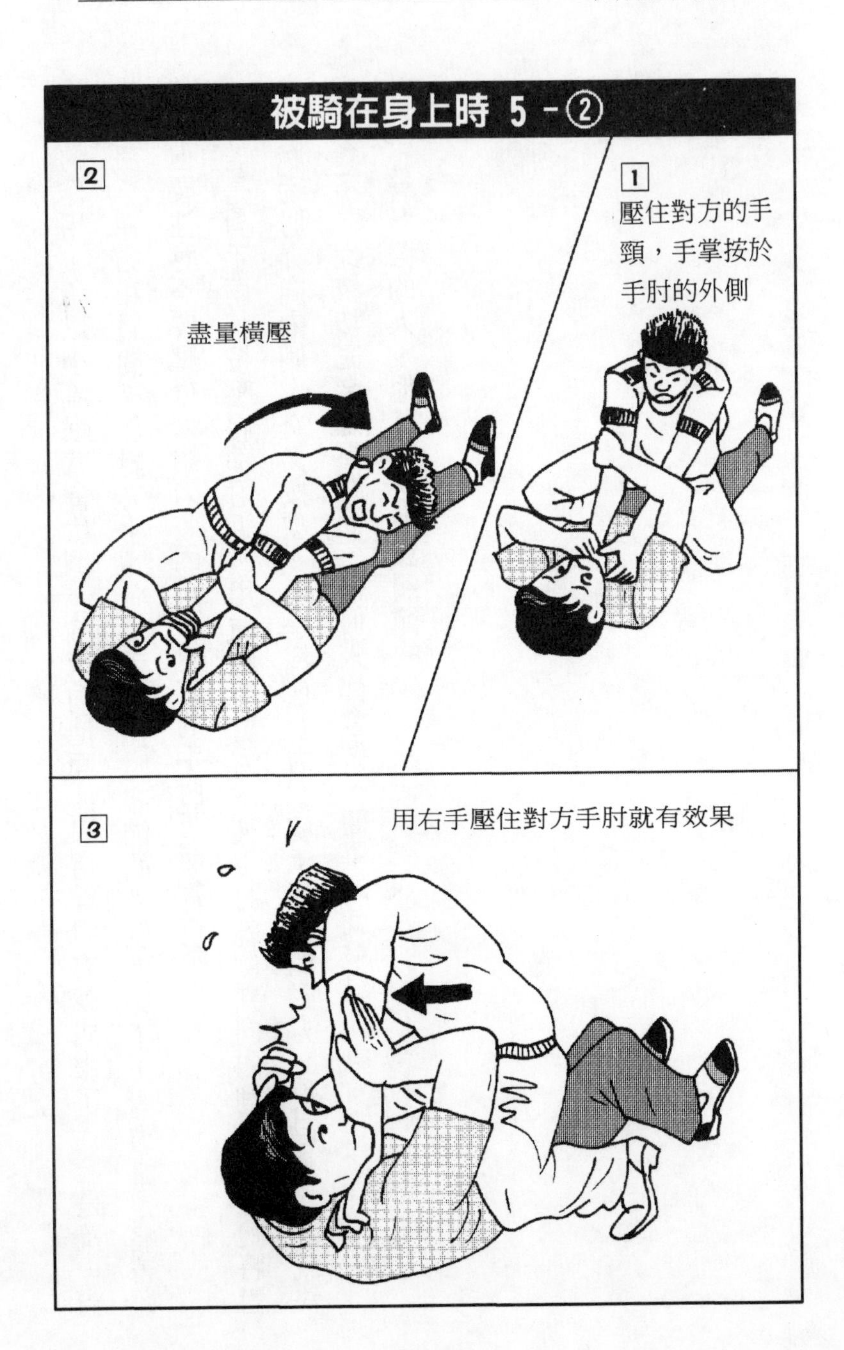
被騎在身上時 5 -②
1
壓住對方的手
頸，手掌按於
手肘的外側
2
盡量橫壓
3
用右手壓住對方手肘就有效果

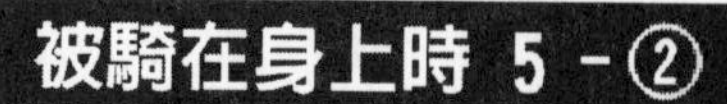
被騎在身上時 5－②

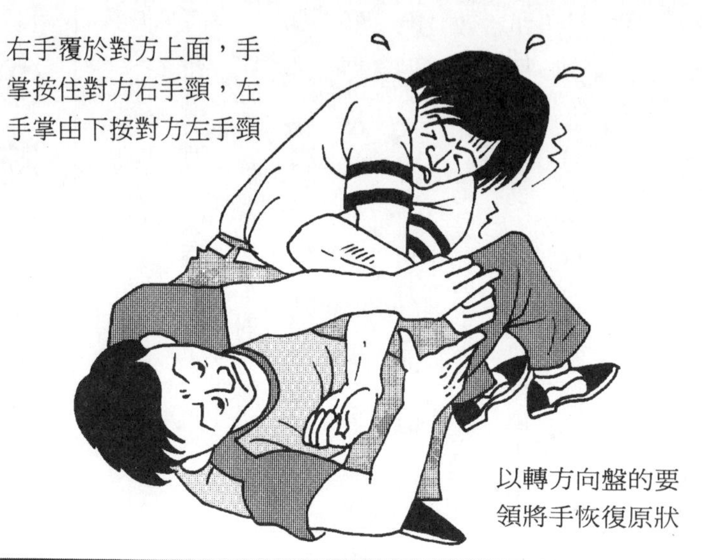
右手覆於對方上面，手
掌按住對方右手頸，左
手掌由下按對方左手頸
以轉方向盤的要
領將手恢復原狀

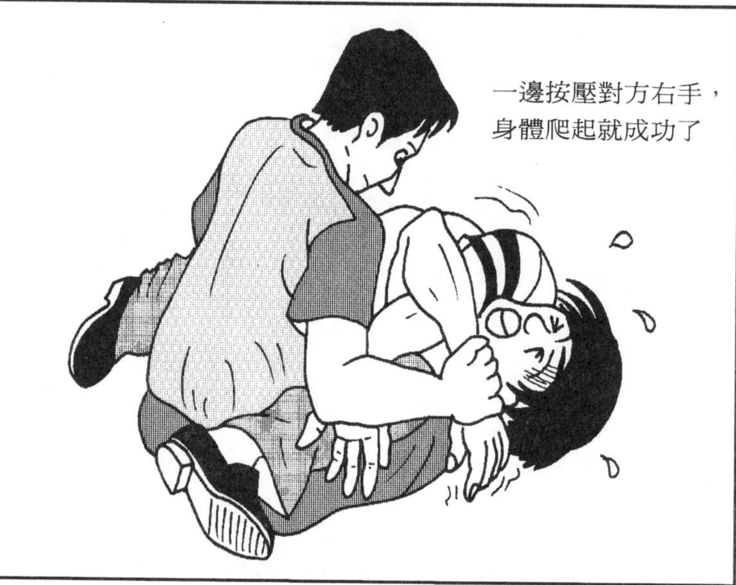
一邊按壓對方右手，
身體爬起就成功了

5—③ 腕 女性必學的絕技

最近女性被強暴的案件增多，強暴對女性來說實在是奇恥大辱，萬一被強暴時一定要徹底痛擊對方，保持淸白。

要訣在於讓對方疏忽，對方將妳壓倒，會伸入妳兩腳的中間，此時對方抓住妳的衣襟，機會這就來臨了，妳將兩腳舉起跨在對方肩上，然後用兩腳縮住對方的兩臂，這樣就萬事ＯＫ。

雖說是女人，但腳的力量仍是很強的，男人遇到這樣就服輸了。此時手握住對方的手頸效果更好。若是那男人實在太惡劣了，妳將身體向橫扭轉就可以，對方就橫倒於地，趴在地上求饒，我想他以後再也不敢想強暴女人了。

女性因爲身體柔軟，所以很輕鬆的就可學會此絕技，臀部若抬得高點效果更佳。

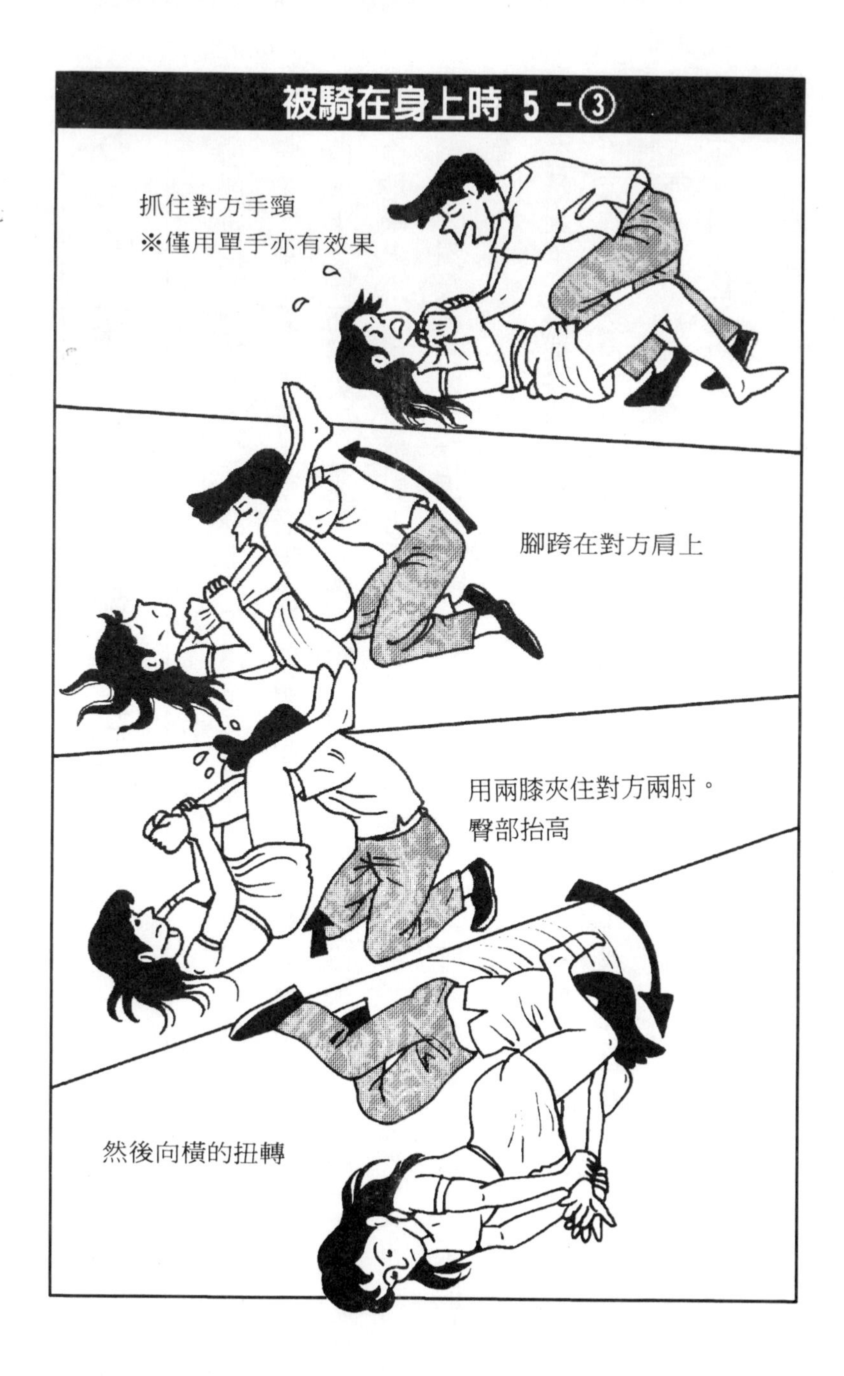
被騎在身上時 5 -③
抓住對方手頸
※僅用單手亦有效果
腳跨在對方肩上
用兩膝夾住對方兩肘。
臀部抬高
然後向橫的扭轉

5—④ 顎 任何人都有三個弱點

前面所提的是被對方騎在身上，僅用手就可充分攻擊，但若是對方也不是「省油的燈」——不好惹的人時，就必須手腳並用來防衛了。例如對方一面說：「怎麼樣，你這傢伙！」一面用柔道的要領，將你頭部勒緊時，你一隻沒被對方身體壓住的手，要偷偷地舉上來，用手弄彎對方下顎。對方的下顎再碰到你舉起的腳，自然身體仰面朝天倒下。然後再將對方靠近自己的手臂抓住就成功了。不管多麼強勁的敵人也不能再動彈。

若是到了一籌莫展的地步，那不得不用另一絕招使對方昏厥了。要點是兩手交叉抓住對方衣領。然後兩肘重疊，將對方拉到近旁就可以了。或是在對方股關節附近，你的腳頸伸入，由兩手交叉抓住對方衣領的狀態，踢過其股關節部分，對方身體就被打倒了。這也能使對方昏厥。但要注意僅能在自衛時使用。

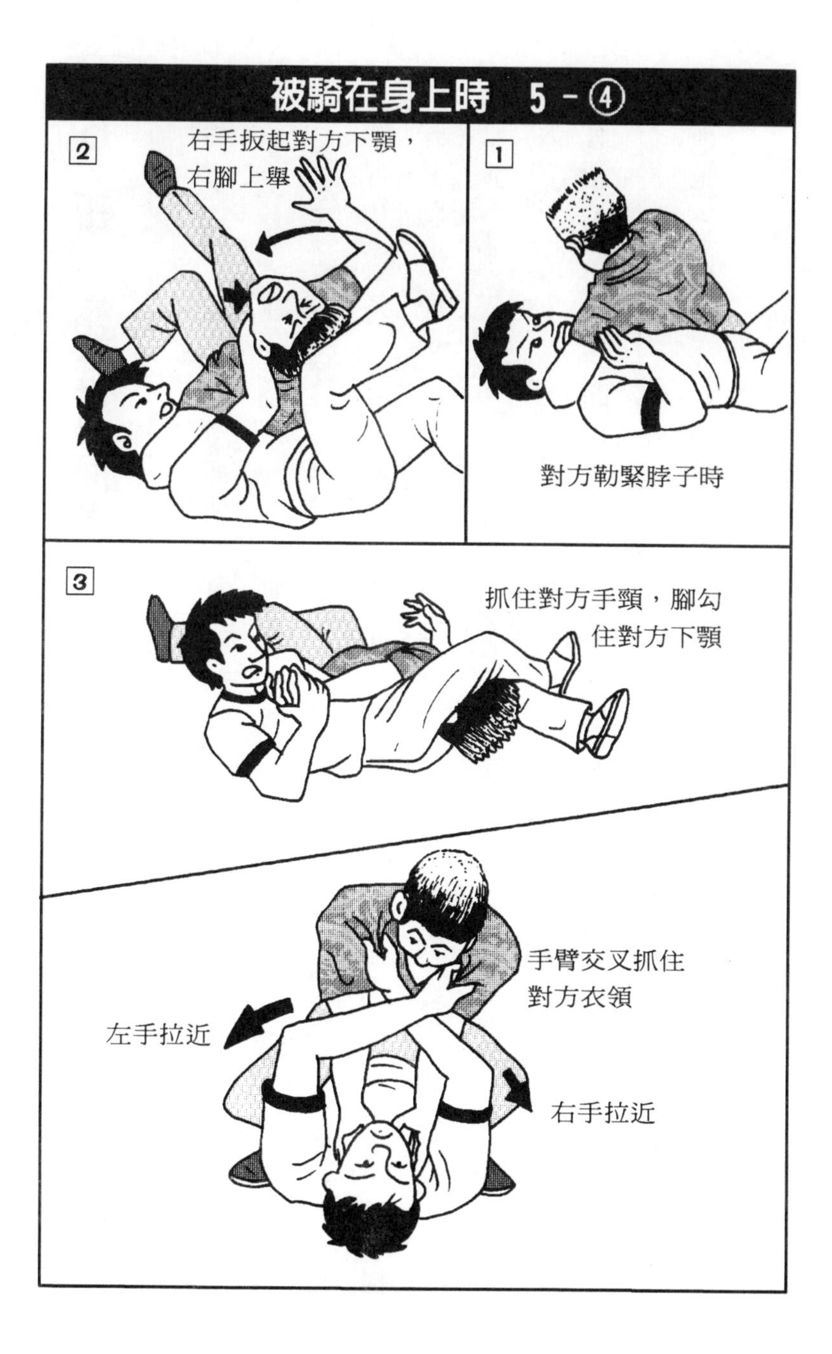
被騎在身上時　5－④
1
對方勒緊脖子時
2
右手扳起對方下顎，
右腳上舉
3
抓住對方手頸，腳勾
住對方下顎
手臂交叉抓住
對方衣領
左手拉近
右手拉近

6 頸　頸椎為何是致命的地方

說實在的，酒並非越喝能使人心情越好，隨著酒興，也就大膽起來，稍微一點芝麻小事就和人惹事生非。

最近在公車內，就有位喝醉酒的老人在車內鬧事。這位老頭確實是醉顛顛的，感到站著實在太累了，就突然用膝蓋碰坐在前面打瞌睡的一位男士，或是將自己的手提袋放在其膝上，於是「混蛋」等叫罵聲就開始了，而旁邊的女士們也紛紛逃避，有位年輕人叫喊著「不要吵了」，但好戲就此開始了，最後由一位年輕人出場收拾場面，年輕人說：「老伯，可以停止了吧！」將他掛在頸子的手提袋，用膝部壓住。老頭的頸子就朝下，起先還不時掙扎的叫罵：「你這混蛋！」漸漸的就變乖不再鬧事。

喝醉時，因氣勢很強，要鎮壓安撫他。醉酒的人身體反應遲鈍，所以拉住他手腕擒服他是很簡單的，若是他疼痛酒醒就可放開他，沒什麼好擔心的。

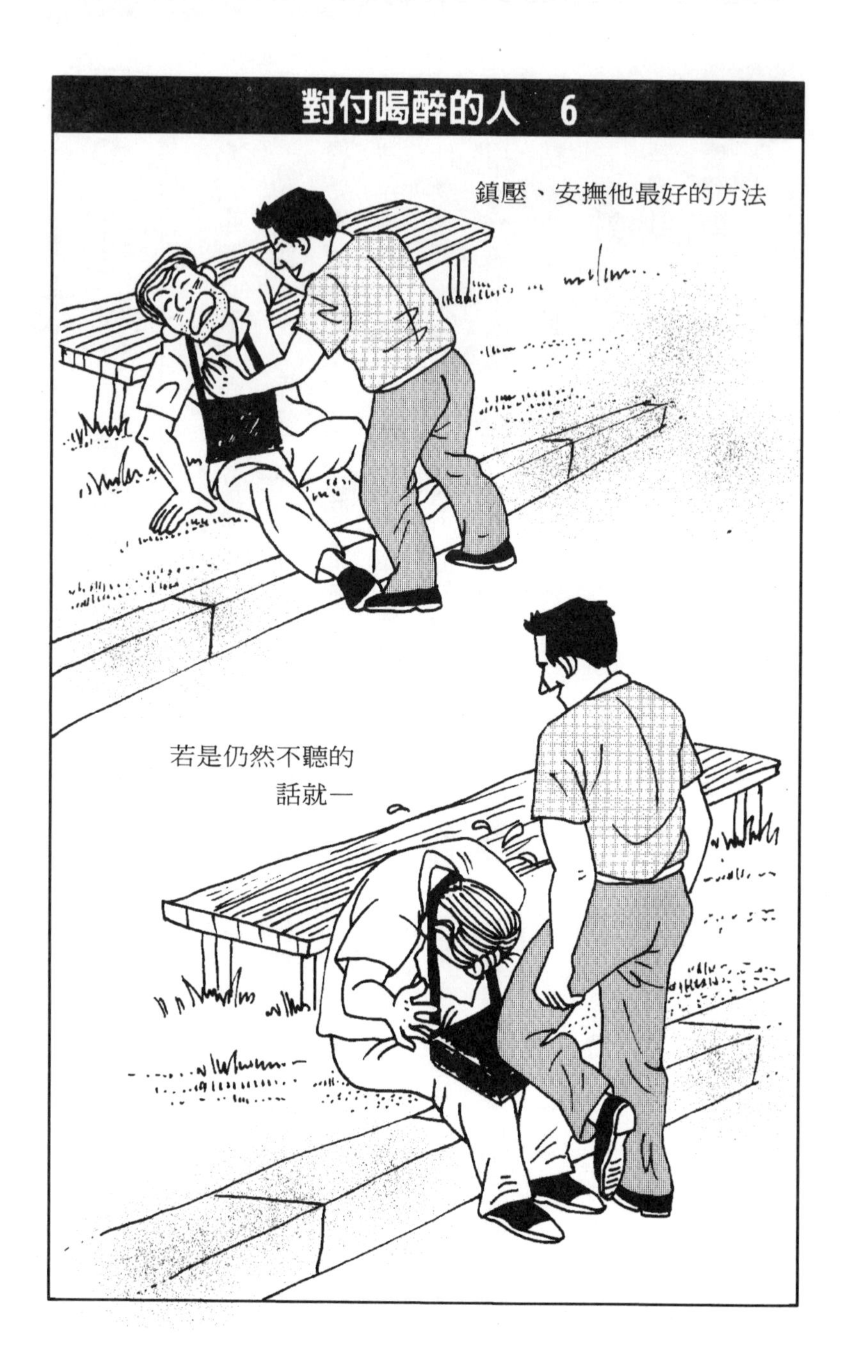
對付喝醉的人　6
鎮壓、安撫他最好的方法
若是仍然不聽的
話就一

6—① 膝 運用槓桿原理的簡單技巧

坐公車時遇到三位醉酒的人在調戲年輕的女性，我說：「老兄，不要這樣嘛！」其中一位就說：「怎麼了，想打架嗎？下一站下車吧！」抓住我的衣領，我想在車內鬧事會妨礙其他的人，立刻就將他弄倒在地。

被弄倒的人和另外兩人都不知事情是如何發生的，覺得莫名其妙。弄倒他的秘訣並非什麼大不了的絕技！當對方抓住衣領時，自己的腳後跟伸到對方腳後跟的後面，然後用另一隻腳去推壓對方的膝，這樣就可以弄倒對方。對方的腳後跟已固定成槓桿的支點，所以不必出力就可成功的弄倒對方。

若是對方兩腳大大平行的站開，你的兩腳伸進其中，盡量張開，同時用手推他，也能弄倒對方。或是你蹺著二郎腿坐著時，下面的那隻腳伸入對方一腳的內側，上面的那隻腳則壓在對方膝部折曲的地方，對方即會向前傾倒，不再作怪了。

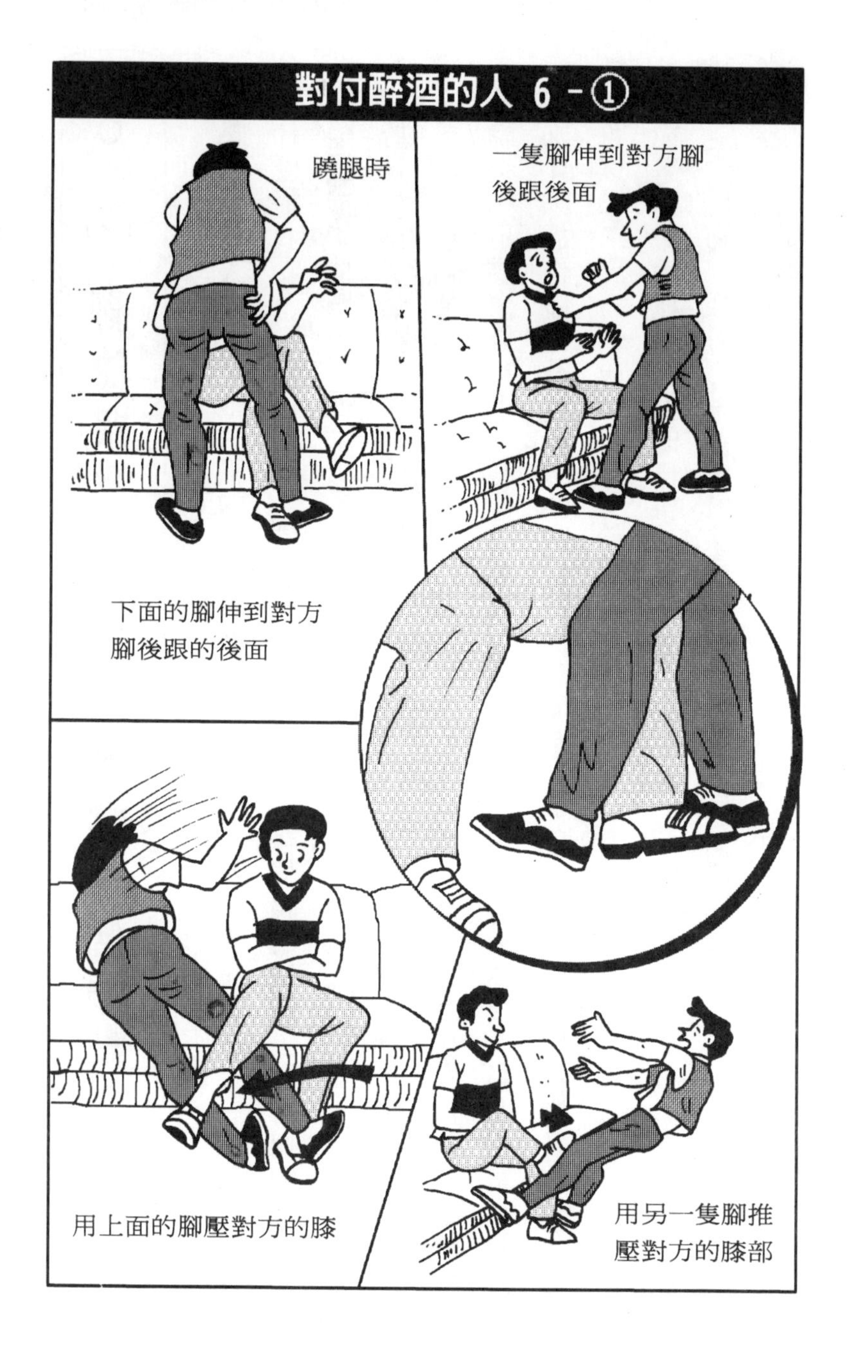
對付醉酒的人 6－①
蹺腿時
一隻腳伸到對方腳
後跟後面
下面的腳伸到對方
腳後跟的後面
用上面的腳壓對方的膝
用另一隻腳推
壓對方的膝部

6—② 腳後跟 阿奚里斯腱上方是個弱點

喝醉酒的人實在是很討厭的，邁著醉步，隨便碰撞到別人，還說：「喂！你這傢伙爲什麼撞我呢？」自己弄錯，還好意思教訓別人。在寬闊的馬路上還可避開他，若在熙熙攘攘的地區，就撞上了。

於是醉漢突然拉住了你的胸襟，此時不得不自衛了。首先要冷靜的觀察四周，找機會下手，在熱鬧的街上大都有一段高於馬路地面的水泥地，這就可利用了。這時你一面說：「不要生氣嘛！」將他引到靠近高於馬路的水泥地。然後你張開手掌在對方面前玄弄，故作虛幻戰，對方的眼光被你誘開時，你就用手盡量使勁推壓其胸部，這樣就可以了。對方屁股一定跌坐於地。

或是用一手抓住對方的皮帶，另一隻手則壓他的下顎，也可得相同效果。但按壓時一定要用勁，強力的壓他。這樣就可奏效，然後立刻離開現場。

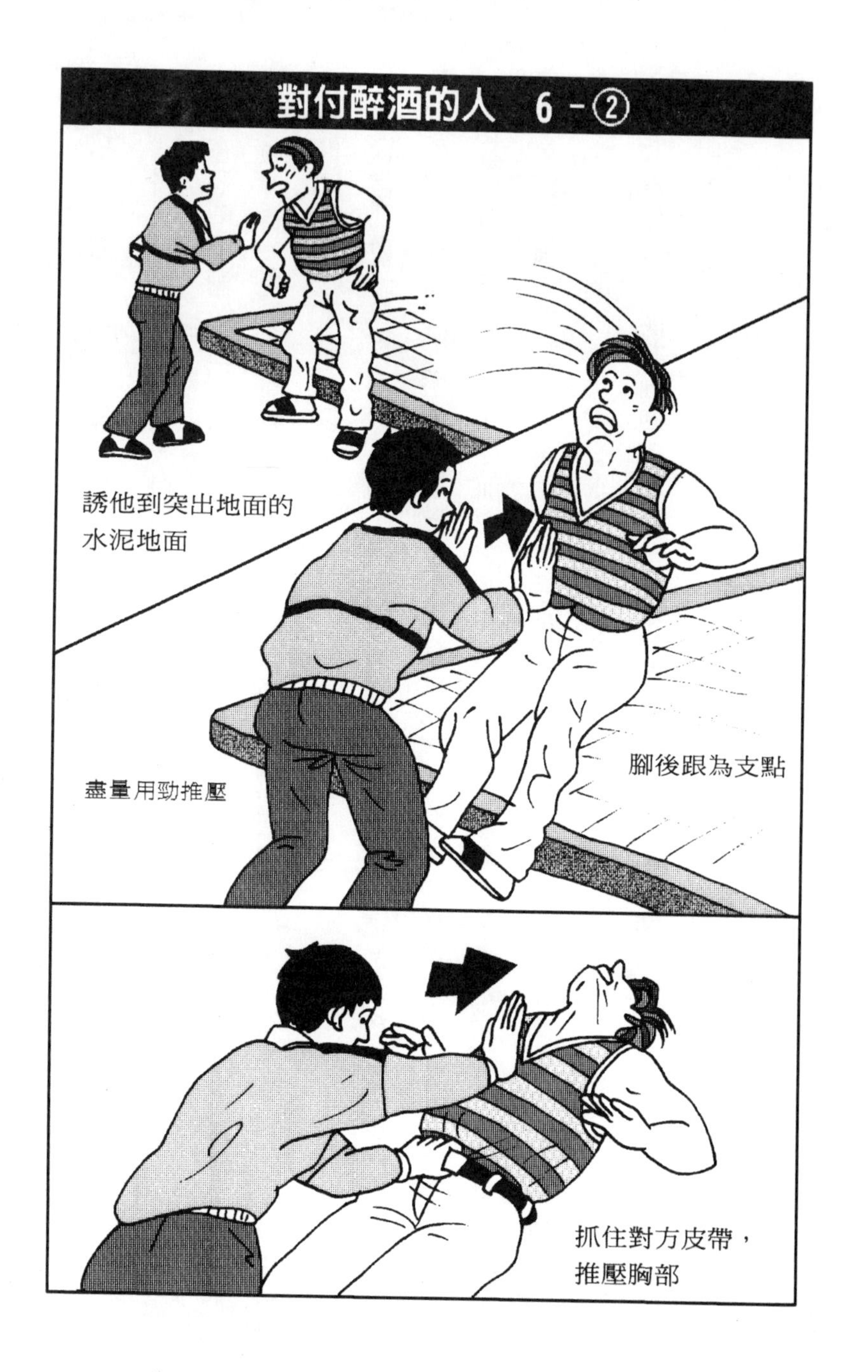
對付醉酒的人　6－②
誘他到突出地面的
水泥地面
盡量用勁推壓
腳後跟為支點
抓住對方皮帶，
推壓胸部

6—③腕　被抓住時是人體的一個弱點

在酒吧喝酒，遇到被人糾纏不清時。坐在自己旁邊喝酒的人，本來是一直高高興興的喝著酒，突然他向你找碴，若是他從你肩後抓住你肩部，不要撥開他的手臂，反之將他的手臂拉進就可以了。

通常都會將對方手臂揮開，但此時反將手臂拉入——這是秘法，然後在櫃台上敲他的手掌，再將對方手指敲擊櫃台，這樣就讓對方吃足苦頭。

若是對方更加憤怒，從前面來揪住你胸襟，此時用兩手固定對方手頸，身體退到後方，錯開對方的力量，再用一隻手抓住他的手腕，另一手推壓對方手肘的外側，對方就會撲通傾倒，這次就變乖多了。

有時你帶女朋友到酒廊喝酒，鄰坐的人對她毛手毛腳時，你可迅速的轉到後面，用手肘或手掌格開對方的臉。用另一手抓住對方手臂，對方就無法反擊了。

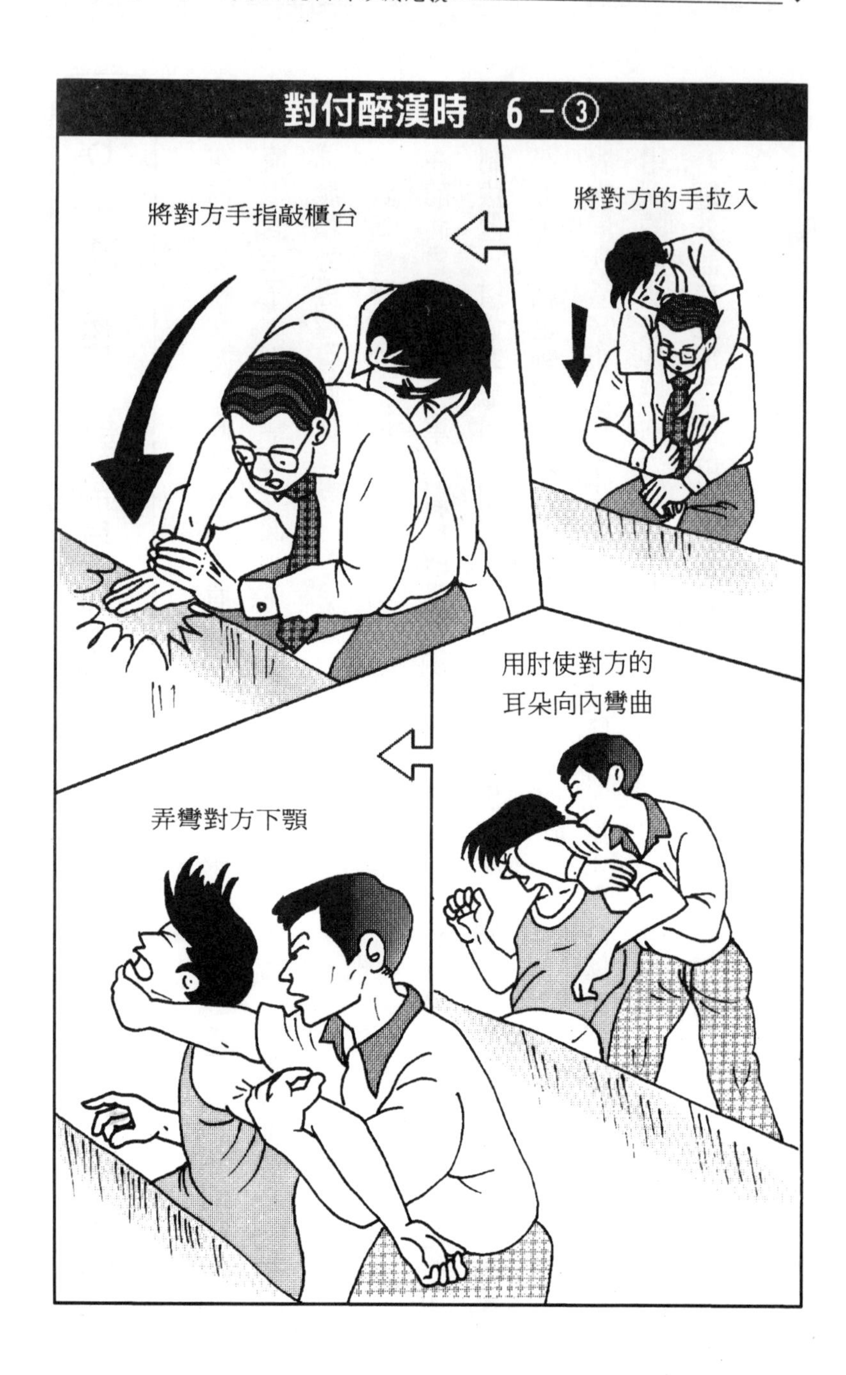
對付醉漢時　6－③
將對方的手拉入
將對方手指敲櫃台
用肘使對方的
耳朵向內彎曲
弄彎對方下顎

6－④ 膝 韌帶是無法鍛鍊的

在酒店裏和女友一面聊著剛才看過的電影情節，一面倒酒時，運氣不好眼睛和一位小流氓對上了，那個無賴一面說：「喂！幫我倒一杯吧！」一面挪到你的身邊來，而且那無賴旁邊還有同伙。

一對二是難辦的，這時只有先制伏一個再說吧！

在前面曾提到在公車上對付醉漢弄倒於地的方法，但這次讓這個小流氓倒地後，還要制伏他，這並非難事，用自己的兩膝夾住他倒地的一腳，然後用手掌或手肘按壓對方膝上，這就足夠讓對方哀號不已。

對方同伙看了也沒法出手，或是坐著蹺腿時，用重疊的腳使對方撲倒的絕招，此時，用腳的內側去按壓對方膝的彎曲處。

若是外面有二、三個醉漢準備找碴時，還是三十六計走爲上策。

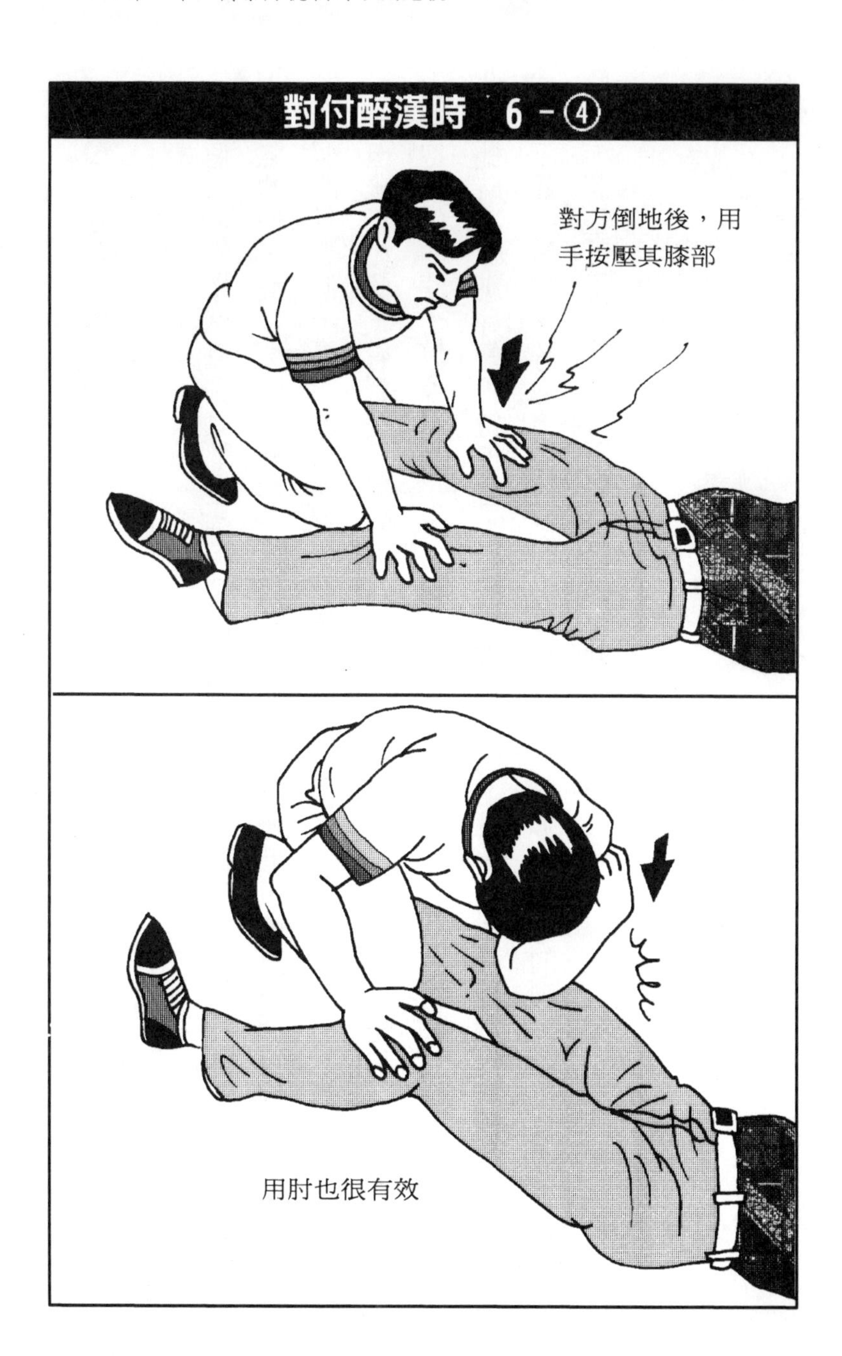
對付醉漢時　6－④
對方倒地後，用
手按壓其膝部
用肘也很有效

6—⑤ 下顎 個子高的人，腰部為其弱點

個子高和矮個兒到底那邊強呢？看起來好像個子高的人佔上風似的，事實上矮的人較強的例子較多。因爲矮個子比個子高的人位置較低，即重心低，較穩定的緣故。若矮個能打擊個子高的人腰部時，可將對方甩出去。

但雖說如此，看到個子高的人向下看自己的眼光，總覺得不是味道，而且出手時大都抱住你的脖子較多。

此時，你應好好等待機會，你將手臂慢慢的上舉，用手腕控制對方的下顎，盡量使其下顎往後抑。等對方不能忍耐力量放鬆時，腳伸入對方的腳後跟壓倒對方你就得勝了。若是手不能使對方下顎往後抑，向前倒下亦可。

個子高的人抱住頸部時 6－⑤

右腕向前旋轉時
壓住對方下顎

使對方下顎往後仰

盡量向後倒

不能使對方下顎往後仰時，
向前傾倒亦可

6—⑥ 下顎 扭轉對方臉部使其喪失戰意

在前面曾多次提過，都是因爲在喝酒鬧事不得不使用自衛術。因爲喝酒最容易起衝突，我們是要快樂平安的喝酒，無奈對方卻是以飲酒鬧事爲目的。

若是對方一面說：「看什麼，你這傢伙，想打架嗎？」一面用手臂摟住你的頸部時，爲了防身你不得不使出絕技了。

此時，你可用前面提過的自由式游泳的方法，使用手頸，扭轉對方的臉部。這時對方一定想將臉朝向正面，而你則用手頸敲他的頭，他的臉就向前傾，碰到櫃台的桌子。

不碰到櫃台也沒關係，或許會碰到桌子或自己的膝部。都能打擊對方，使對方乖乖的知難而退，能牢記此招就沒什麼可怕的。

若是一個找碴的人突然站到你身邊來，要如何應付呢？

那個男的尙未碰觸你，用自由式游泳的方法無效。那只有抱著頭等待對方攻擊了嗎？當然不能這樣，與其先發動攻擊，不如好好保身才是好辦法，此時，要以對方的膝爲攻擊目標。

膝關節若由前面向後，推壓還可耐住一下，但若上面稍向橫的方向推壓膝關節部分時，則關節柔弱，不管什麼人都會簡單的被壓倒，對方就失去戰意。

要點在於推壓膝的折曲部分，若推壓大腿附近是無用的。

但若是喜歡打架的人，可能尙不會因此而氣餒，還會再上來，而且他不會再上當了，此時你要以對方攻擊而來的手爲目標，將他的手腕拉近，像相撲一樣雙手抓住對方一隻手臂使其摔倒，這次對方就會告饒了。

總之，面對站著的攻擊，我們還是坐著應戰就對了。用「守勢」還是比較安全。

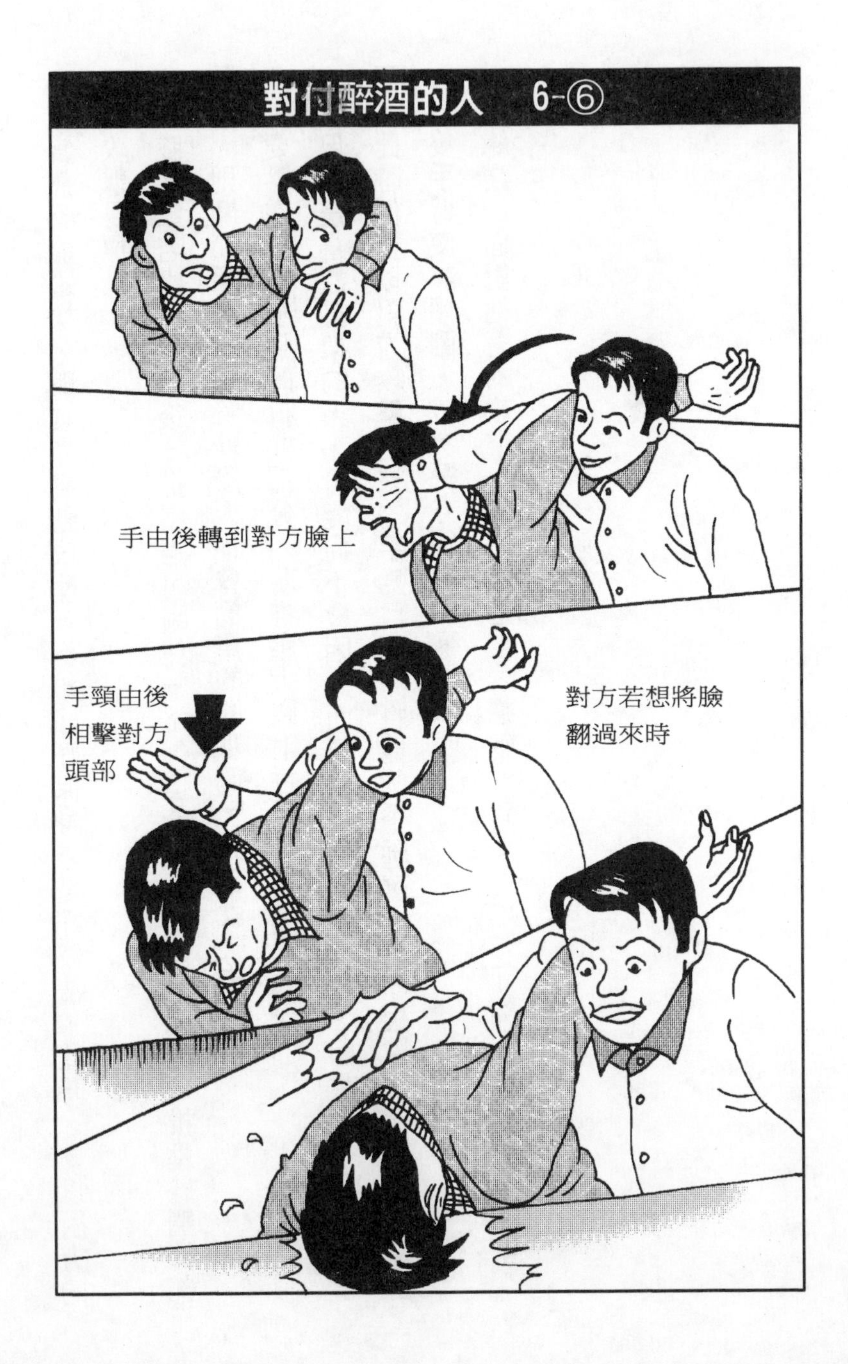
對付醉酒的人　6-⑥
手由後轉到對方臉上
手頸由後
相擊對方
頭部
對方若想將臉
翻過來時

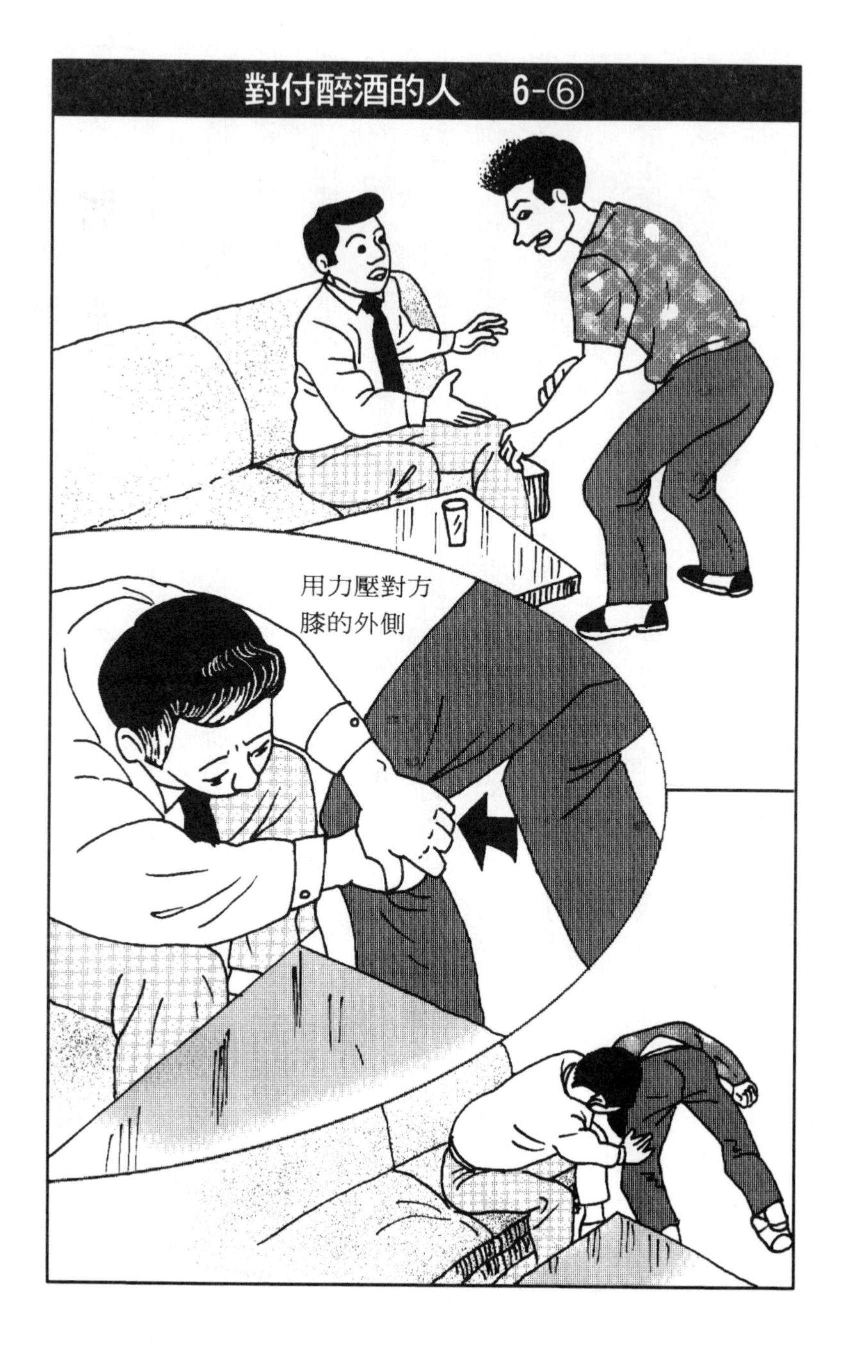
對付醉酒的人　6-⑥
用力壓對方
膝的外側

7 肘 兩肘張開時力量倍增

最近女性學柔道的人越來越多，但在俄羅斯卻沒有女子柔道，曾經問一位在俄羅斯教柔道的教練：「爲什麼不教女性柔道呢？」他回答說：「理由很簡單，因爲俄羅斯的女性塊頭都很大，不必學柔道。」

的確俄羅斯的女性體格強健，而東方的女性和以前相比則是越發柔弱，所以，容易成爲色狼偷襲的好對象。希望女性們好好的學一些防身術，以防萬一。

例如，色狼突然抓住妳的手，此時女性本能上都感到討厭，而左右揮著肩或手腕的較多，這種揮動就能發揮效果，但要兩手重疊，以兩肘張開的形式來左右揮動才有效。

這樣揮動的話，力量強大，光靠肘就可打擊對方。趁機用重疊的兩手推壓對方下顎，就能有充分時間逃離現場。

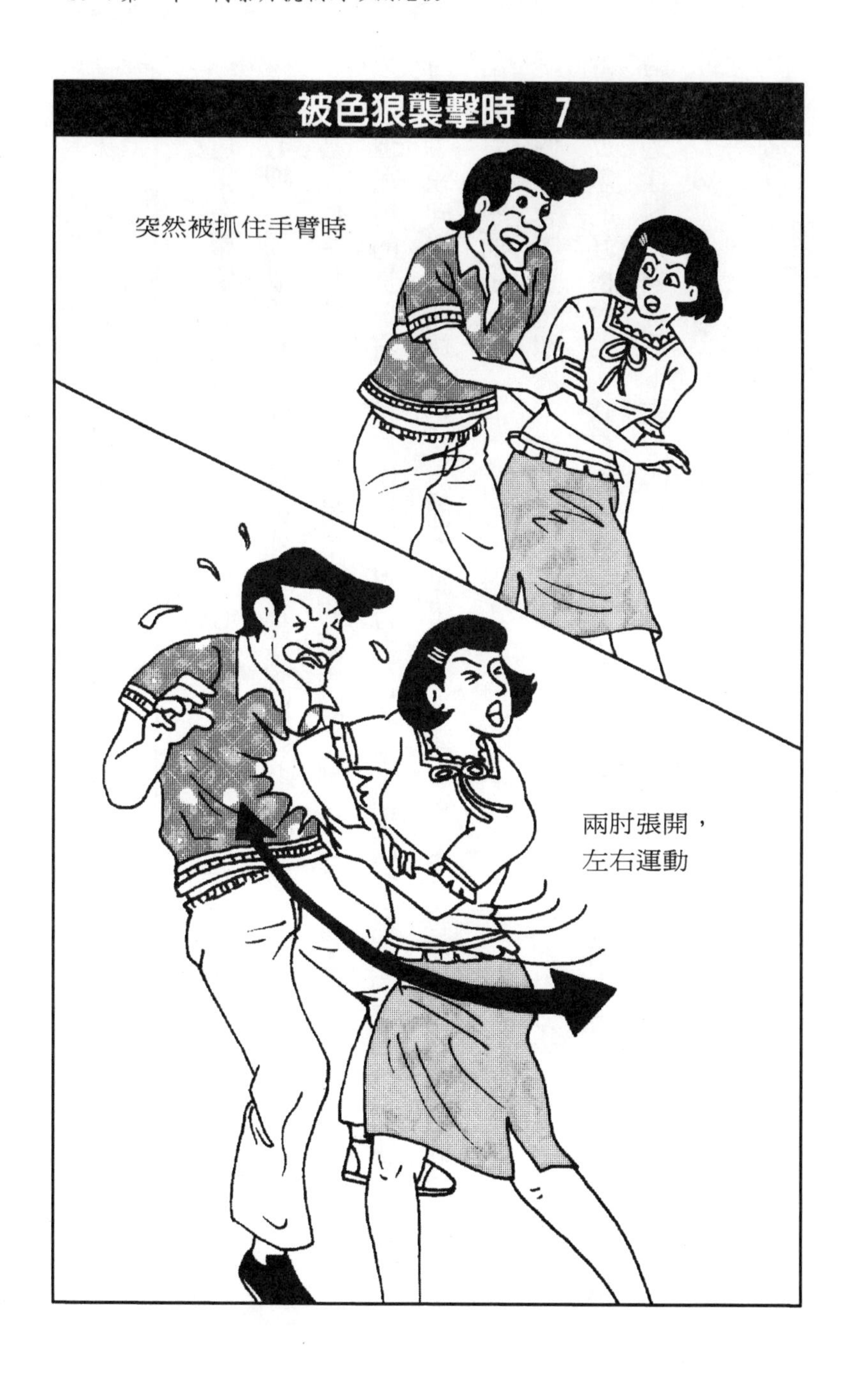
被色狼襲擊時　7
突然被抓住手臂時
兩肘張開，
左右運動

7—①肘伸直的手腕是很脆弱的

色狼在襲擊女性時，可能也是提心吊膽的，我雖沒有當色狼經驗，但可以想像到這種心理，所以色狼首先都是抓住女性手腕的較多。

被抓住手腕時，本能上都是拼命的將手腕拉到自己這一邊。

但遺憾的是，這樣是無法掙開對方抓住的手，要脫離對方的魔手之秘訣，是將自己的手頸向對方抓住的手掌方面推壓下去，然後，立刻向對方大拇指的方向拉去，對方就會放手而逃。

假如對方還是糾纏不清又來抓手頸時，可輕輕的拉來，則對方的手臂伸成棒狀，就是反擊的好機會了，將目標放在對方手肘折曲部分或手肘稍上方，用手肘盡力的敲擊，這樣對方就會倒下求饒的。

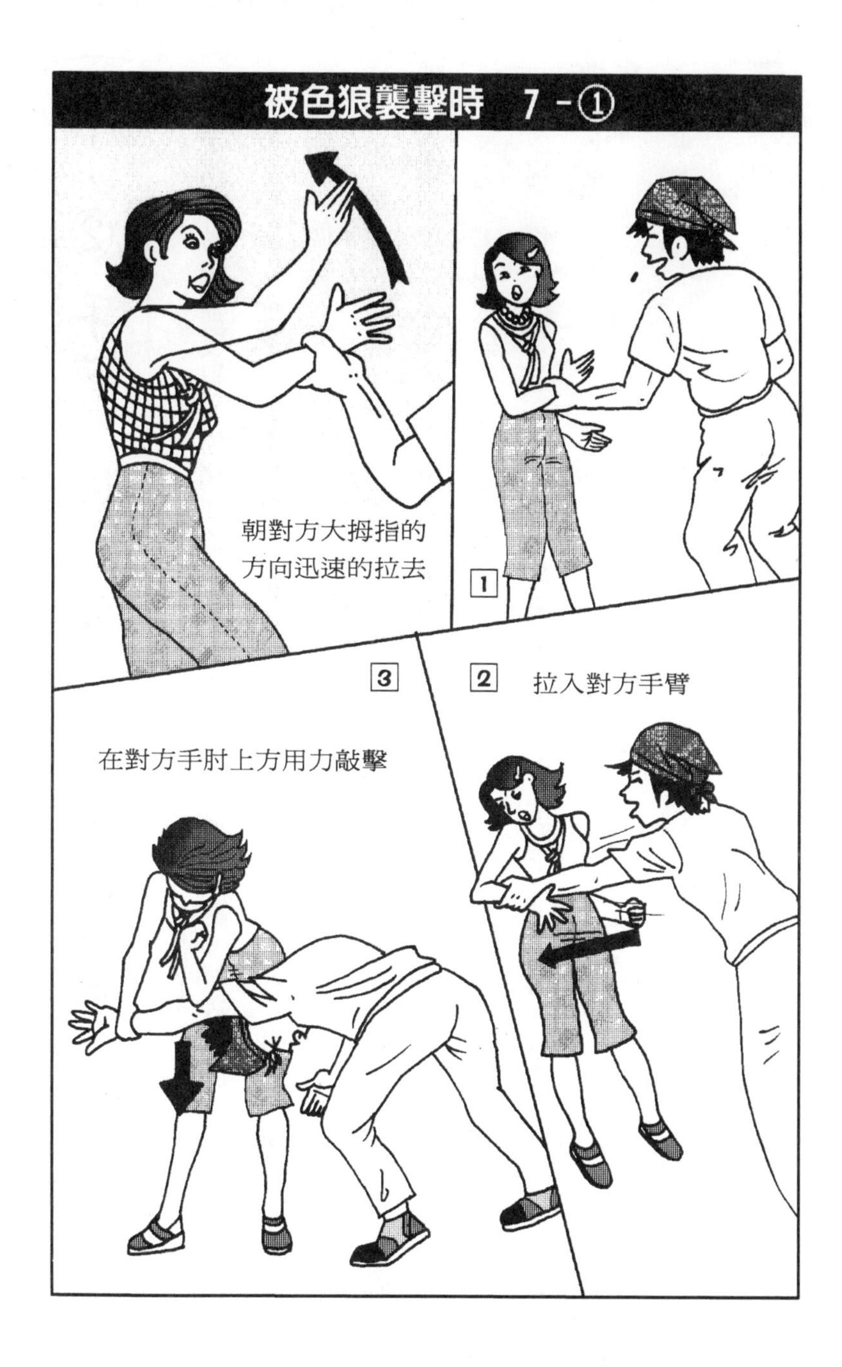
被色狼襲擊時　7－①
1
2
拉入對方手臂
3
朝對方大拇指的
方向迅速的拉去
在對方手肘上方用力敲擊

7—②手腕向內彎曲就能讓色狼哀嚎

走路不被色狼侵犯的秘訣，是一個人決不在深夜走暗路。但雖說如此，有時因和男朋友相聚過久而忘了時刻，或加班等理由難免要一個人走夜路。此時，若從小道上突然出現一個男人來侵犯妳時，要怎麼辦呢？

這時要保持冷靜，若是色狼抓住妳手肘外側時，手大大地向內側揮動就可以擺脫他。然後利用此揮動的反作用，用手肘攻擊他的下顎，或用手掌下壓他的臉部。

反之，若色狼抓住妳的手肘內側時，盡力由下而上敲打對方手肘，然後抓住他的肘部，另一隻手按其手掌向下壓，然後將對方手肘拉到自己胸前，這樣反叫色狼哀聲地叫，落荒而逃。

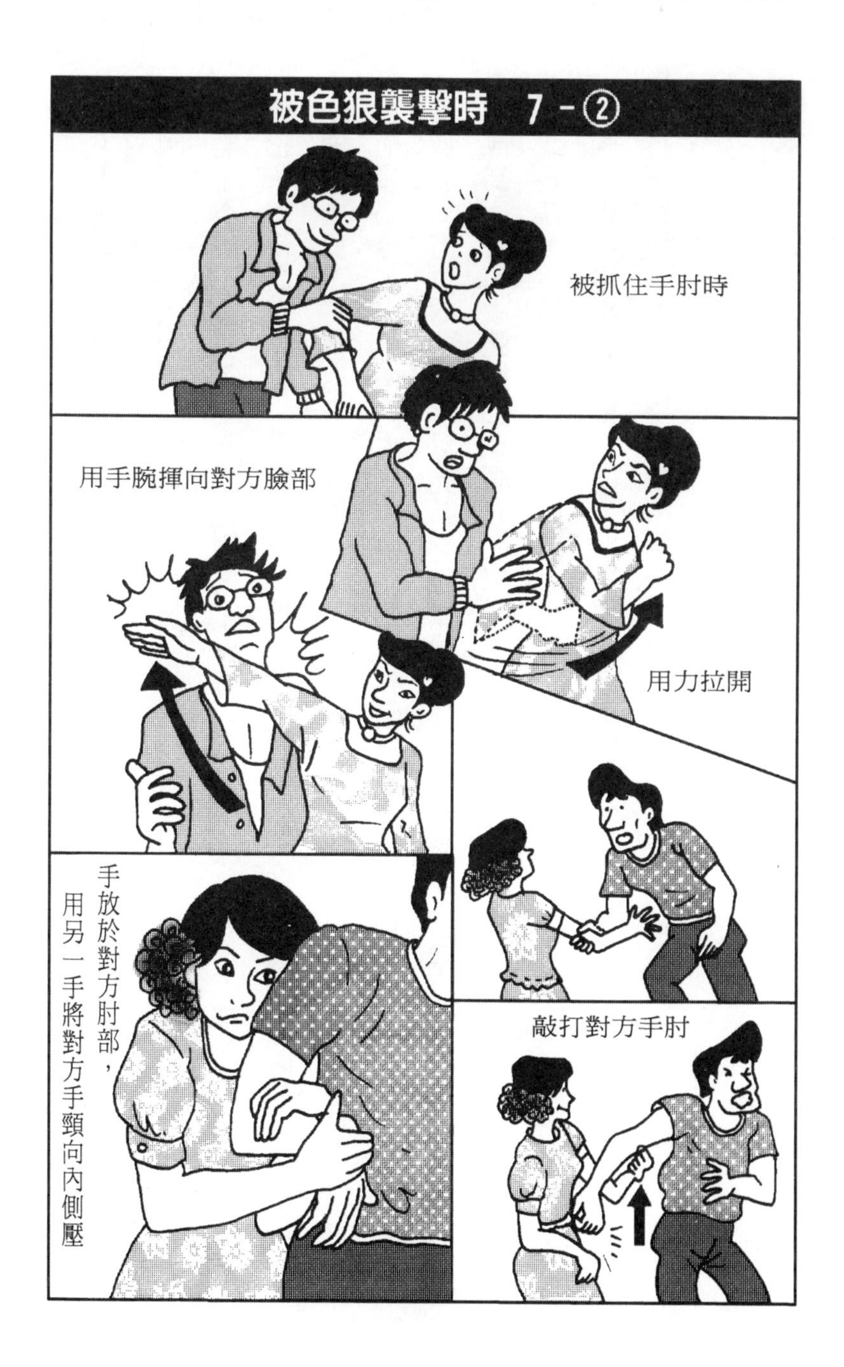
被色狼襲擊時　7－②
被抓住手肘時
用手腕揮向對方臉部
用力拉開
手放於對方肘部，
用另一手將對方手頸向內側壓
敲打對方手肘

7—③ 肘 兩隻手臂被抓也不必驚慌

若是你被不良分子突然抓住兩隻手臂時，不必驚慌。從前方被抓時，被抓的手臂向後拉。由後面被抓時，手腕向前方稍斜方向揮動。這樣就可簡單擺脫對方手臂。

即使兩隻手臂被對方抓得很緊，由肘至前端部分因可自由活動，被抓的手臂，由肘至前端部分，由外側向內側或由內側向外側作大旋轉，就可擺脫對方。而沒被抓的手臂放於對方肘的內側，以此手臂像做爲支柱似的緊縮靠近對方，就會讓對方疼痛，或用成爲支柱的手腕踝骨亦有同樣效果。

或是在沒被抓住的手掌，按於對方手腕肘部外側部分，看著自己的手似的，將對方手腕拉近。這樣對方就向後退了。不管多麼囂張的不良份子，抓住你的手臂時都可用此技來克服，所以你要保持冷靜來自衛。

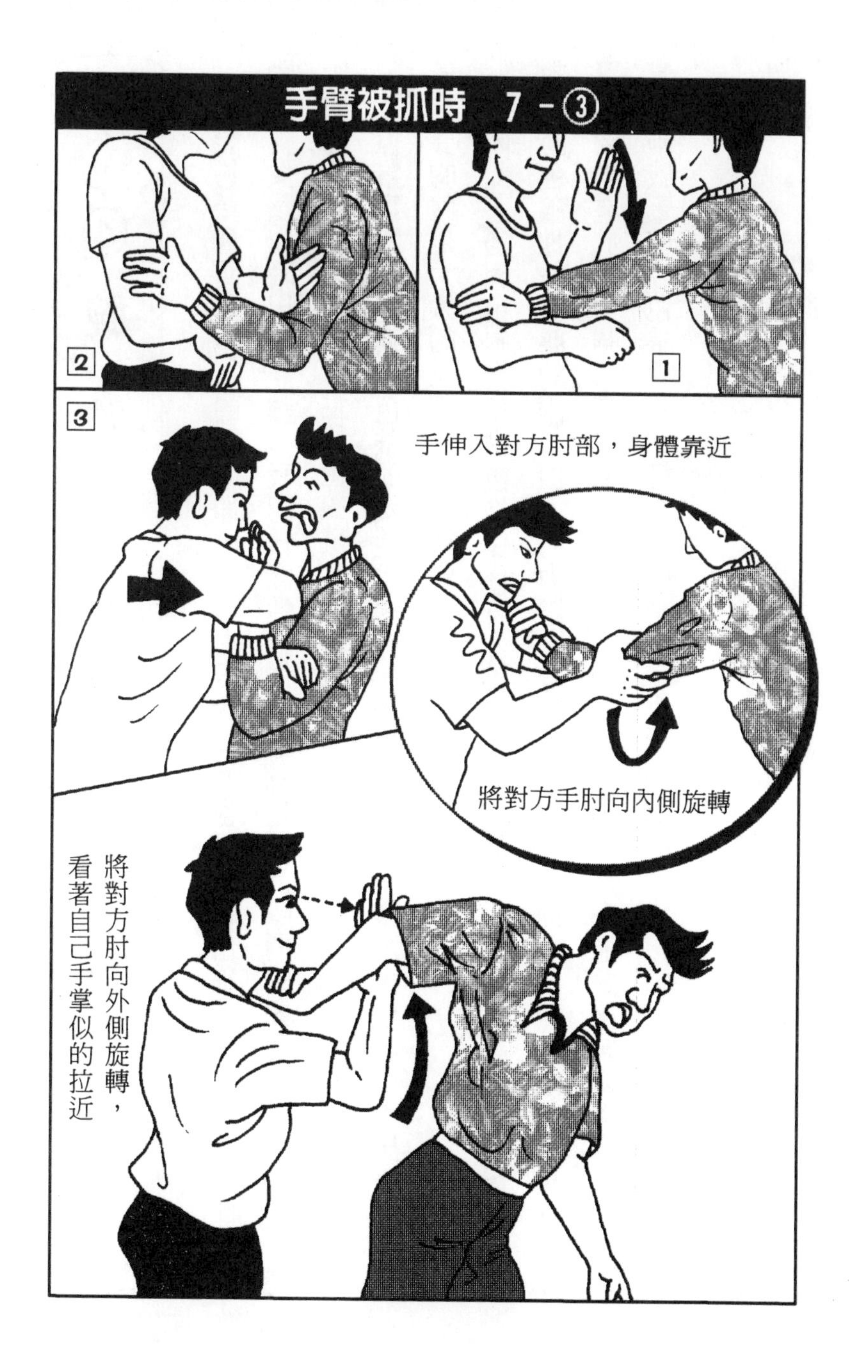
手臂被抓時　7－③
2
1
3
手伸入對方肘部，身體靠近
將對方手肘向內側旋轉
將對方肘向外側旋轉，
看著自己手掌似的拉近

7—④ 腕 跌坐於地可降伏色狼

能夠領會防身絕技的話，即使沒有力氣的女性也可擊退色狼。當然並不因此就鼓勵年輕女孩夜晚出去溜躂。我認爲女性最佳武器就是那高嗓門的聲音。被色狼抱住時大聲呼叫的話，膽小一點的色狼就會被嚇跑的。

但事實上聽過遇到色狼的女性說，在危急時因爲太緊張了，一時叫不出來。此時最重要的就是大大的吐口氣，然後就可大聲的叫出來。

因此，遇到色狼突然由後抱住妳時，首先要吐口氣，以鎮定心神，一邊大聲的呼救，將色狼抱住重疊的兩手由上用力壓，身體重心放於後面，跌坐於地，這樣就可以了。要點在於跌坐時，腳向前豁出，然後跌坐於地。或是一邊跌坐，兩腳向前伸出。此時兩腋緊縮，色狼手腕就完全被妳掌握，不得不投降。

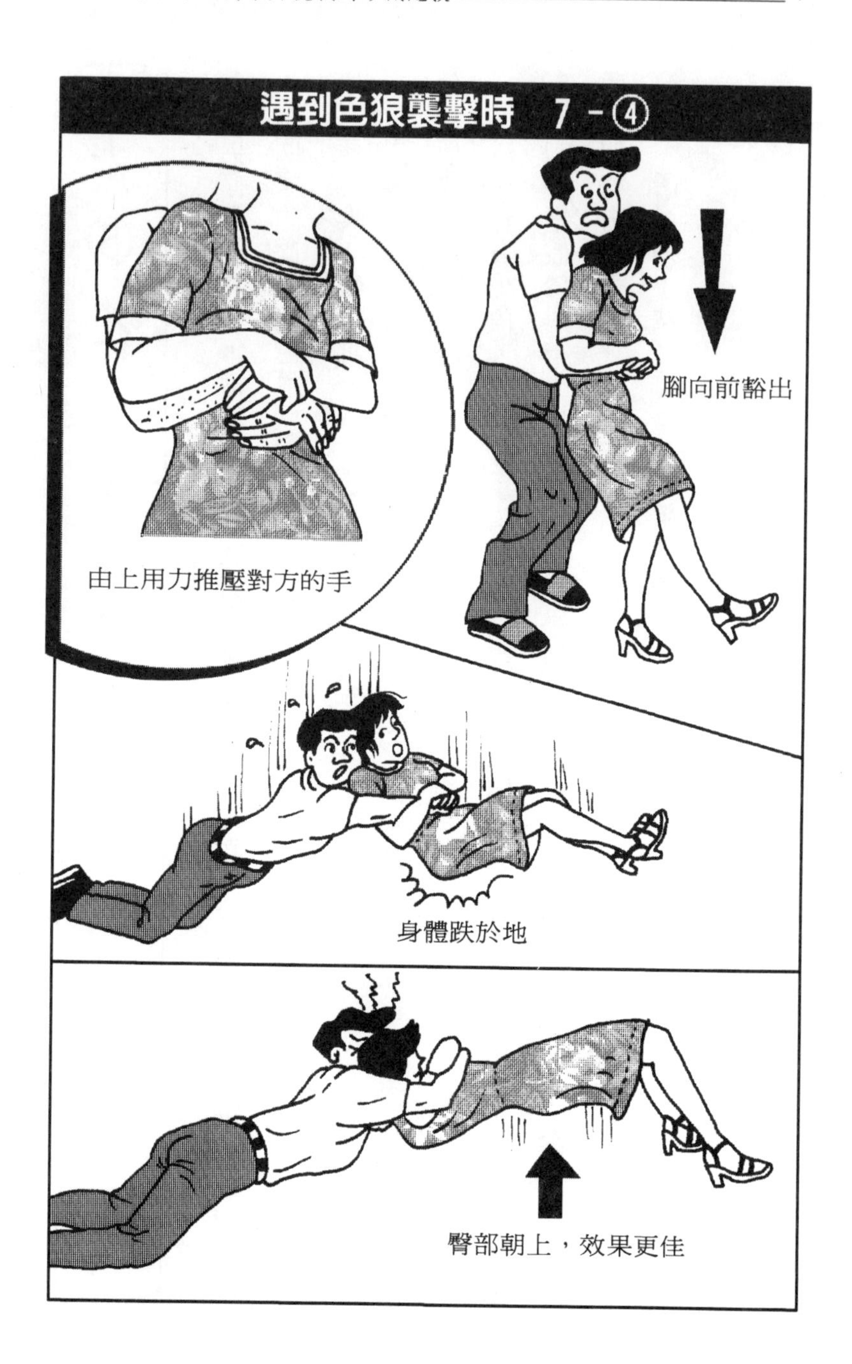
遇到色狼襲擊時　7－④
腳向前豁出
由上用力推壓對方的手
身體跌於地
臀部朝上，效果更佳

7—⑤ 指攻擊小指絕對有效

男孩邀約女孩，當然有護送女方回家的責任，但有時因兩人吵架，妳生氣的一個人跑回家，此時在趕著回家的途中，突然色狼偷襲而來，抱住了妳的腰部，這對於妳來說有被辱貞操之危。

對付這種色狼，有幾種整他的辦法。例如：對女性來說，攻擊對方抱住的手指部分是最簡單的了。

抓住對方小指，向對方手掌側向上拉，稍微出力過度就可將其小指折斷。要訣是自己的小指放於對方小指根附近，以爲槓桿的支點。這樣就足以讓色狼哀號。或是兩手抓住對方重疊抱著的手，體重全力放於其上，這就足夠了。男人通常手指關節都無鍛鍊，所以弱小女性可藉此攻擊得勝。

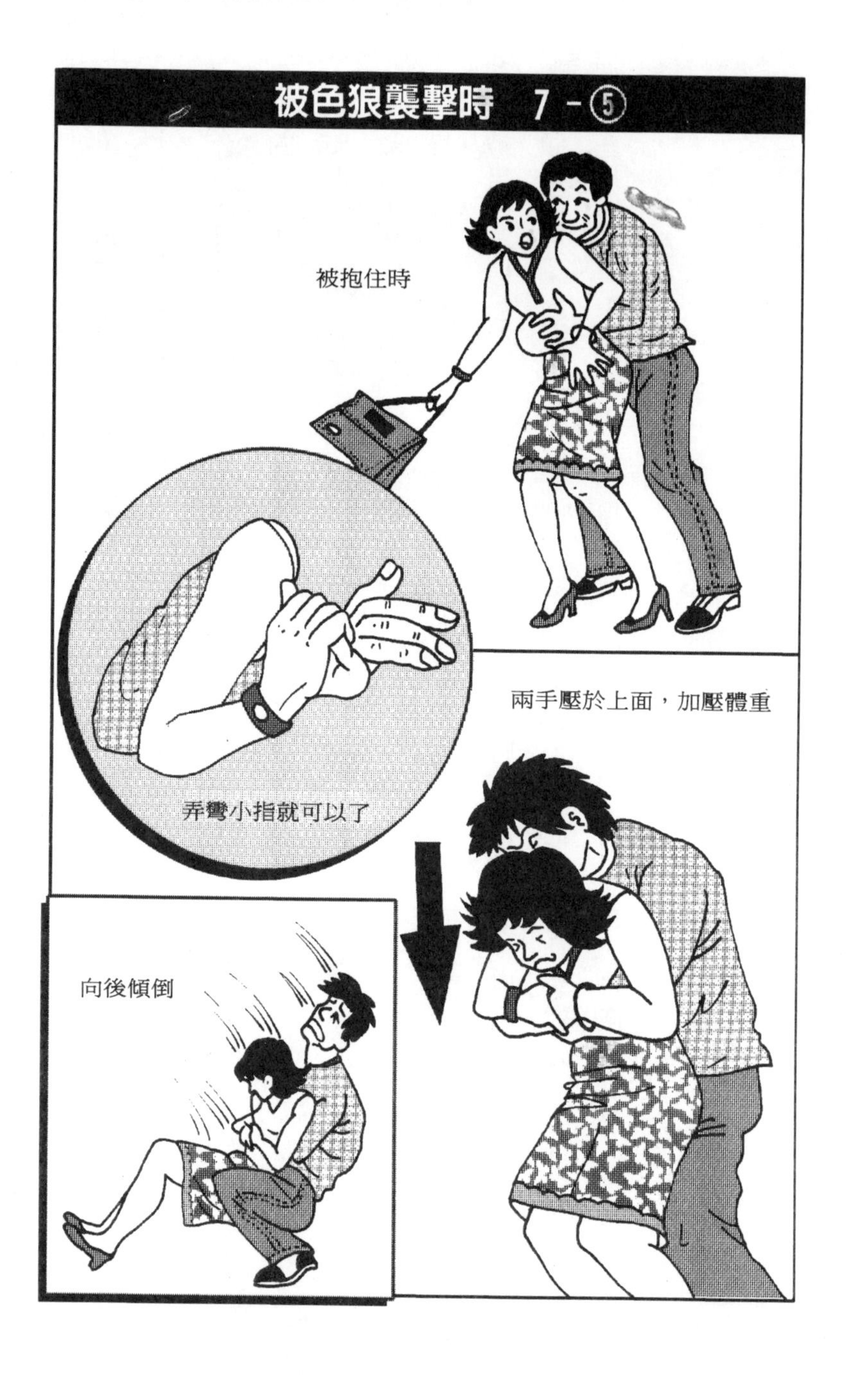
被色狼襲擊時　7－⑤
被抱住時
弄彎小指就可以了
兩手壓於上面，加壓體重
向後傾倒

7—⑥ 腰 身體像螺絲釘似的旋轉

海邊是較開放的地方，但也容易讓色狼有機可乘，可是因大家都近乎裸體，身體滑滑的，即使對方要抓也不好抓。

時間是夜晚，地點在海邊，色狼確定四周無人影，偷襲了正在散步的妳，此時大聲呼救效果也不大，只有自我防衛。

若是對方由後面抱來，首先妳要像跑步一樣拚命的揮動手臂，這樣，對方的手肘就會被自己手臂勾上，然後，自己的臀部向手肘方向挪一半，自己像螺絲釘似的旋轉腰部傾倒於地，如此，色狼就倒於地面，妳也一起倒地，再勒緊對方手肘就成功了。要訣在於臀部一半橫挪，以此爲支柱。倒於地上的色狼想起來再恢復攻擊，已經爲時太晚，妳就趁機逃走。

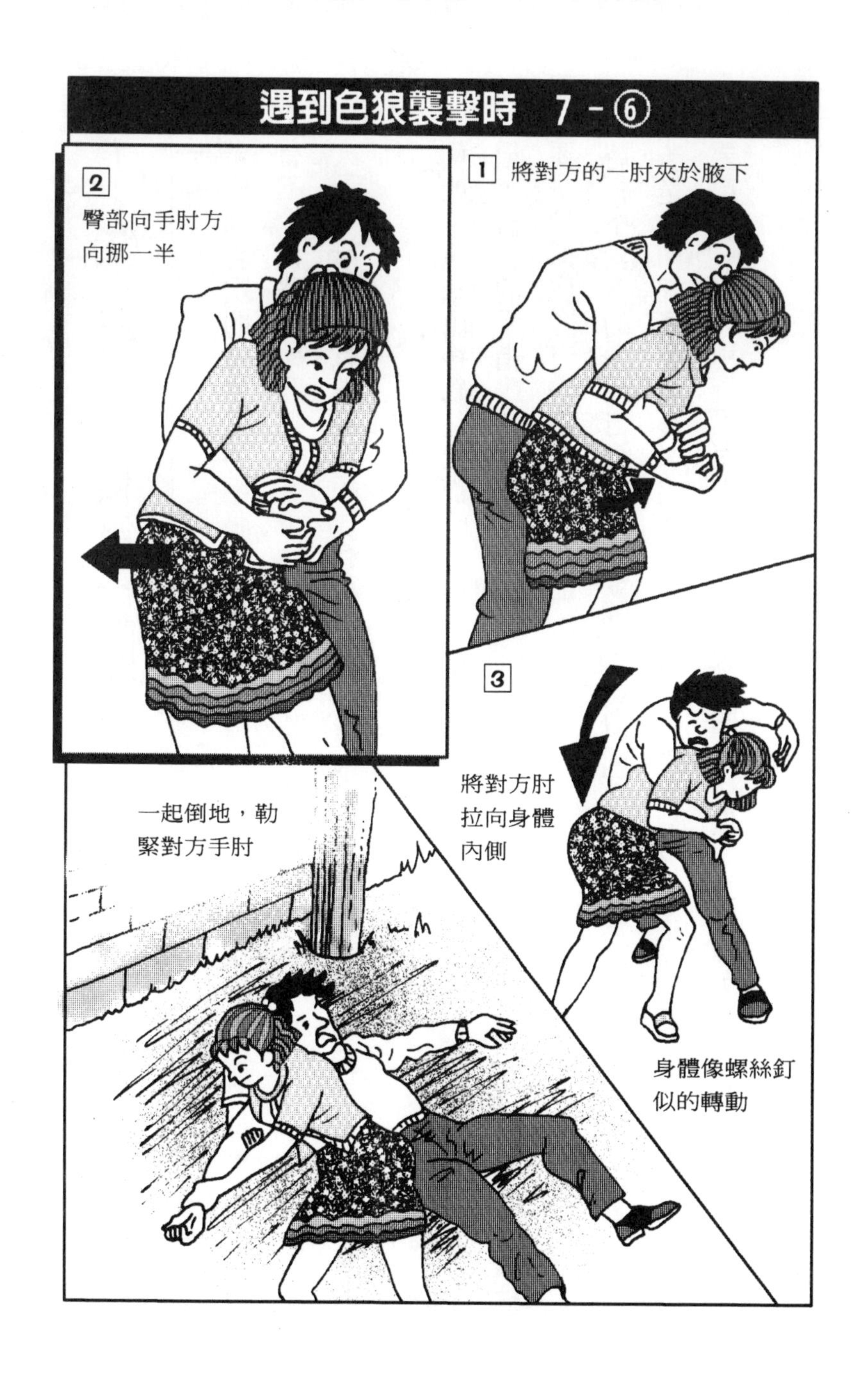
遇到色狼襲擊時　7－⑥
1 將對方的一肘夾於腋下
2 臀部向手肘方向挪一半
3 將對方肘拉向身體內側
身體像螺絲釘似的轉動
一起倒地，勒緊對方手肘

7—⑦ 指 手指第一關節很有用

希望妳再次的將自己的手張開，仔細觀察第一關節。此第一關節有什麼用處呢？一定有不少人感到納悶吧，至少在撥電話盤時，或數鈔票時都用得到……。我們不是銀行人員，所以少有數鈔票的機會，但在防身術上，手指的第一關節則是非常重要的武器。

例如，色狼由後勒住頸部時，用手掌包住色狼的手，此時僅用第一關節將對方手指扳出，自己的手指彎曲抓住對方指尖，即使是柔弱女性，也能簡單的將對方手指扳下。要訣是抓住對方手指一部分關節。

將扳下對方的手以自己的肩爲支點，盡力向下拉，色狼就難耐手肘的疼痛。

若是妳頸部盡力向後，用後頭部碰撞，可攻擊對方鼻梁。繼續搖動臀部，攻擊對方重要部位，最後用腳跟用力踩對方腳尖，向後傾倒，這樣對方就投降了。

色狼襲擊而來時　7－⑦

用單手勒住脖子時

握住對方手指第一關節

以自己的肩為支點，
盡力向下拉

僅強力的握住，手就
簡單的掙脫

8 指

僅抓住大拇指就可擊退色狼

女性的心理實在是很複雜，令人捉摸不定，在一生中從未碰過色狼反而不覺得高興，而有些抱怨。但雖說如此，事實上遇到色狼時則不是好心情了，車內的色狼因混在嘈雜人群中，所以不易抓到，即使被發現，被害的女性也羞於啓口說：「這個人是色狼！」所以色狼就安心大膽的吃女性豆腐。

這種無恥的男人應該懲罰他，當色狼用手掌去觸摸妳臀部時，要迅速的抓住他的大拇指，是最簡便的方法。然後緊縮腋下，一面夾住對方的手臂，將大拇指弄彎，色狼就會叫饒的。

此時，要使效果顯著的秘訣是，以對方手頸爲支點；或握住對方手指前面關節，將色狼一隻手的手指全部抓著，然後回轉手頸，再拉上去。當然這時一邊說：「這個人是色狼呀！」這樣對付色狼就更加完美了。

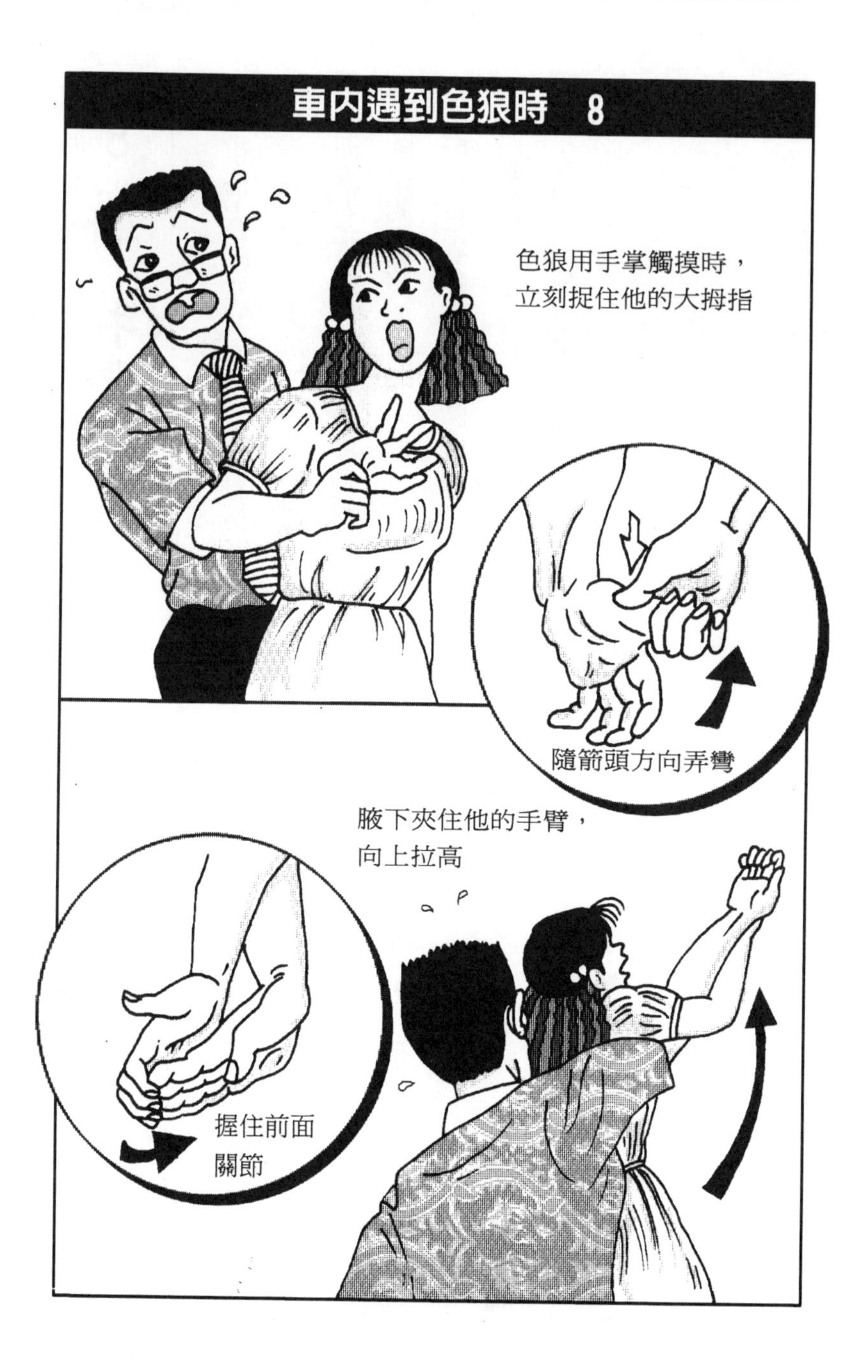
車内遇到色狼時　8
色狼用手掌觸摸時，
立刻捉住他的大拇指
隨箭頭方向弄彎
腋下夾住他的手臂，
向上拉高
握住前面
關節

8—① 手臂 腋下夾住手臂就可擊退色狼

相信大部分的人，都沒有扮演過色狼的角色，當然在和魅力十足的女性一起乘車時，看到她那動人的胸部及臀部，身爲正常男人，也有想一摸爲快的衝動，只是想歸想，而沒有實際行動，想摸和實際上去摸是有天壤之別的。

剛開始扮演色狼的人，首先都是用手掌去觸摸女性臀部的，「壞的苗要早點拔掉」，所以色狼在初出道時就要捉住他，以免養「狼」爲患。

對付色狼觸摸臀部的辦法，是迅速拉住他的手，夾於腋下似的往上拉舉，此法最簡單，若是以握手形式抓住色狼的手，效果更佳。

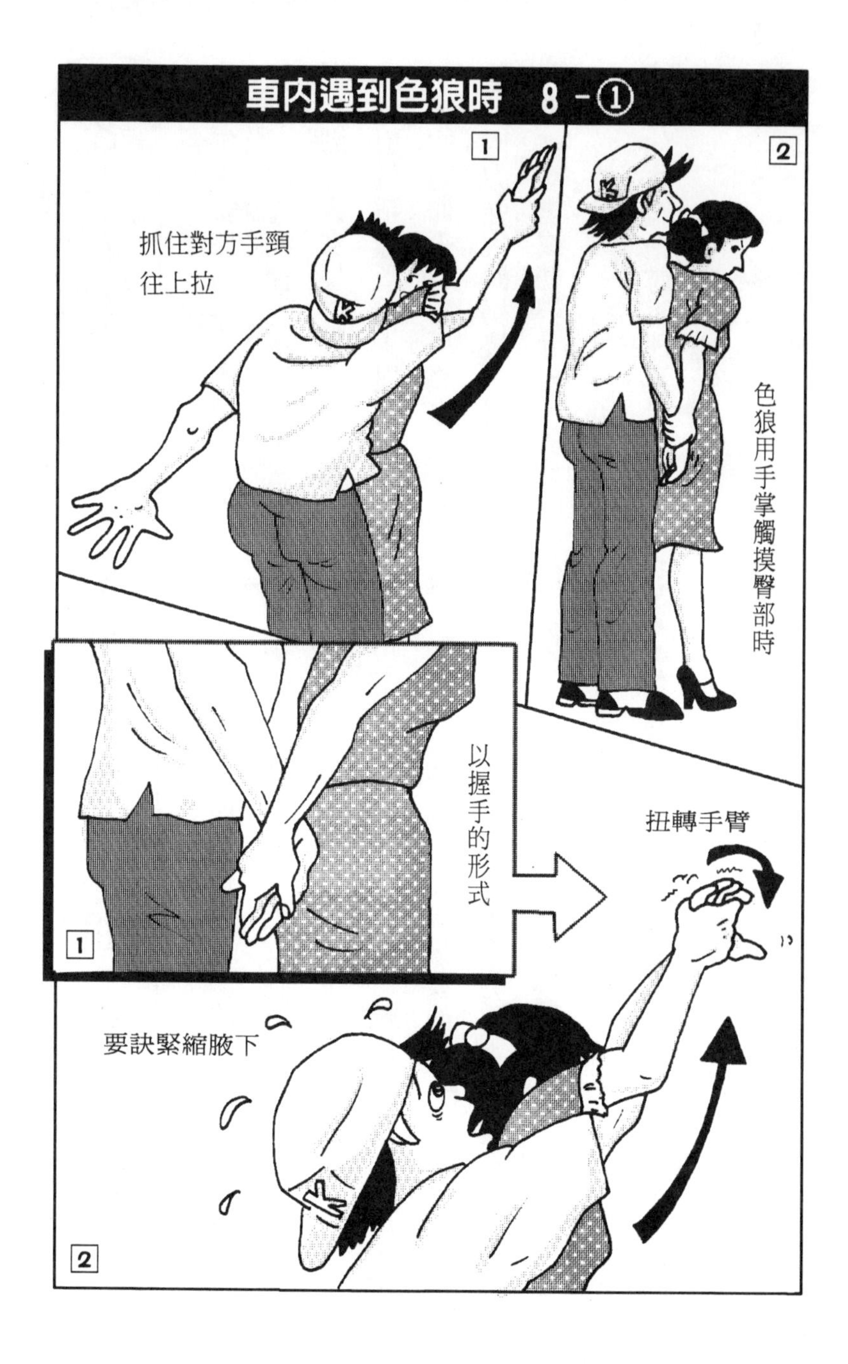
車内遇到色狼時　8 -①
1
抓住對方手頸
往上拉
2
色狼用手掌觸摸臀部時
1
以握手的形式
扭轉手臂
要訣緊縮腋下
2

8—② 足 任何人都會倒下來的腳跟支點

年輕女性們若能牢記防身自衛術，在車上膽敢向女性吃豆腐的男性一定會減少，但是，現在在捷運或公車上實在是色狼猖獗，他們對於觸摸女性臀部尚不滿足，有的還將腳伸入女性兩腳之間，用膝蓋來觸摸，實在是惡劣至極，令人難以原諒。

對付這種色狼，已經不必和他談溫情主義，應好好教訓他一頓以還其人之道。當色狼的腳伸入時，可將自己的腳夾置入對方的腳後跟，然後只要妳蹲下來就成功了。這是威力強大的絕技，對方的後邊沒有任何支柱，而且妳迅速的蹲下，對方的阿奚里斯腱被切傷或勒帶弄傷，或是膝關節損傷，反正對方一定會負重傷的。

當然用這一招對付色狼或許太重了些，但事實上妳做時因爲抓著吊帶，以自己手臂能伸的範圍蹲下即可，而且車上客滿，色狼後面也應有人才對，所以是恰恰好的一招。

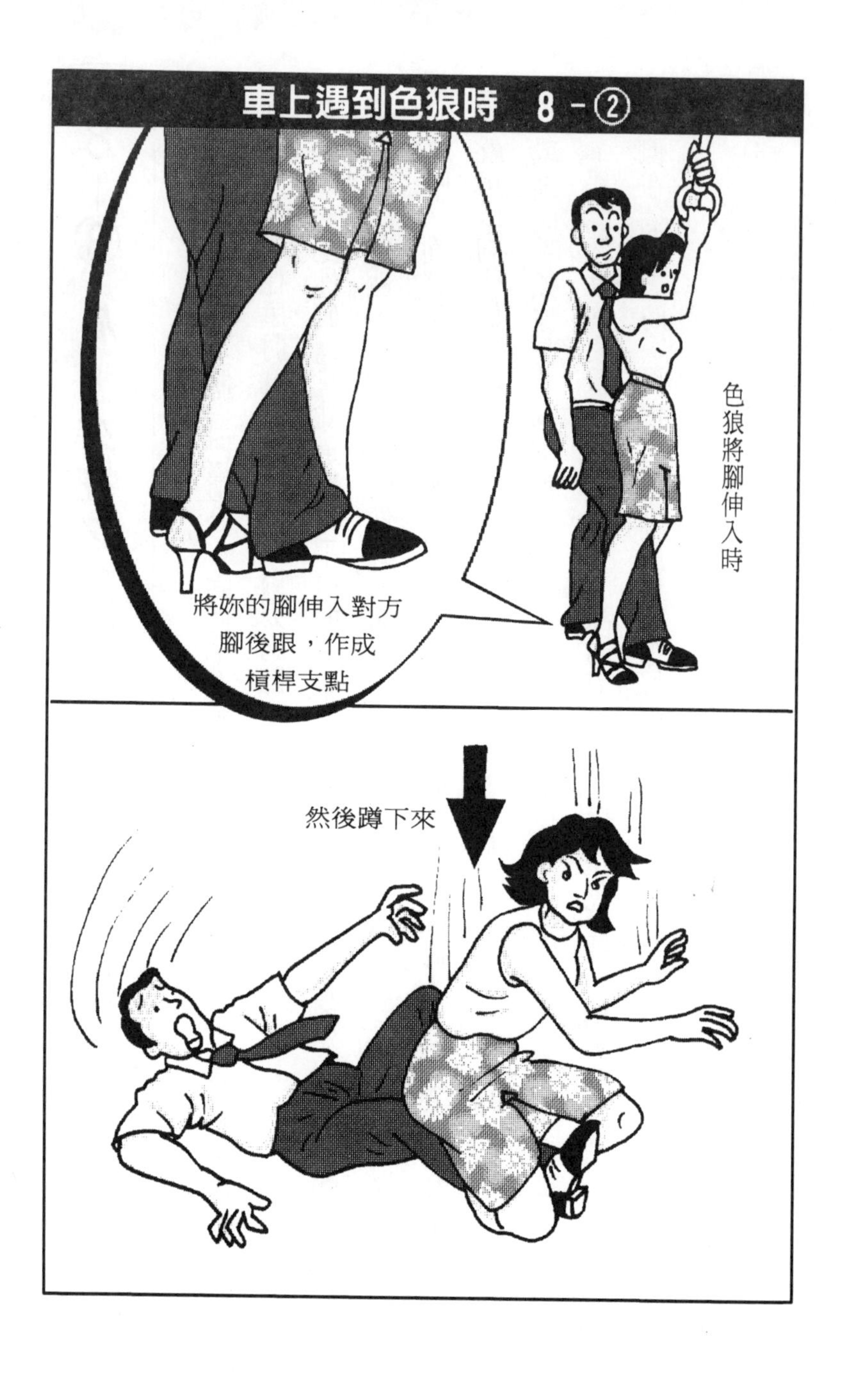
車上遇到色狼時　8－②
色狼將腳伸入時
將妳的腳伸入對方
腳後跟，作成
槓桿支點
然後蹲下來

8—③ 肩 女性之力就足以癱軟對方肩關節

色狼是因不能克制自己情慾，因此，在乘車時看到旁邊站著一位身材豐滿迷人的女性時，忍不住手肘就自動地觸摸對方胸部。

所以，女性們還是知道對付手肘的防禦法較好，這並不是難學的招數，即使手無縛雞之力的女性，亦能輕鬆的做到。首先，對於色狼伸來的手肘一面說：「請不要這樣吧！」一面將手頸伸入，然後用另一隻手推壓對方手頸部分，將手頸盡量往上拉。這樣就可以制伏他。

或是兩手抓住其手腕下垂似的，用全身力量加壓上去……不管對方骨頭是如何硬的，都能輕易的使肩的關節癱軟，讓對方疼痛不已。當然這一招狠了些。

但在危急之時，做爲自衛來用還是很好用，所以牢記也不會吃虧。

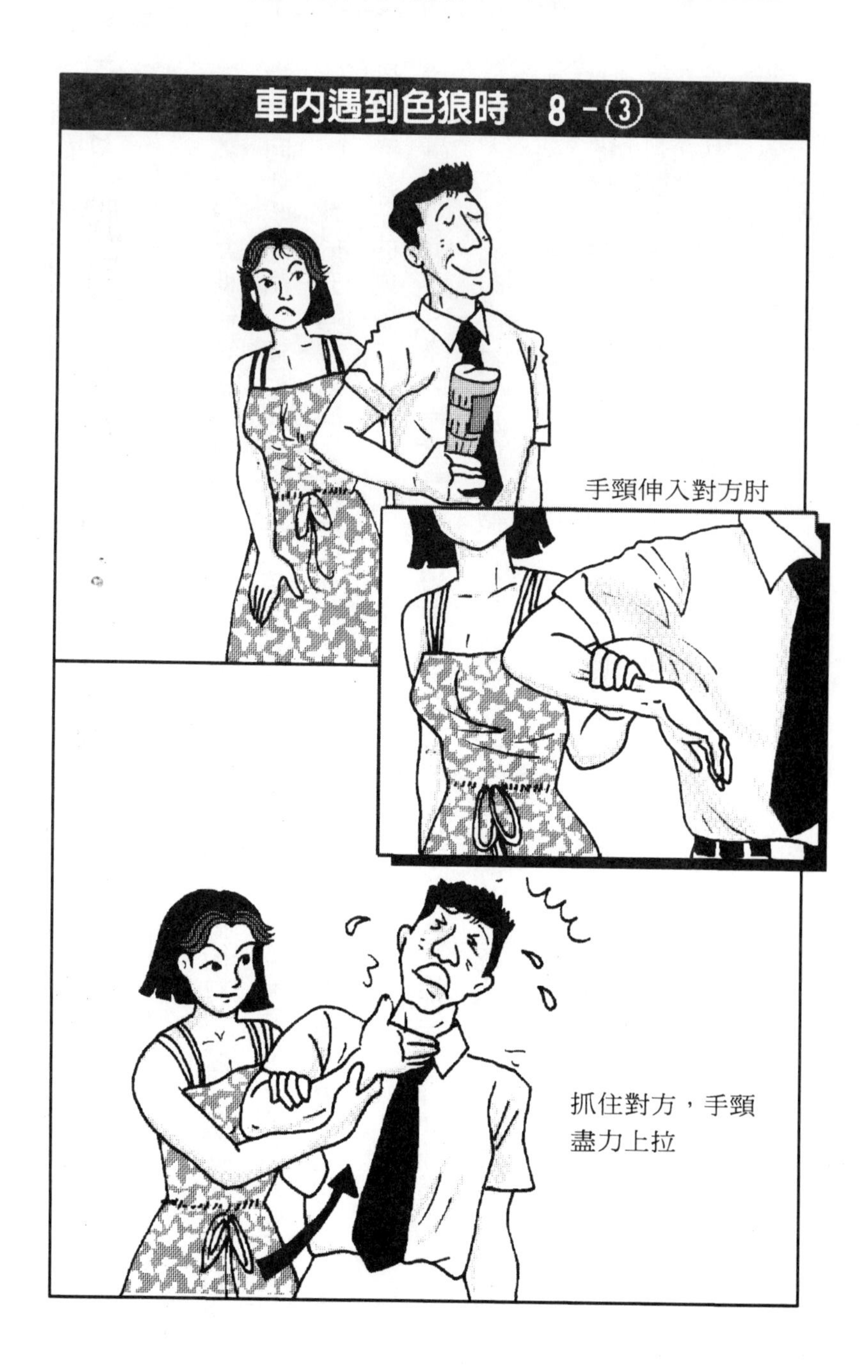
車内遇到色狼時　8－③
手頸伸入對方肘
抓住對方，手頸
盡力上拉

9 胯股 常被人疏忽的漏洞

如果常常閱讀武俠小說，其中有些對於現今的防身自衛術有用處，例如，「如果狗不向你吠的話，你已成爲超人一等的劍客」這一段，令人頗有同感。因爲狗是非常敏感的，對於充滿殺氣的人一定向他吠叫。如果不被狗吠叫，已無殺氣，這也才是已修練成真正的劍客。

在學過柔道、摔角等搏鬥技巧的人，真正實力很強的人，都是不會咄咄逼人地和外行人來打架的。只有那些稍微懂得一點拳腳、三角貓功夫的人，爲了逞強才和外行人打架。

這時你要抓住他出拳打來的機會，攫住對方的手臂。然後一邊抓住對方的手，一邊轉到對方後側，握住對方胯下重要部位。對方會本能的用手去揮動，此時，你牢牢的拉住對方的手，這樣不管對於自己手臂多有自信的人都無用武之地。

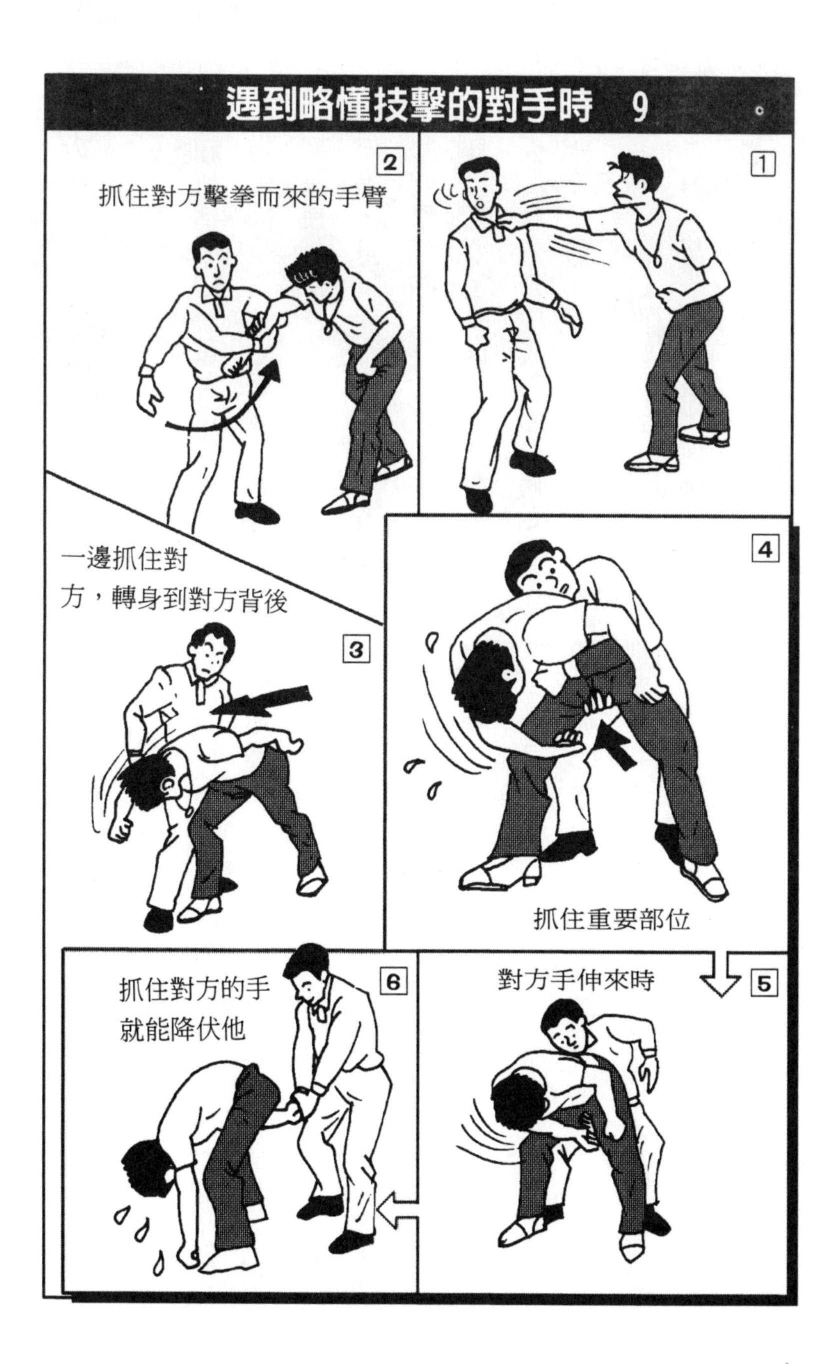
遇到略懂技擊的對手時　9
1
2
抓住對方擊拳而來的手臂
一邊抓住對方，轉身到對方背後
3
4
抓住重要部位
5
對方手伸來時
6
抓住對方的手就能降伏他

9—① 心理　不必動手而能保身的方法

在劍道書中記載著這樣一句話「與使用拳術的對方交手時，只管著對方的拳即可」，這是因爲對方用拳法時，身體跳動著以迷惑我方，所以只要專心注意拳的移動，就能把握獲勝機會。

但是，身爲外行人的你，若是遇到空手道入段的高手，即使眼睜得再大也看不清的，學空手道的人移動速度快、破壞力強，空手之拳其實就是武器，若是你對於自己的防身自衛術過分自信，和空手道高手對招時，可能會被打得頭破血流。稍學過空手道的人，在本書所說的防衛術是夠用的。

若萬一要和空手道高手動武時，僅能用嘴巴來防禦了。本來空手道高手就不會欺負弱者的，所以你只要說：「像您本領那麼好的人，應該不會和我這種外行角色動手吧！」對方想一想「我比他強多了，不必和這種柔弱小輩計較」就收手了。

此爲不戰而保身的方法。

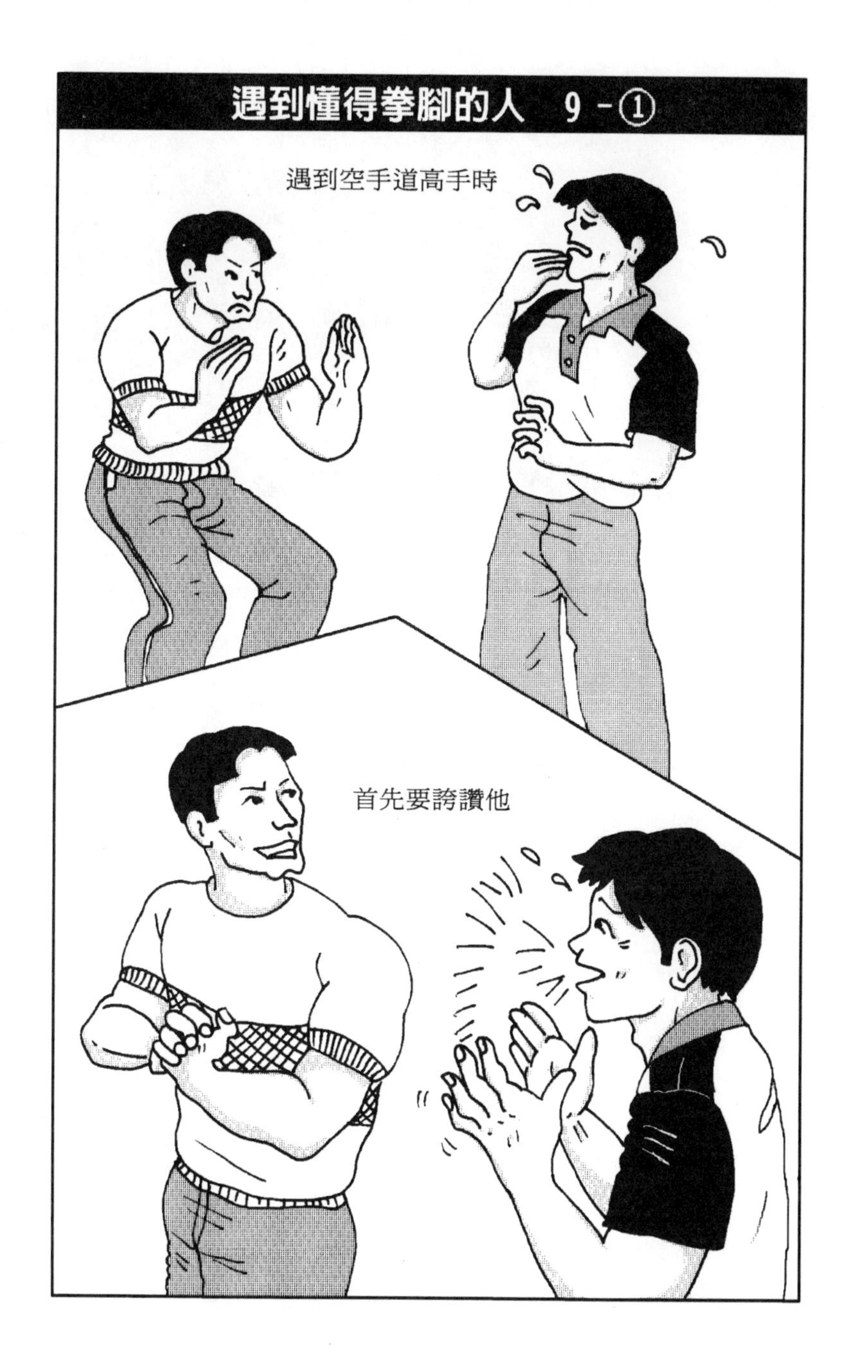
遇到懂得拳腳的人　9－①
遇到空手道高手時
首先要誇讚他

9—② 手頸 拳擊家也有弱點

二流的拳擊手要打架時一面說：「喂，來吧！」一面握拳備戰。此時要辨明他是否真的拳擊手抑或是裝出拳擊手出拳的架式。方法是，直接看對方出拳的方向即可。手頸向內彎時即是懂得拳擊的人，拳若平行併攏，就是冒牌貨。

拳擊時都不會光著手來對打的，一定戴著拳套，所以，拳擊時手頸向內彎曲，已成爲習慣，這就是你對付二流拳擊家的機會。

當對方備妥要出拳時，你一面說：「對不起，請收手吧！」一面接近對方，壓住對方一手的手頸；另一手掌將對方拳頭向內側壓。對方向內的拳再向內彎時就會疼痛了。此時，抓住對方手肘就萬事ＯＫ了。你可厲聲向對方說：「再不乖一點就折斷你的手頸。」使對方完全屈服。

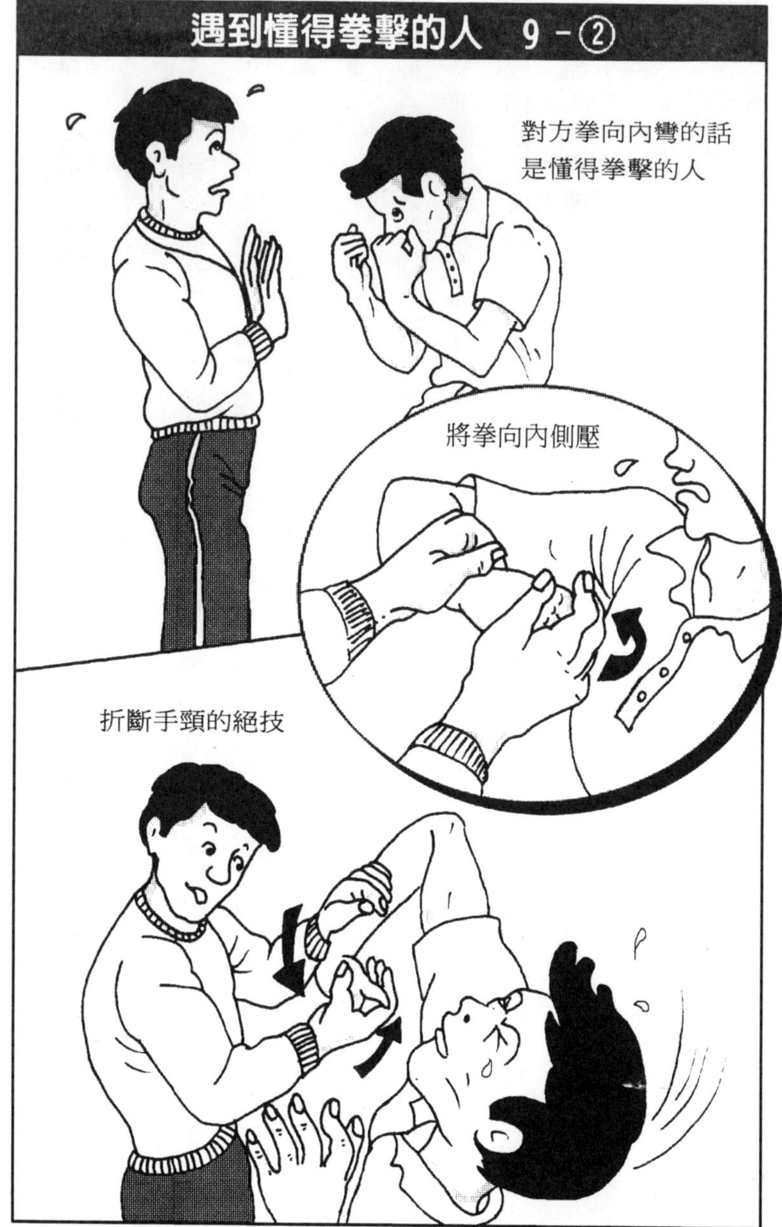
遇到懂得拳擊的人　9－②
對方拳向內彎的話
是懂得拳擊的人
將拳向內側壓
折斷手頸的絕技

9—③ 跌坐於地 此技能勝過柔道入段者

柔道，顧名思義爲「柔順之道」。深懂此道的人是不會在外面惹事生非，欺負弱小的。事實上，也很少聽過懂柔道的人會和人打架的。若是現役柔道選手，是不會爲了芝麻小事和人打架而毀了他將來升段的美夢。

會吹牛說：「我是柔道二段，若要打架就出來！」的人大概只是想嚇唬對方，對於這種人則是好防衛、沒什麼可怕的。

學過柔道的人大都會抓住對方西裝內領，然後使用大外割或內股等技。所以，此時只要你跌坐於地面即可，如此，即使深懂柔道的人要摔倒坐於地面的人還真難辦，於是對方也就拿你沒辦法，不和你鬥了。

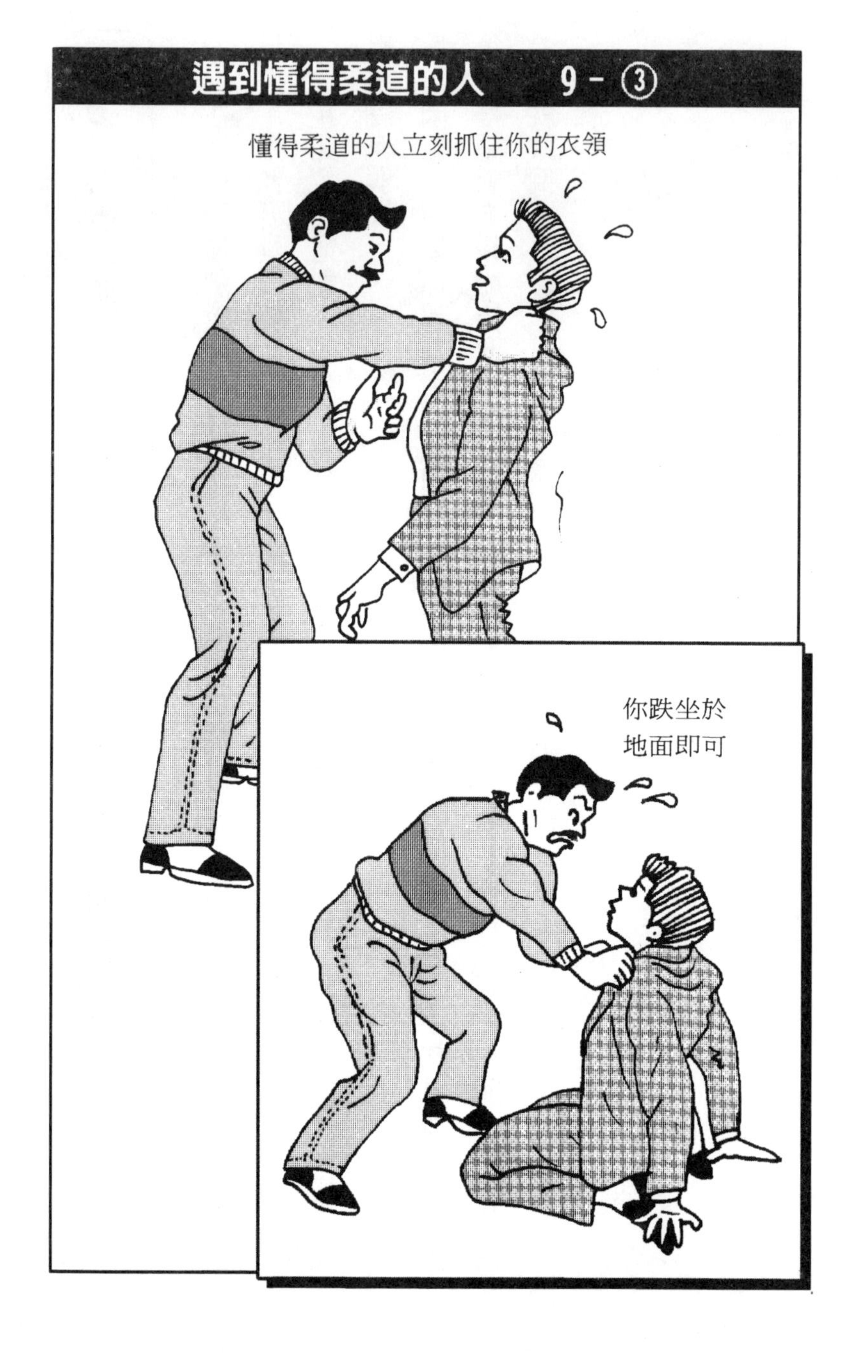
遇到懂得柔道的人　9－③
懂得柔道的人立刻抓住你的衣領
你跌坐於
地面即可

9—④ 腳 懂劍道的人對於側面攻擊較弱

在從前和懂劍術的人對立過招時，必須有覺悟一死的信念，因爲對方出手的話要見血，是佩著真刀的。

在此教您懂劍道的人之弱點。學劍道者，兩腳成縱一直線，此種姿態若由橫面攻擊，就有弱點。

因此，只要你放低姿勢，用兩手斜斜方向推壓對方膝部，對方姿勢就崩潰了。然後，推壓對方後腳方面的肩膀，對方前腳就會浮上，兩手再握住對方的腳，將腳拉高對方就跌倒了。

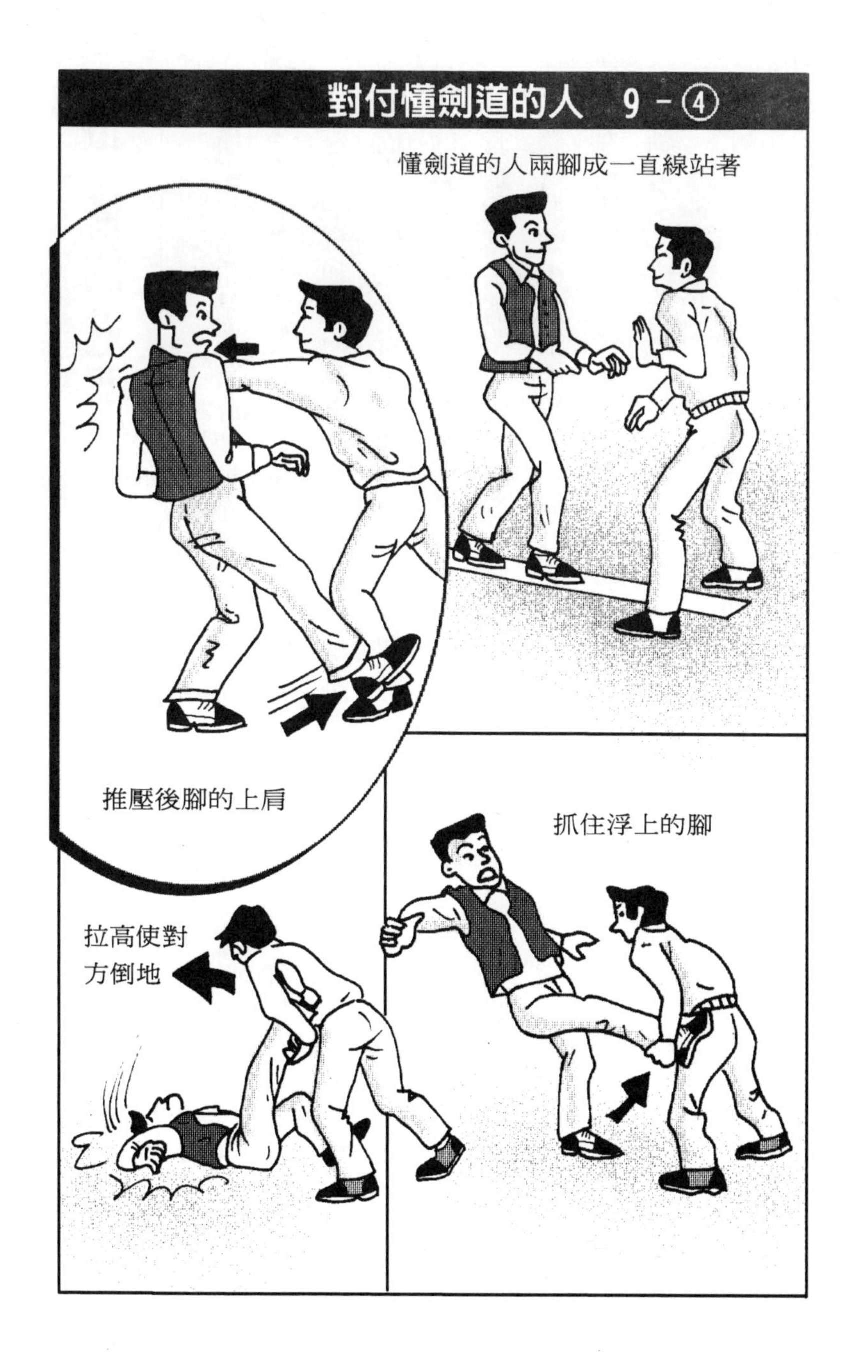

對付懂劍道的人　9－④
懂劍道的人兩腳成一直線站著
推壓後腳的上肩
抓住浮上的腳
拉高使對
方倒地

10 橫側避開 防衛手持兇器者的方法

所謂兇器也是包含許多種類，只要當它是手拿石頭來攻擊，就沒有什麼可怕的，較棘手的是對方拿著刀刃之類，對於此就要具有相當的膽量才行。

對付手拿利刃的基本防身自衛法是以避開爲上策。但是，背部露著避開時，有被刺的危險，所以不安全，你可以一邊向後退，橫的避開，且向對方持刀的方向閃開是最佳的方法。對付拿刀刺來時，對著你的手頸外側難以刺入。

若是仍無法逃開，就採取仰躺於地，膝與腳跟成「Z」字形彎曲，對方要刺躺於地、腳彎曲的人是很困難的，而且你的兩腳不停的擺動，也有可能擊落對方的刀子，要訣在於腿肚，腿成Z字形，腳頸與腿成「Z」的橫棒似的，這樣具強韌性便利於腳的移動。

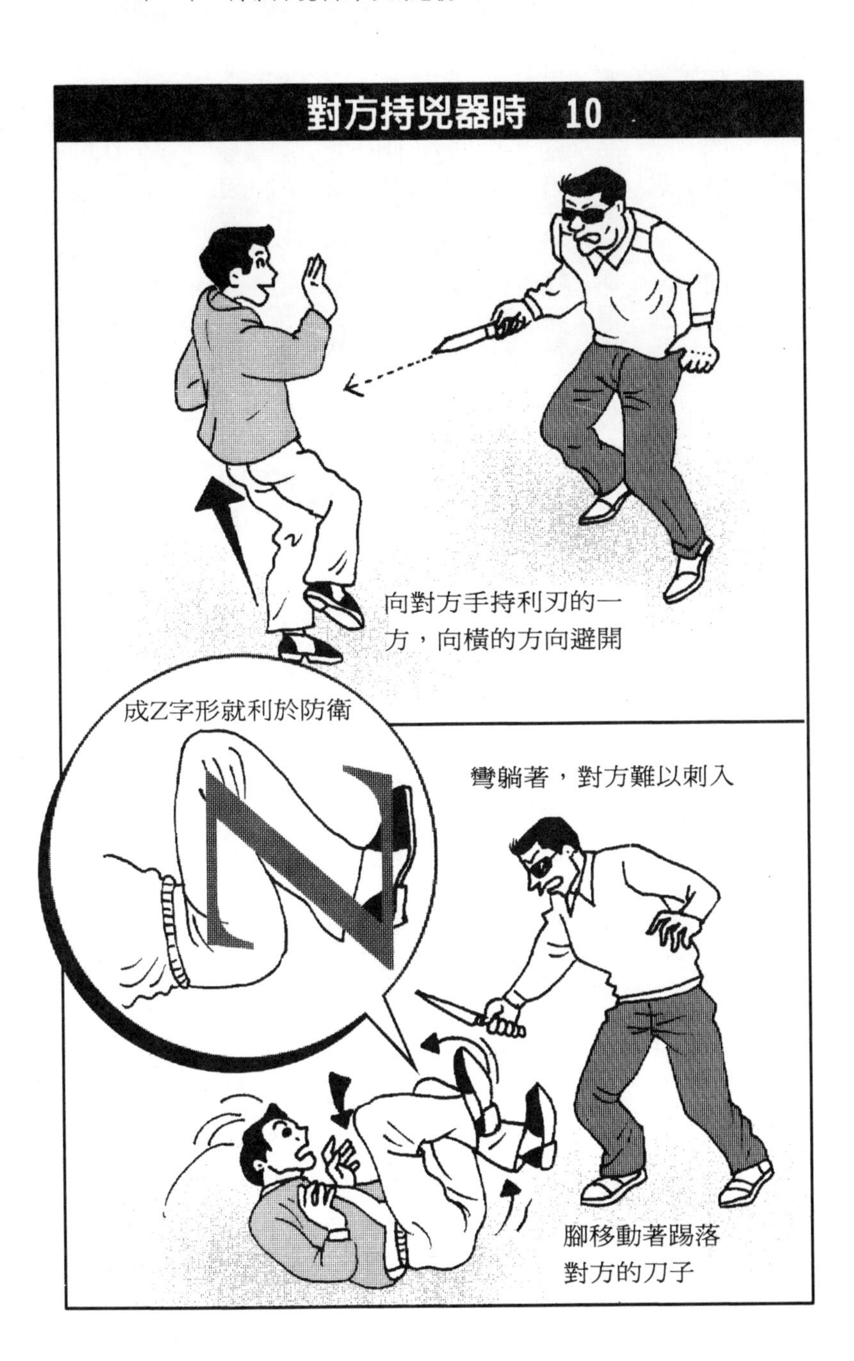
對方持兇器時　10
向對方手持利刃的一
方，向橫的方向避開
成Z字形就利於防衛
彎躺著，對方難以刺入
腳移動著踢落
對方的刀子

10—①刀子 懂這一招就能保命

最近吸食迷幻藥的人越來越多，若是有一天，你在散步時遇到這種人手拿著刀衝來怎麼辦呢？這在於今日是很可能發生的事。

此時，能逃當然三十六計走爲上策，但是，若已在近距離無隙可逃時，只有先將身體側轉爲半身，轉爲半身對方能刺的面積就減少，被刺的比率也較低，即使被刺，也不會造成致命傷。

黑社會的人在打架動刀時以刺人大腿最多，因爲刺到大腿，對方腳就不便移動，而利於逃走，除非是結了深仇大恨，一般善於打架動刀的人，是不會刺人腹部或胸部等致命要害的。但是，吸食迷幻藥的人則頭腦不清，拿刀不管三七二十一，就刺向你的腹部或胸部。因此，你若採取半身姿勢就能避免攻擊的機率，等對方衝過來時，抱住他的胳膊，向下抓住，即使負點傷也保住了老命。

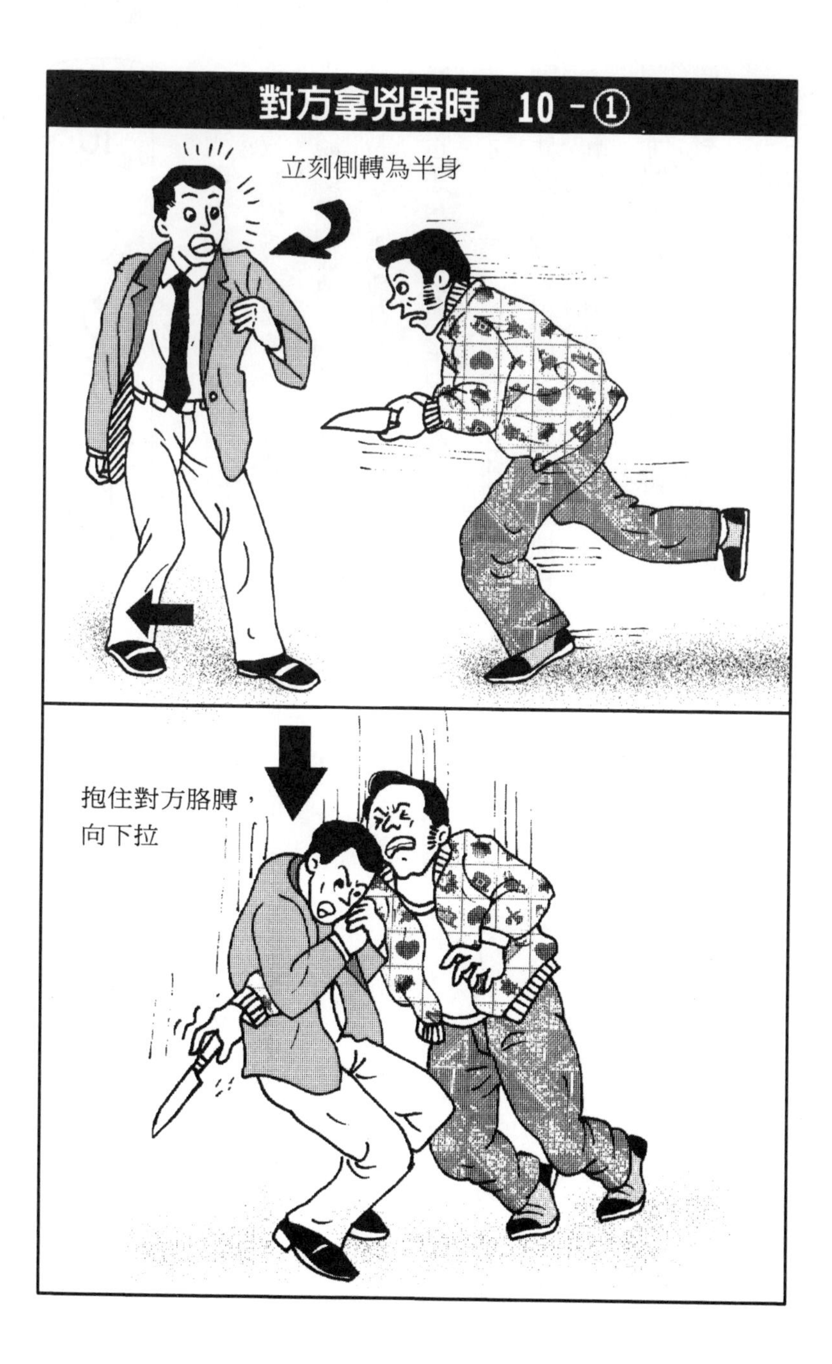
對方拿兇器時　10－①
立刻側轉為半身
抱住對方胳膊，
向下拉

10—② 刀子 西裝上衣成為絕佳武器

西部電影上常看到在酒吧裏打起架來，有的人就將啤酒瓶打破，手持尖碎酒瓶作武器攻擊對方，而對方一轉身翻到桌下，拔槍出來叫著「不要亂動」，但這只是電影上的鏡頭，現實上則並非如此。

那麼，遇到對方手持利器時要如何呢？要訣在於迷惑對方的耳目。摔角時常看到有的選手，宛如狗尾草似的在對方面前翻弄手掌迷惑對方，對方就難於出手。但是對方若手持武器，光是翻弄手掌是不夠的，最好是脫掉自己的外衣，用此在對方面前揮動。此時手指一根或二根成鍵狀抓住衣服來揮動最佳。

電影上常看到美國的小流氓穿著皮夾克，仔細想一想這不僅是爲了表現出神氣飛揚，而是有時反利於反擊。揮動手提包或皮帶亦可。對方難於近身，運氣好的話還可擊落對方武器。

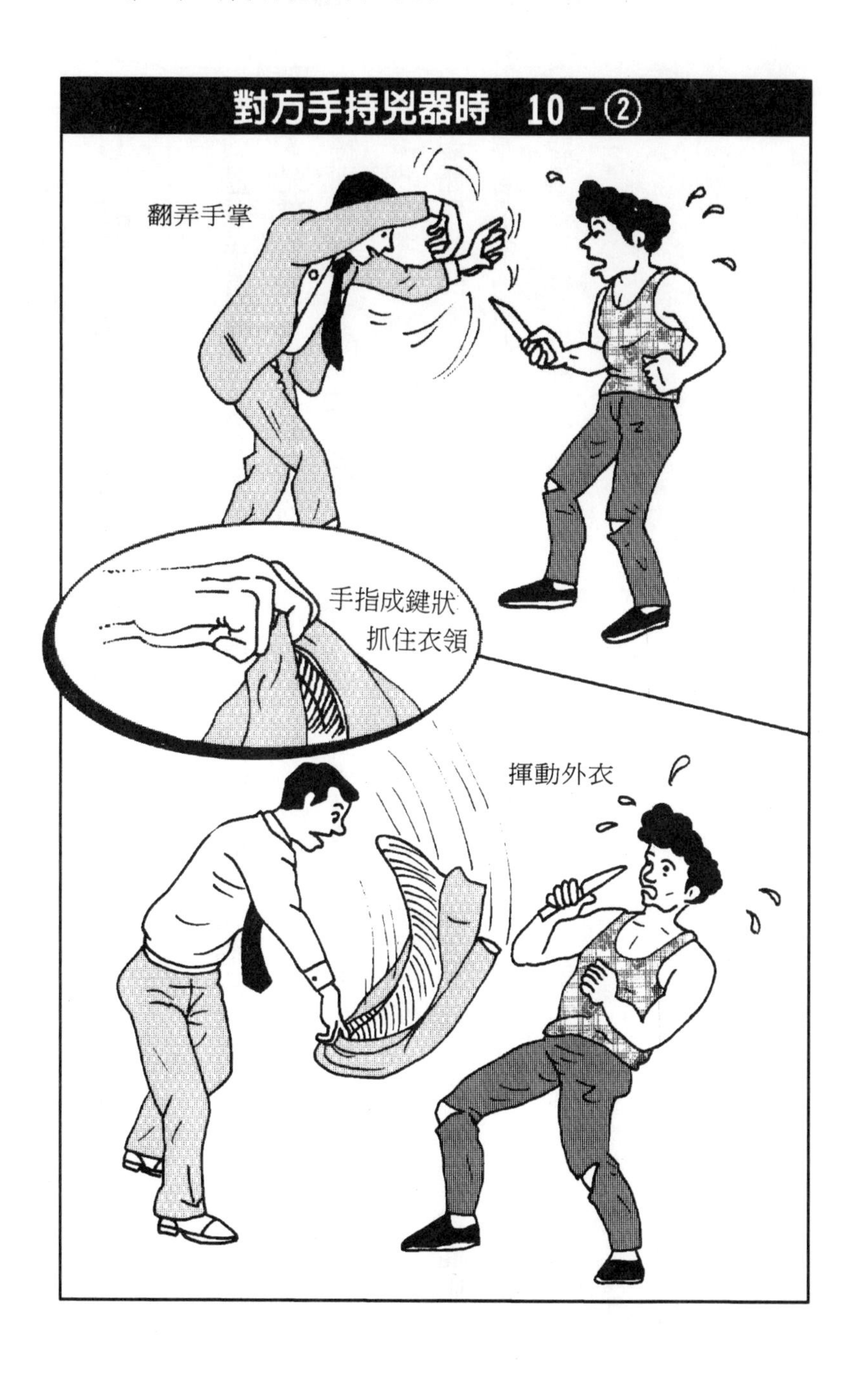
對方手持兇器時　10－②
翻弄手掌
手指成鍵狀
抓住衣領
揮動外衣

11 頭 頭部攻擊最忌手掌

頭蓋骨牢實的保護著我們的大腦，所以，用頭部撞擊的確是很強的武器。慣於打架的人是常用頭部撞擊這一招的。

特別是矮個子的男性，採取彎腰的姿勢，用頭撞擊對方，實在可怕，若被撞到了搞不好門牙被撞落，要提防對方這一招，就是要好好注意對方的動態。

最簡單的防禦法是，兩手迅速的伸於臉前以便防衛。手掌朝向對方，這樣就能阻止對方的攻擊，劍書上說：「以綿包石」，因爲若是石與石相撞其反動力量大，若以綿就能阻石，緩和反動力。

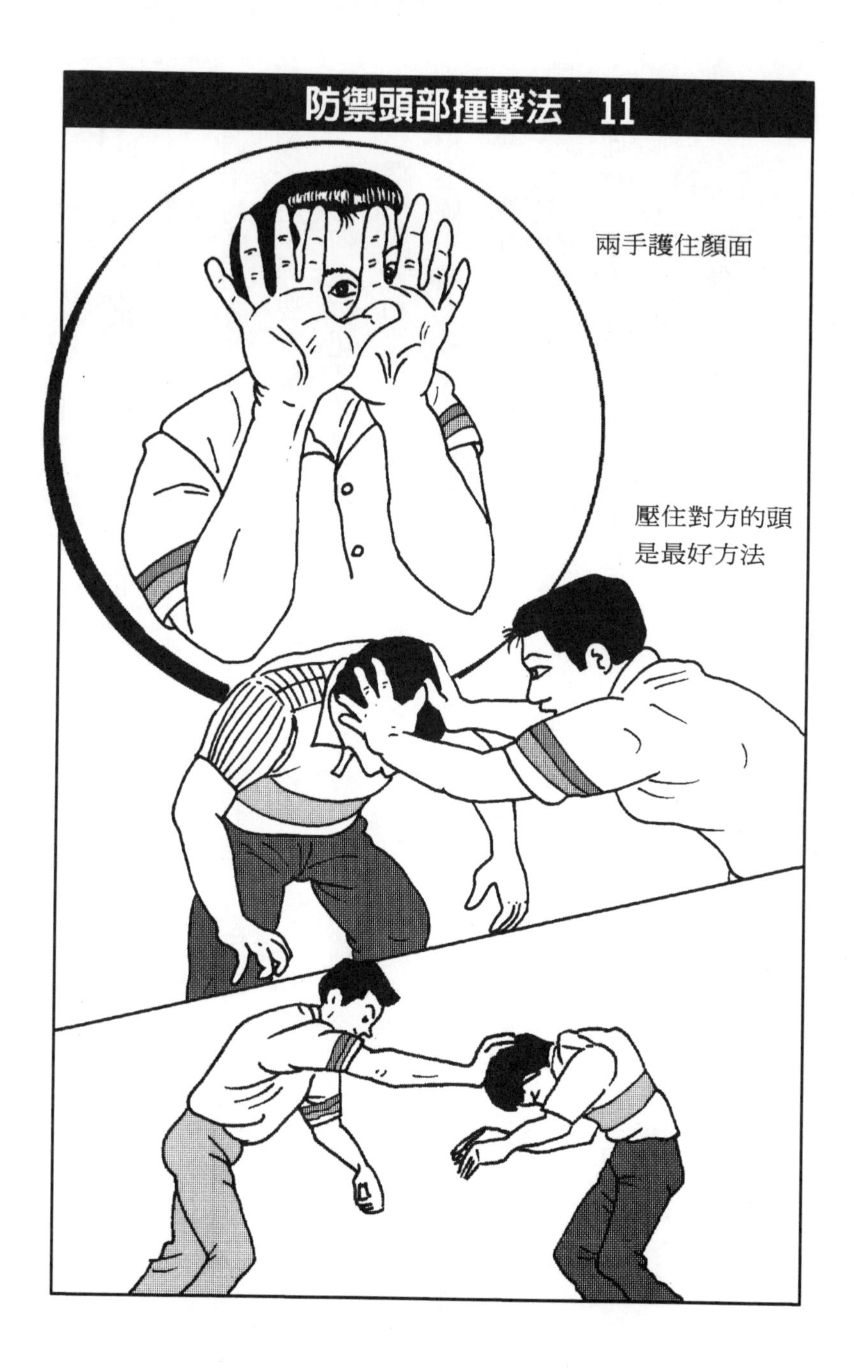
防禦頭部撞擊法　11
兩手護住顏面
壓住對方的頭
是最好方法

11—① 腰 對付矮個子的方法

個子高的站著好像很神氣的樣子，但腳下往往有空隙。因此，假如被個子高的人抱住頸子時，只要攻擊腳下弱點就有反敗爲勝的機會。反之，你碰上比自己矮小的對手時，要如何應付呢？若以爲對方矮小而稍微疏忽，他一頭撞過來也不是好受的。所以，小個子的人和比自己高大的對手打架也有操勝算的時候。

和小個子的人打架，絕不可存有輕視心理，首先要採取半身彎腰的姿勢，這樣就能一隻手壓住對方頭部以防對方撞進懷裏。對方以手揮動過來時，換另一隻壓住對方頭部。反覆的換來換去，使對方感到疲倦時，乘機將對方誘入懷裏。

此時，手不要抱住對方頭部，而是轉動手臂抓住對方腰部附近，若對方有帶皮帶最好抓住皮帶，伸展臂肘，對方就感到難受，再這樣擠壓他，對方就降伏了。若對方仍不死心，則踢其膝部也夠他更難受了。

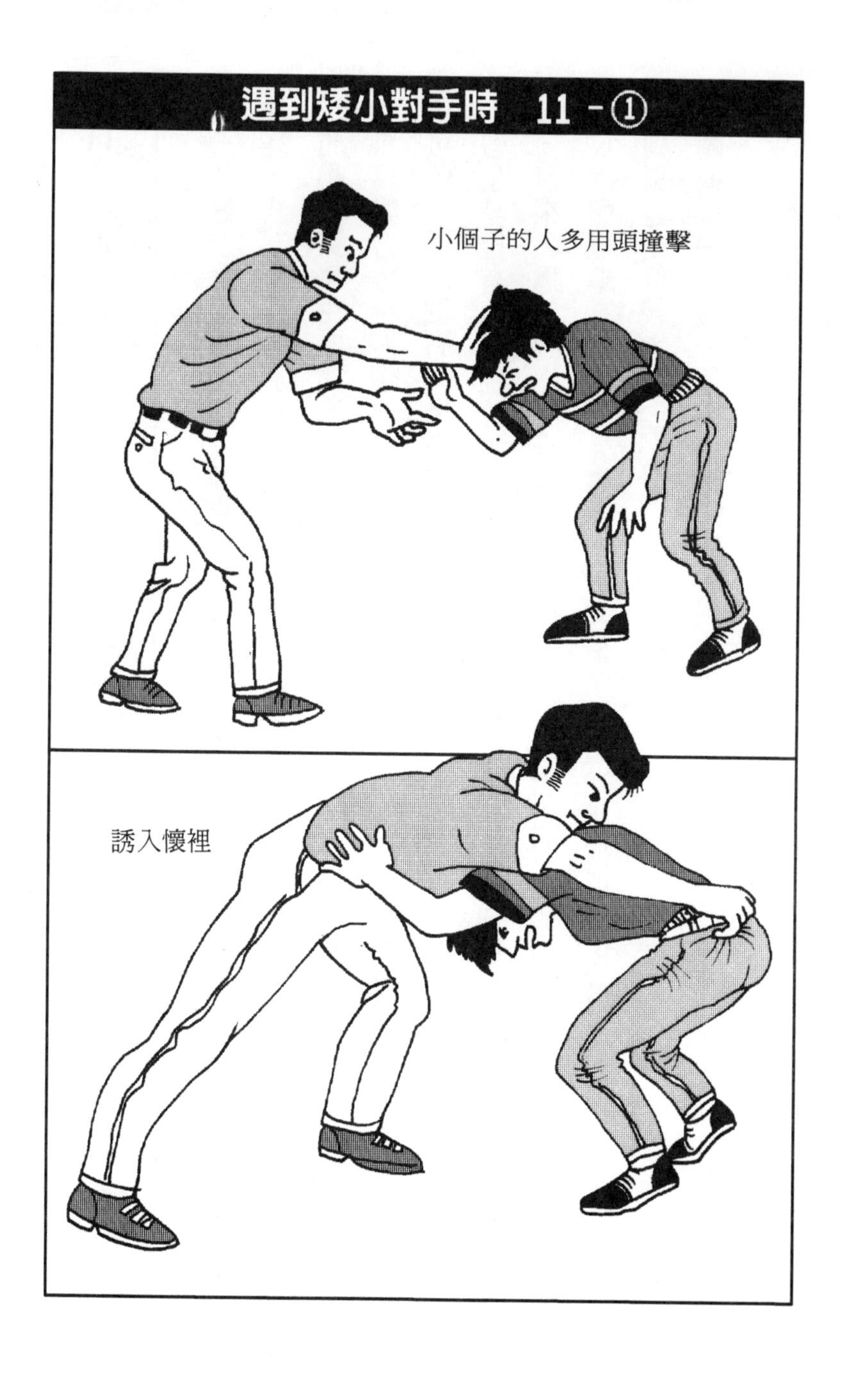
遇到矮小對手時　11－①
小個子的人多用頭撞擊
誘入懷裡

11—②頭

避免頭部撞擊時受傷

一位好友曾告訴這樣的糗事。在火車中，他因細故和一位矮個子的男性吵架。朋友身高一八五公分，那時他也有些醉意了，他說：「你這矮鬼，神氣什麼？」於是矮個子的男性突然用頭撞來，朋友門牙斷了兩顆。

以爲對方矮小而嘲笑，輕蔑對方是第一個敗因，而且他站在靠火車門的位置，無後路可逃，所以受到的傷害也就大些。

若是身後有障礙物無處可避，而受到撞擊時就糟了，前面曾說過，若是早點發覺對方要撞來，迅速的縮蹲身體就沒問題。在發現對方有用頭撞擊的趨勢時，至少頭要往下。用頭撞擊，以鼻梁受傷較大。若是頭和頭互相撞擊時，則是硬碰硬，也許你的頭較硬對方受傷較大。

順便一提，被頭撞擊到額頭時，從生蛋的殼裏拿出薄皮貼於其上有止血作用。

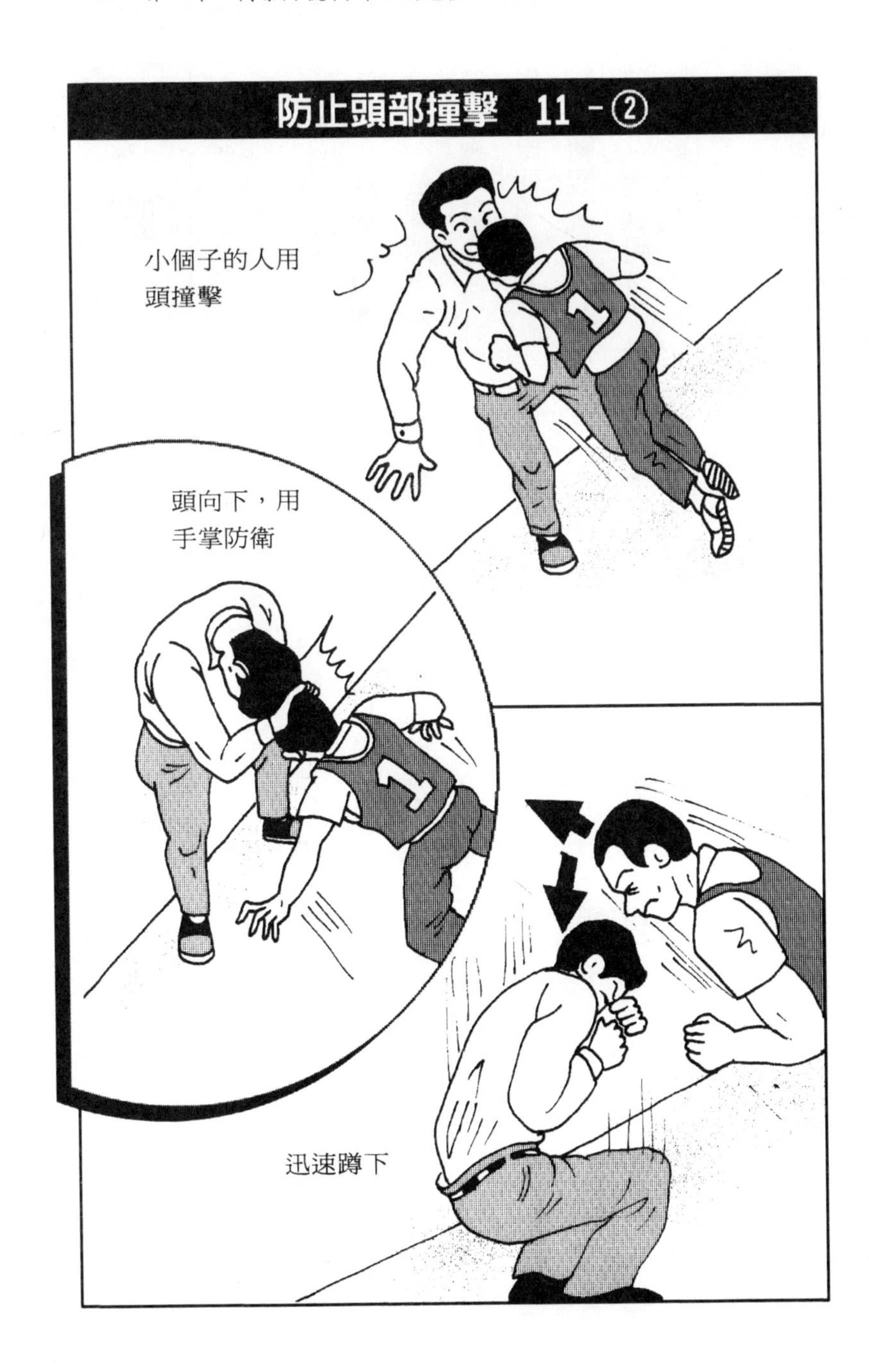
防止頭部撞擊　11－②
小個子的人用
頭撞擊
頭向下，用
手掌防衛
迅速蹲下

12 腕 被勒頸時也可掙脫

即使被練過柔道的人摔出，若能坐在地上或床上則沒有關係，但柔道真正可怕的絕招不在於摔倒術，而在於勒頸法。使用勒頸法在一瞬之間使你昏厥。但能使用勒頸法的，在柔道方面也是屬於高段的，達到這種境界是不會和外行人打架的。

一位練過柔道的朋友，到酒廊喝酒，碰到討厭喝醉酒鬧事的人，就使用勒頸法使他昏厥，但事後立刻一面敲他背部弄醒他，一面說：「先生，怎麼了。」這種玩笑也僅偶爾使用。

勒頸術的確非常厲害，但是，頸部被勒住時只要下顎用力縮下掙脫或頸部轉向肩部，這樣就可解除被勒住的危態。如果你用這種方法，柔道入段者也無法勒住你，一般不懂柔道的外行人更不必說了。

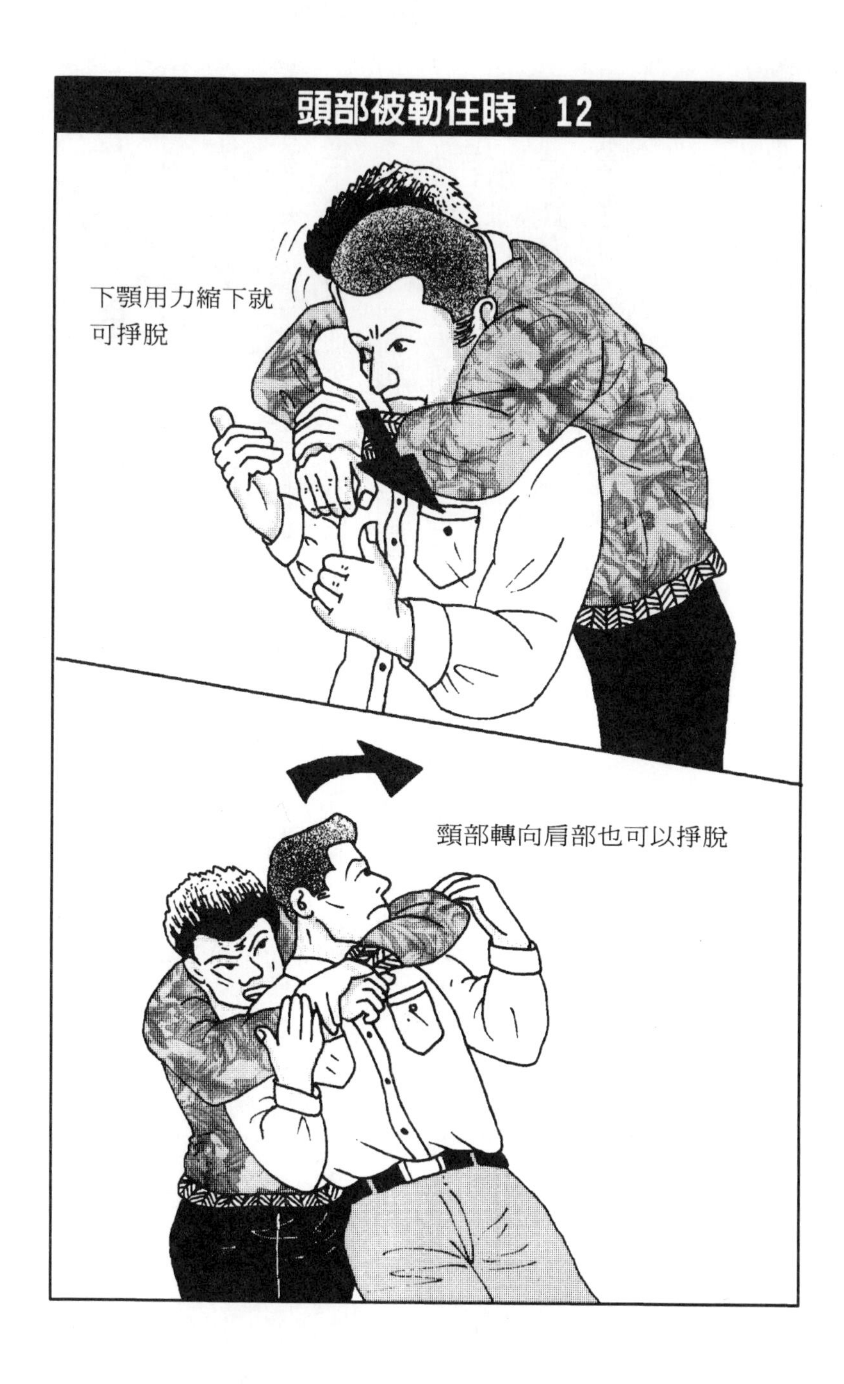
頭部被勒住時　12
下顎用力縮下就
可掙脫
頸部轉向肩部也可以掙脫

12—① 肘 從前面無法勒住你

有些人平常看起來很老實，但喝起酒後卻突然變得兇暴異常，若是他突然一邊漫罵著「你這混蛋」一面對著你要勒住你的頸部，而且對方塊頭高大，這怎麼辦呢？

絕不能屈服於他先聲奪人的聲威下，他從前面用兩手來勒頸子，實在沒有什麼可怕的。你的頸子向前倒，再利用反動力，使頸子向後搖就可掙脫了。

若是對方用力的勒住頸部也沒關係。你將兩手壓於對方兩肘之上，然後用盡全身體重的力量向下壓即可。

這樣對方就無法再勒你頸部了。或是以對方兩肘爲目標，用兩手掌由外側向內側扭轉壓下亦可。

頸部被勒住時　12－①

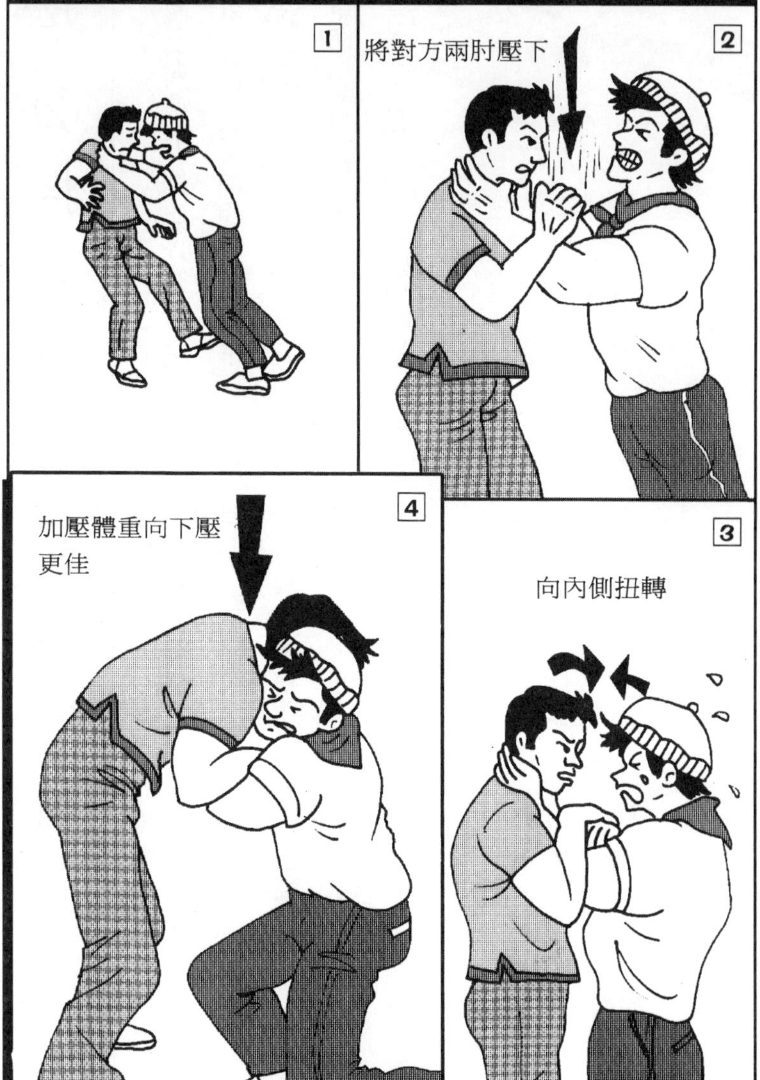

1

2
將對方兩肘壓下

3
向內側扭轉

4
加壓體重向下壓
更佳

12—②指 簡單就能鬆開對方的手腕

個子高的人打架時多抱住比自己矮小的人之頸部，在此千鈞一髮時，下顎用力縮進就沒有什麼可怕的，保持冷靜再加以反擊。

首先，你的手掌疊在對方勒你頸子的手掌上，然後用力握住對方指尖前關節，這樣就足使對方哀叫了。

其次，是以對方的肘和自己的肩成槓桿支點，盡量向下拉。這樣對方就屈服了。

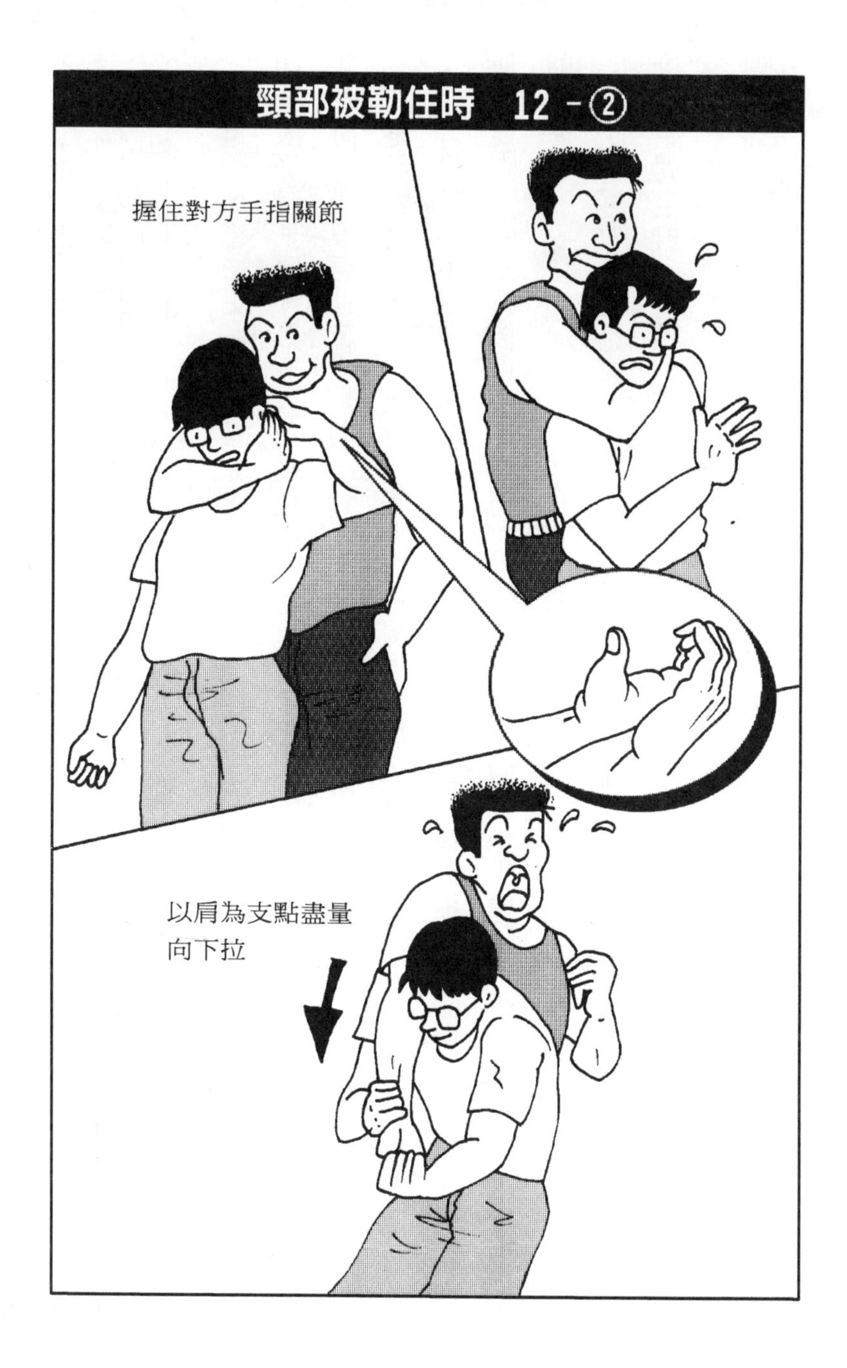
頸部被勒住時　12－②
握住對方手指關節
以肩為支點盡量
向下拉

12—③ 指 任何勒頸術都能應付的三段反擊法

電視或電影上常看到殺人魔勒死人的鏡頭，都是從背後用兩手勒人頸部。但是，卻讓人覺得荒唐好笑。因爲這種勒頸法是殺不了人的。萬一你被人從背後用兩手勒住頸部時，是沒有什麼可怕的。

更具體言之，首先將對方的大拇指握住弄彎，就可脫離他的手了。

若是覺得不給他點顏色看看不甘心時，可用頭部後面撞擊他的臉，及扭動臀部撞他的要害下處，然後用腳後跟踏對方的腳尖向後傾倒坐下弄倒對方，此稱爲「三段反擊法」。

此時再做最後完成工作，以腰固定對方胯股關節，以大腿至膝固定對方膝關節，以腳頸固定對方腳頸，這樣對方就無法動彈，只好向你俯首道歉了。

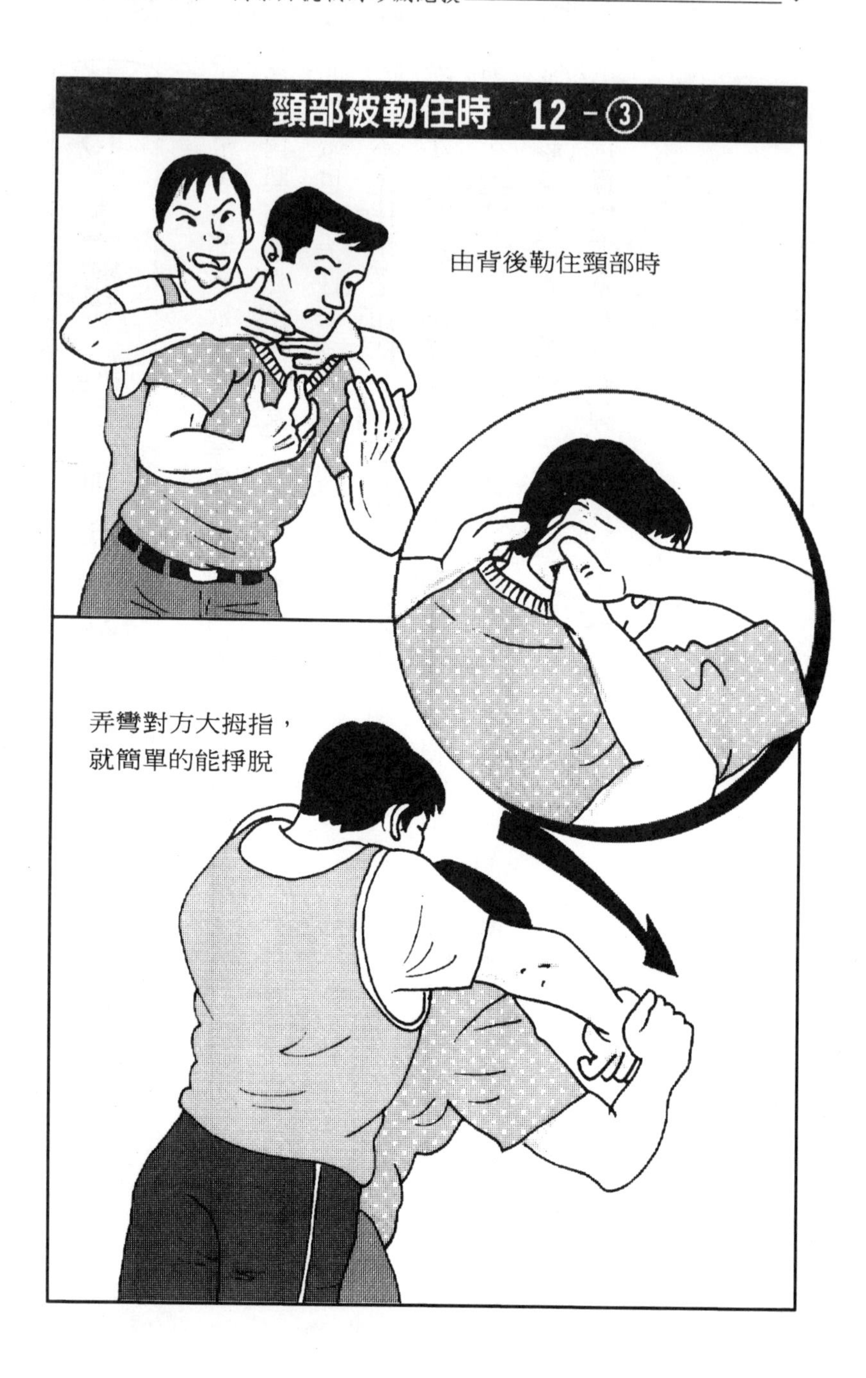
頸部被勒住時　12－③
由背後勒住頸部時
弄彎對方大拇指，
就簡單的能掙脫

13 上體 對方抓住妳的頭髮時可用這招

很多人都喜歡看女子摔角，特別是男性中有些人對男子摔角全無興趣，卻對於女子摔角興趣盎然，因爲女子摔角中有些選手長得蠻標緻的。而且女子歇斯底里似的吼叫作戰也令男性感到刺激。

不僅摔角是如此，女性打架也比男性打架更令人留下深刻印象。假設有位女的向你的女朋友以醉酒姿態說：「喂！和這種無情調的男人談情有什麼意思？」然後打起架來。此時，對方迅速抓住你女友的頭髮。若是縮頭想逃的話反而更痛，不如被她拉著而趁勢抱住對方即可。

這樣對方就難以動彈，然後趁機擺平。

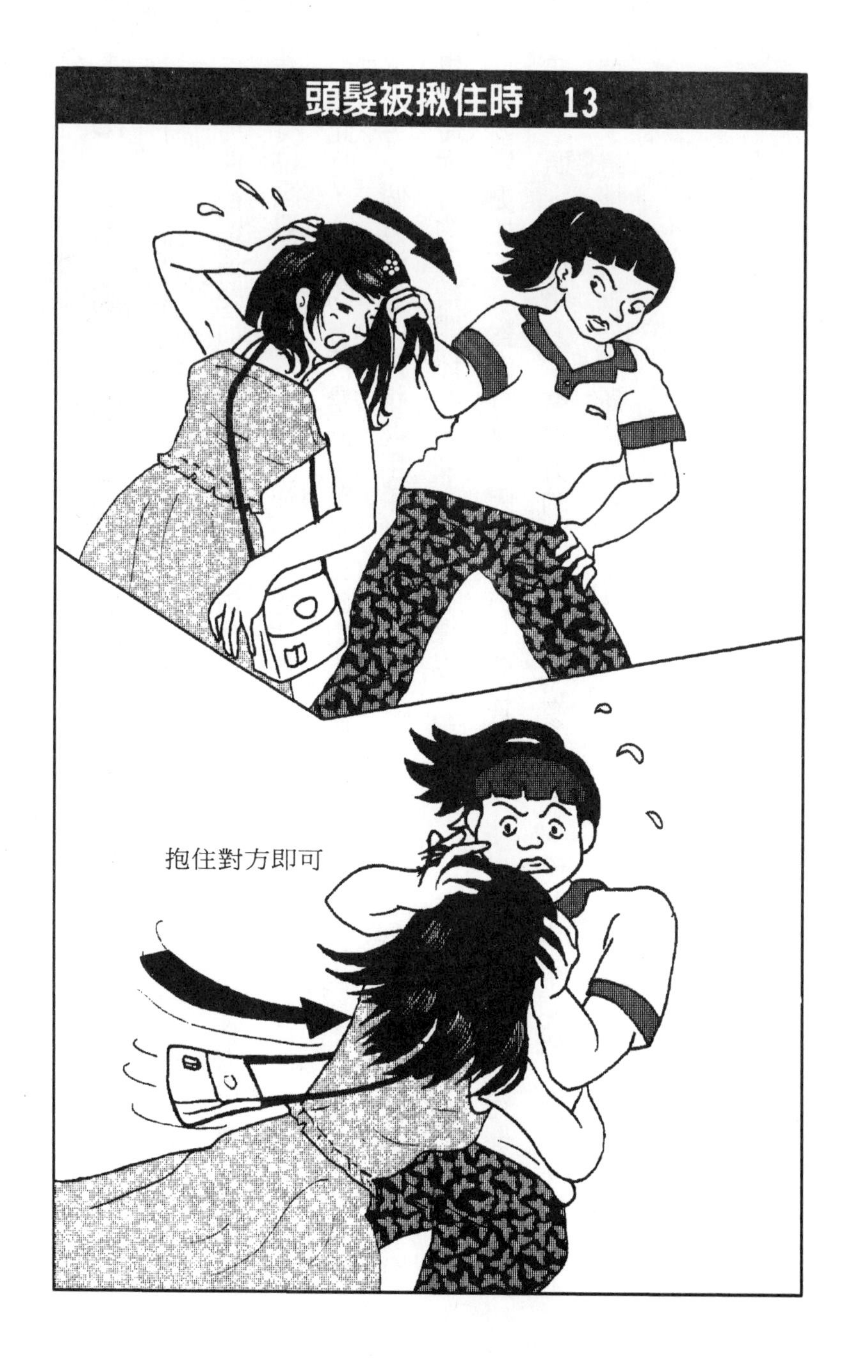
頭髮被揪住時　13
抱住對方即可

13—① 腕 抓住對方的肘就能掙脫對方

男性蓄留長髮已成普遍現象，在街上走路時，光看背影還真難以辨別雌、雄呢？若是有位厭惡長髮的人，突然從前面抓住你的頭髮時要怎麼辦？

此時，防衛的方法是兩手重疊推壓對方兩肘折疊部分。對方肘部折疊，就失去力量。另一個方法是，以相撲用手掌頂推的要領，於對方手肘內側由下至上推開，這樣也可使對方的手離開你的頭髮，希望女性也牢記此技。

或是更加給予對方打擊，因和對方身體極接近，所以可一邊說：「得罪了」，一面低下頭，然後用頭撞擊對方的臉，或攻擊對方下顎，而且用拳頭第二關節按壓對方背骨，這樣對方就痛苦難當而告饒了。

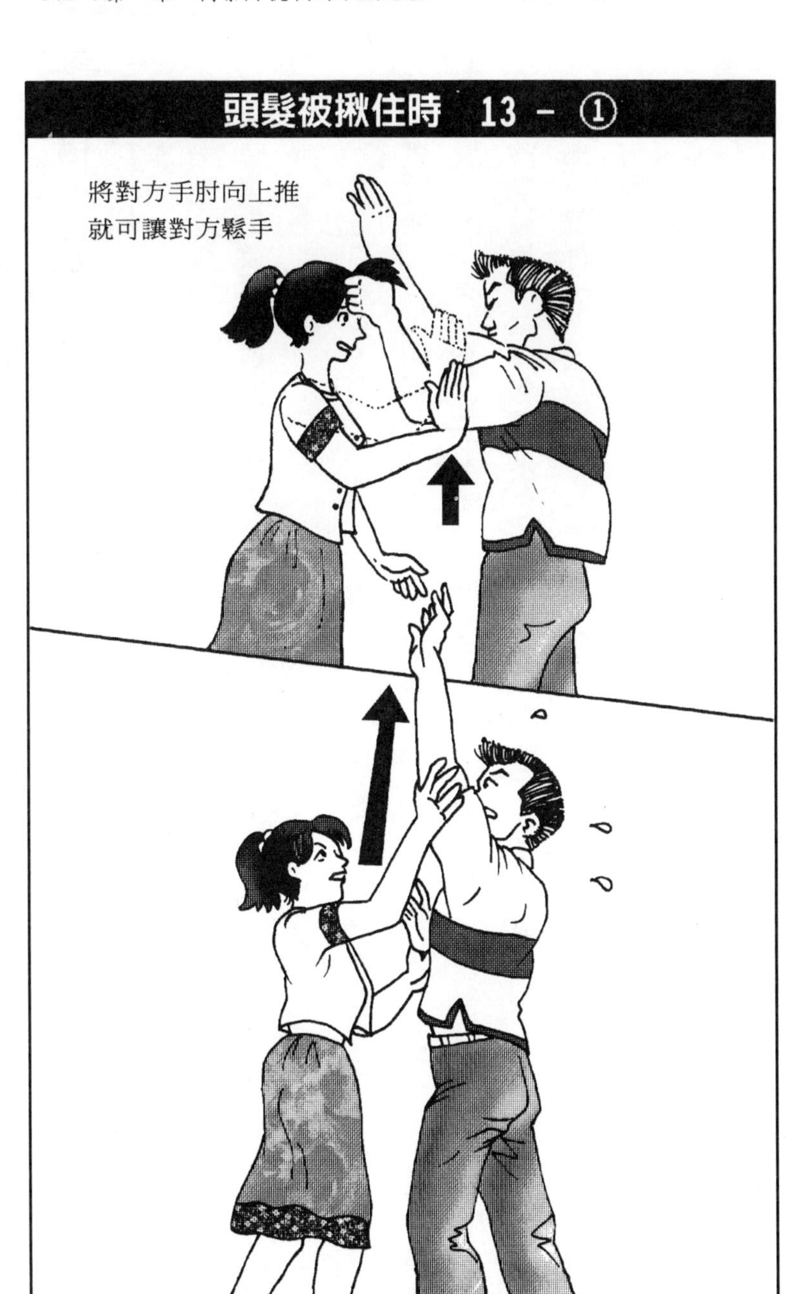
頭髮被揪住時　13 －①
將對方手肘向上推
就可讓對方鬆手

13—②跌坐於地 背後被攻擊時可用這招

若說女性有被虐待狂實在是信口胡言，女性的本性其實有虐待狂性質。因女性在打架時常由後面揪對方頭髮，拖倒對方。當然，男性吵架也有由後面揪頭髮的卑鄙手段。

不管是男是女，於背後被人揪頭髮，身體是處於如一根棒的狀態，「咚」一聲被拉倒就危險了。因頭部後邊恐怕會受到撞擊，因此，假如被人從背後揪頭髮時，首先向後退一、二步，然後跌坐於地即可。

跌坐於地後就有各種反擊法了。例如，一隻手伸入對方兩腳之中，壓住對方膝部折曲部分就行了。或是用一隻手伸入對方兩腳之間，以手頸壓住對方腳後跟，加力量於對方膝部，向後弄倒對方即可。

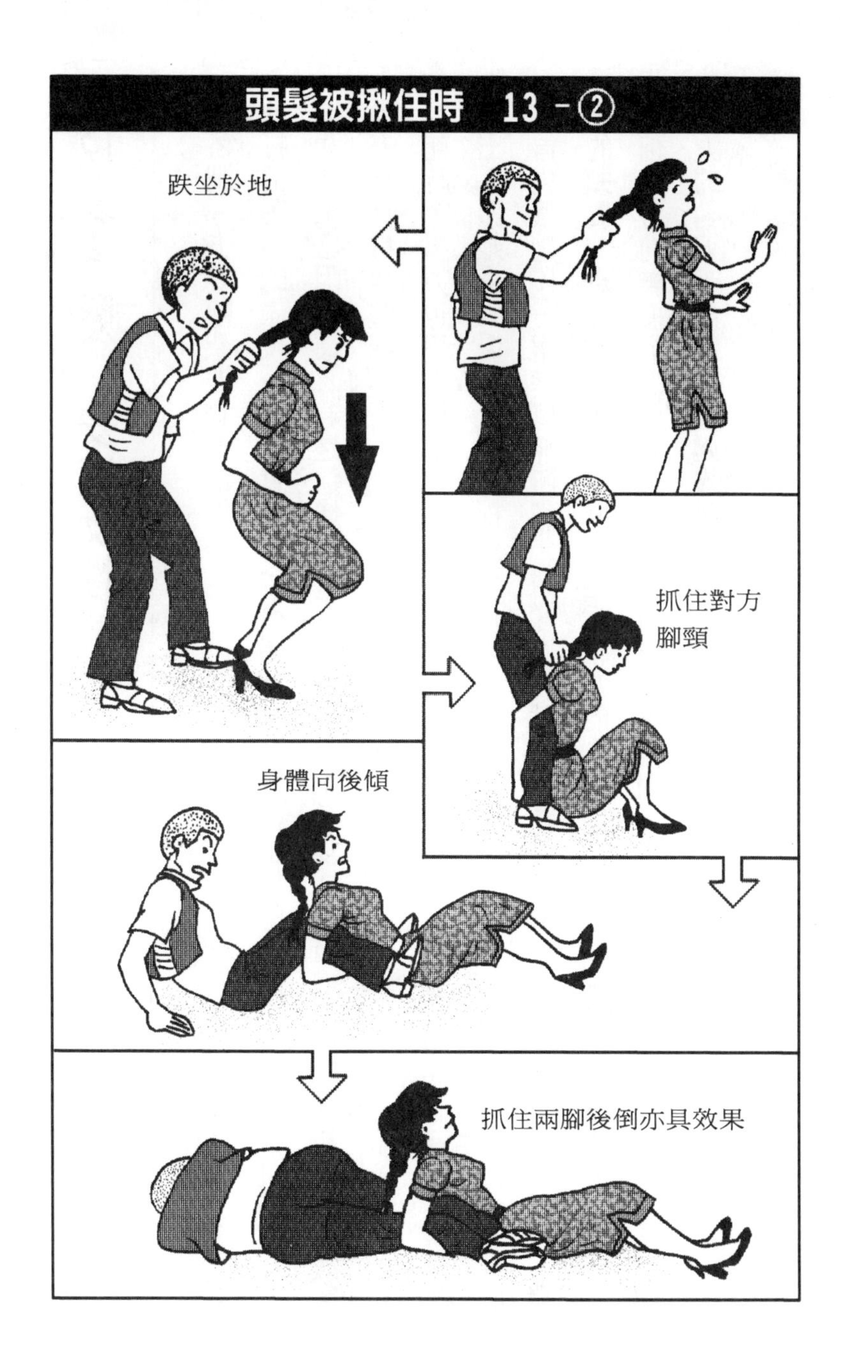
頭髮被揪住時　13－②
跌坐於地
抓住對方
腳頸
身體向後傾
抓住兩腳後倒亦具效果

13—③ 髮 安撫女性的方法

俗謂「夫妻吵架連狗都懶得理」，不僅是夫婦，戀人吵架也是一樣，看起來只是一種打情罵俏的表現。但事實上，也有男女之間鬧得很兇的，其中以男的有外遇，成爲男女吵架之因爲最，若是這樣時，女方不血氣上升變成歇斯底里狀態才怪，甚至給予男方吃吃粉拳的滋味。

此時，男方也不太好應付。雖然對於自衛術頗有領悟，但對方是自己的女友，總不能出手讓她受到傷害，被她揍又有損男人的體面……。

首先讓她揍一兩拳倒無所謂，這樣女方就慢慢鎮靜下來。然後你挨近靠著她，撫摸她的頭髮。奇怪的是撫摸頭髮就能緩和她的心情。但是要沿著頭髮由上而下撫摸，若以相反方向撫摸會得反效果。若是對方拿著剪刀，你可以脫掉上衣來防衛，乘機撥掉對方的剪刀，然後接受她幾拳粉拳，再好好安撫她。

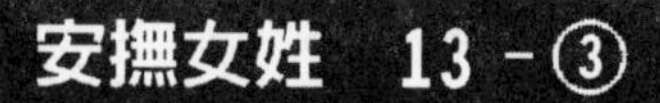
安撫女姓　13－③

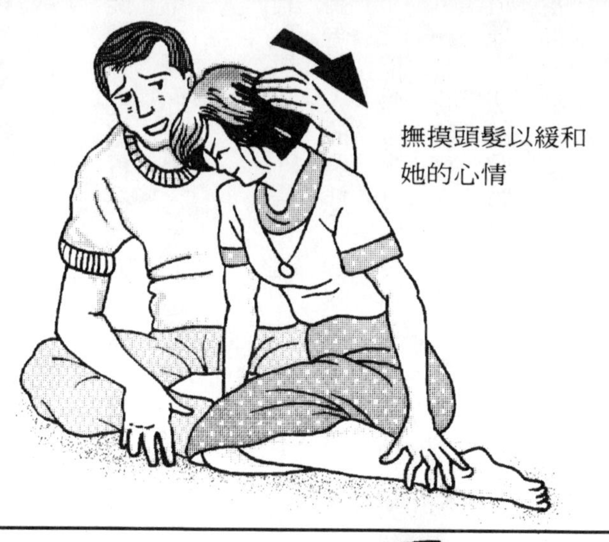
撫摸頭髮以緩和
她的心情

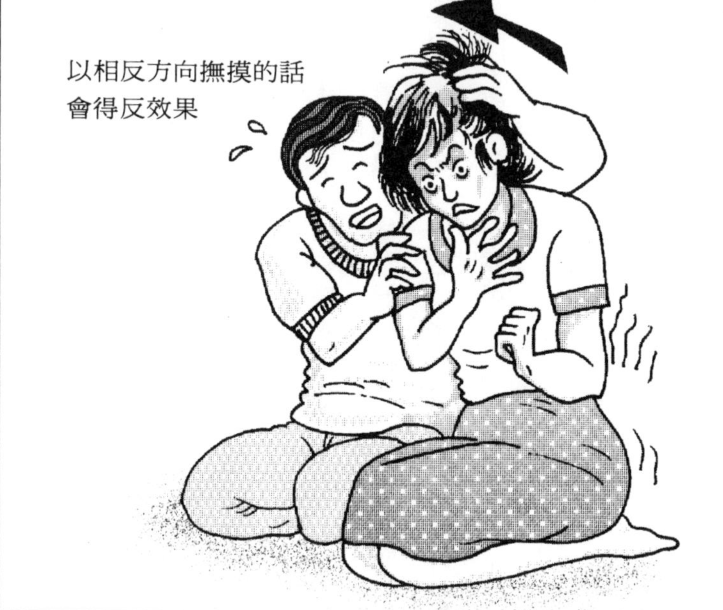
以相反方向撫摸的話
會得反效果

14 心理 對付飛車黨的防身術

提到飛車黨實在令人生氣，胡亂駕著車子，稍微碰到他的車子時，就大發雷霆，跳下車子找你算帳。對於這種敗類也不必跟他理論，關緊車窗、車門，是最好的應付辦法。

日俄戰爭時，日本滿州軍總司令大山嚴元帥對於敵人不停打來的大砲無動聲色，以背對著敵人的姿態，盤腿而坐吃著飯糰，部下看到他這樣都覺得「在有膽識的將軍領導下豈能戰敗呢？」於是大家都鼓起勇氣奮力作戰，終於戰勝了俄國。後來據他本人說：「當時我實在很害怕，爲了不讓部下知道，向前坐更覺得害怕，所以背著坐。」但這種方法卻戰勝了敵人。

當你看到飛車黨時要表現得泰然自若，堅守在車內，飛車黨自然奈何不了你而退開了。

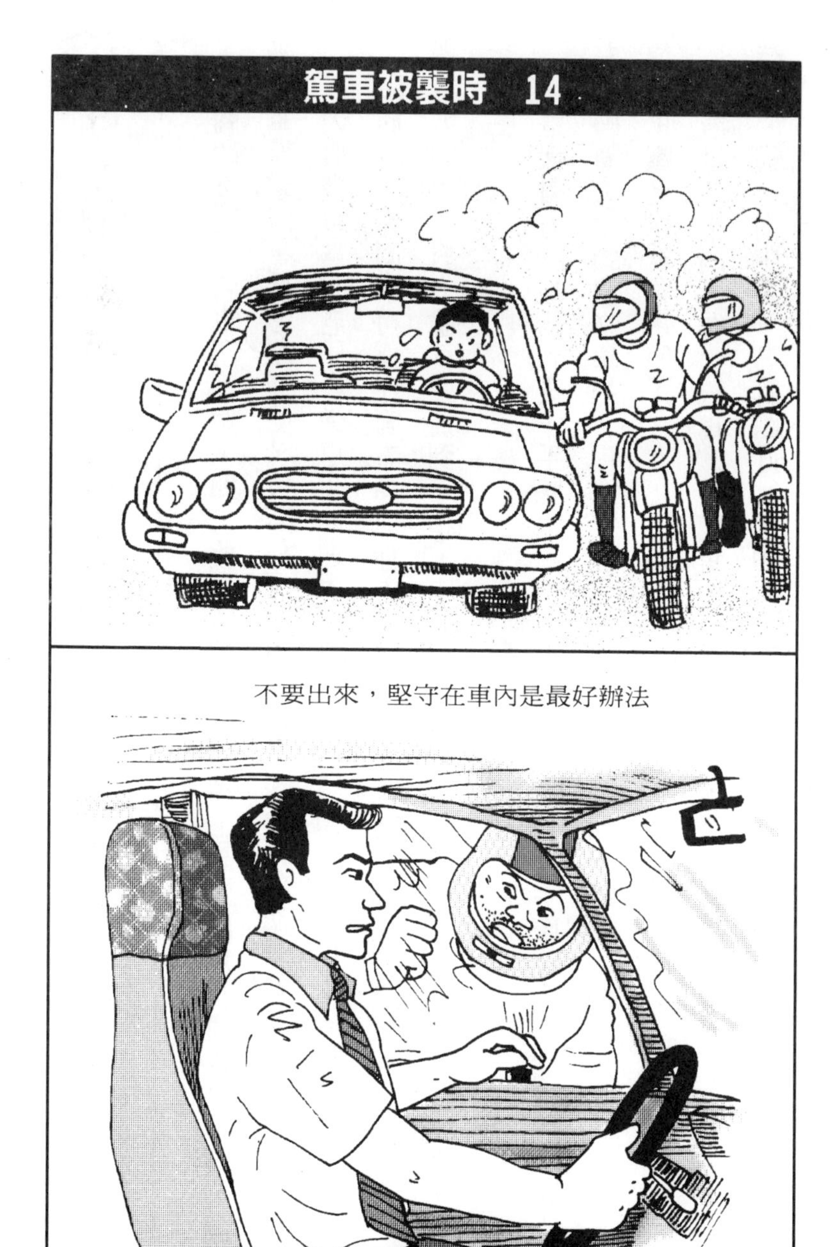
駕車被襲時　14
不要出來，堅守在車內是最好辦法

14—①手頸、臉、腕　不管怎樣都不可離開車子

關閉車窗，將車門上鎖，即可放心，但是若僅鎖上車門而無時間關上車窗，受到飛車黨襲擊時，要怎麼辦呢？沒有什麼值得驚慌的，有好的應付辦法。

大概飛車黨的老兄會從車窗伸進手來抓住你的衣領，另一隻手毆打過來。

此時，你兩手可抓住對方想抓你衣領的手頸，然後身體倒向駕駛座旁的位子。拉過對方的手，對方臉就會撞到車頂。這時你右腳要牢牢踏好，加全身重量於對方手腕上。

這樣對方臉被碰到後，手腕也漸失去力量，然後將其手腕拉入方向盤內，用你的右手將對方手頸壓在車把，用左手抓住對方大拇指外四根指頭，向上壓亦可。這樣那位飛車黨老兄就會求饒了。

若是閉車門不久，飛車黨打開車門左手抓住你的衣領說：「你這混蛋出來！」此時你要盡量向內坐，右腳踏好，仍用兩手抓住對方伸來的手頸部分。

然後身體一面倒向乘客位子上，左手仍抓住他的手頸，右手移到對方肩上，這樣對方倒在你的膝上，然後將對方的手腕移到肩上，在肩與頸之間將其勒住。這樣就ＯＫ了。對方身體難以動彈。

要點在於絕對不要離開車內，將對方誘至駕駛座，此爲古來武士的戰法。「與持槍（矛）者戰時，將他誘入狹小地方，以封住其槍」，這也通用了防衛術。對方若陷於此種狀態已沒什麼可怕了。

若不幸在車外被襲擊時，最好背靠著車子前面車體站著，然後手頸成鐮刀狀，乘隙使對方上半身靠於車體，用鐮刀狀的手壓住對方的肩，另一隻手抓弄其手頸，這樣對方已難以招架，你也就能保身。

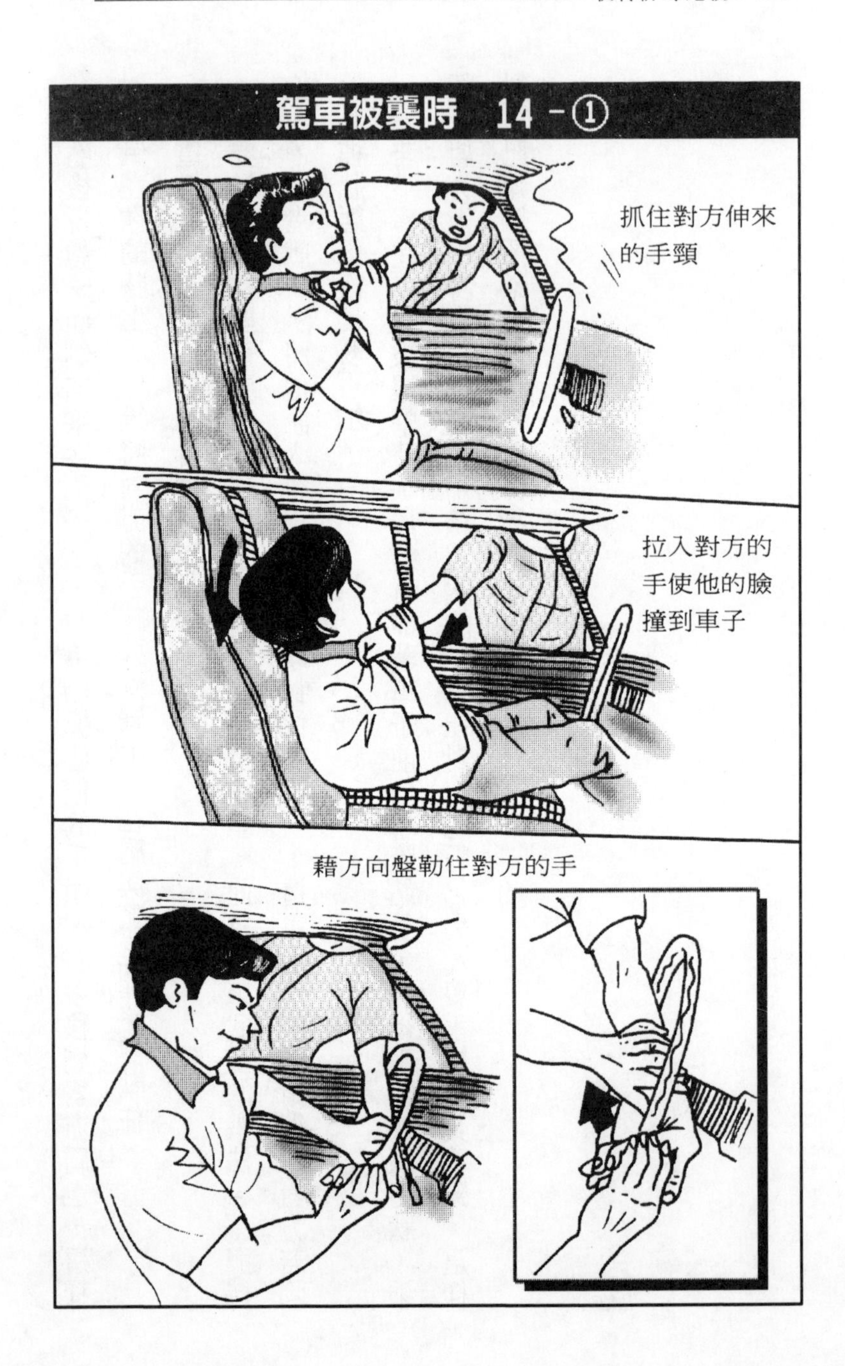
駕車被襲時　14－①
抓住對方伸來
的手頸
拉入對方的
手使他的臉
撞到車子
藉方向盤勒住對方的手

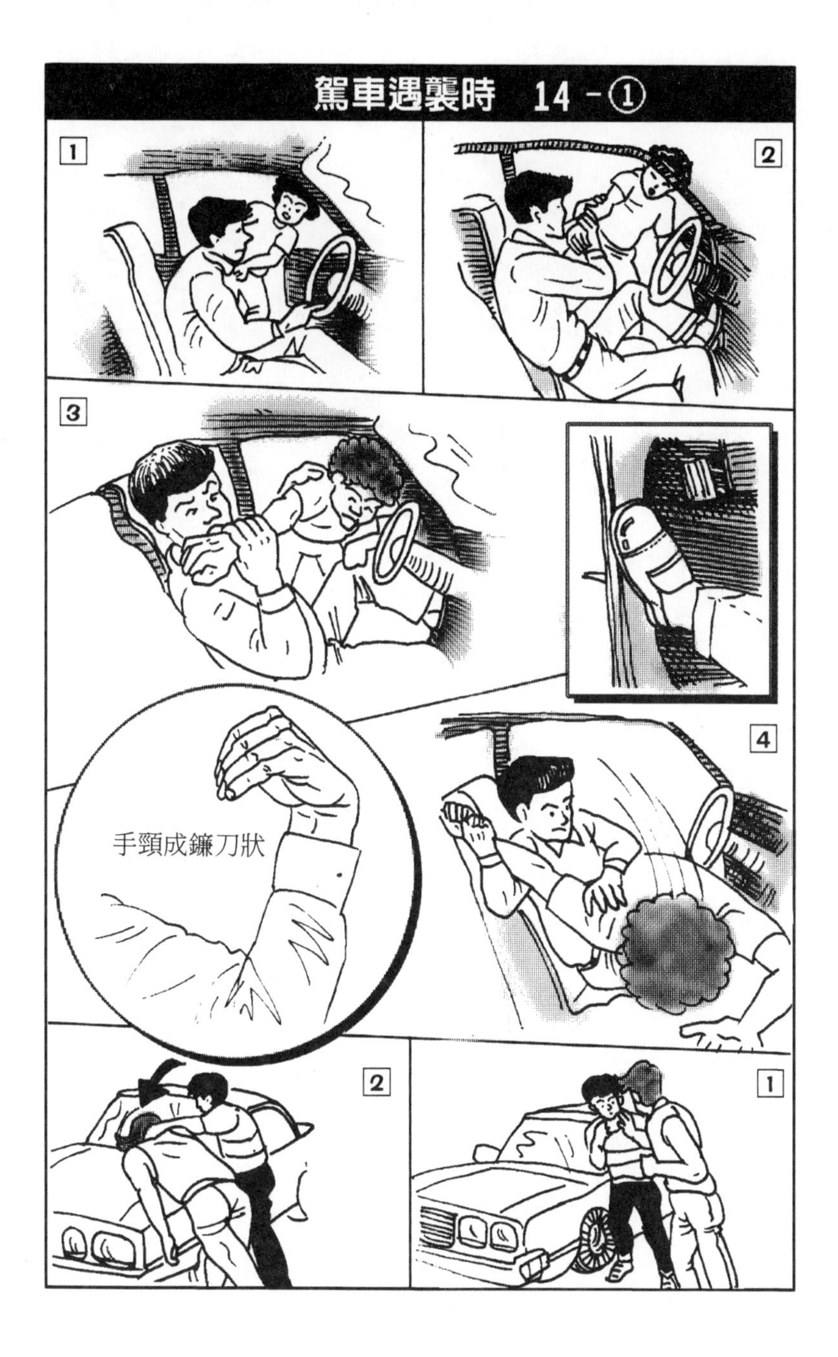
駕車遇襲時　14－①
1
2
3
4
手頸成鐮刀狀
2
1

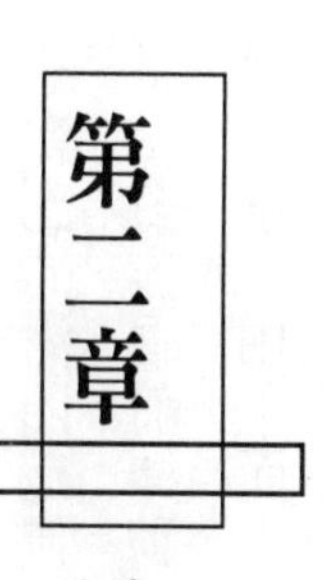

第二章

任何傢伙都會悲鳴的部位

《實用篇》打擊暴漢的要領

15 眼、鼻、耳、其他 身體無法鍛鍊的四個部位

學過柔道的人，若對方蹲坐下來就難以將他摔出去。事實上在比賽時也是如此，若對方蹲下來，只有等裁判要他「站起」別無他法。但是，在格鬥技的比賽，若選手要這招，可以伸出怪手將手指伸入對方臀部的溝內，當然這是違反規則，在裁判沒注意時來做，這樣對方就不得不站起來，而趁機將他摔倒。

臀部的溝內是無法鍛鍊的一個部位，其他身體不能鍛鍊的部位是眼、鼻、耳。用手掌在對方眼前揮動，就能讓對方失去鬥志，用手指揮擦對方眼部最有效。而鼻部則可用手掌，由下而上用力的挫對方的鼻子，耳則用肘的內側用力的推壓，這樣對方就受不了啦。

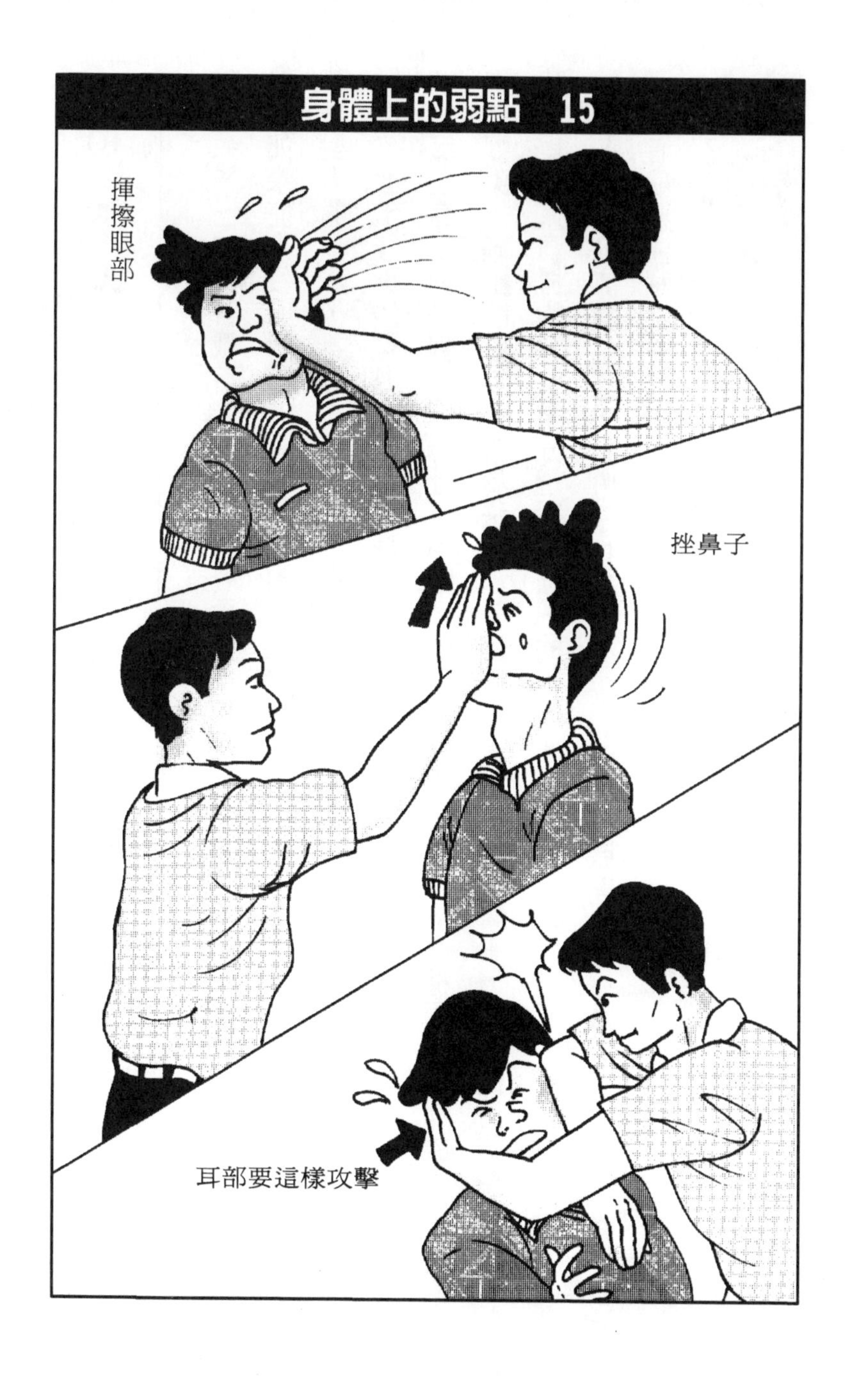
身體上的弱點　15
揮擦眼部
挫鼻子
耳部要這樣攻擊

16 下半身　由站法、步法可知對方的實力

「知己知彼百戰百勝」，在比賽柔道或摔角前都會收集好對方的資料，但選手比賽時如果完全沒有對方的資料，只有在比賽時由對方的步法來分辨對方實力的強弱。若是對方的步法，重心在腳後跟，擺著架子，這就沒什麼了不起，向後推他就能讓他倒下。上半身雖然有力，但下半身則無防備。

反之高手則是腳的大拇趾、小趾，腳心成爲三角形，重心穩固，這樣的選手，體重在腳尖，擺出前傾姿勢的步法，可分辨出來，是很強的對手，你在使用防身自衛術時，也可以同樣的方法來分辨對方強弱的程度。

若是兩腳靠攏站著，對方是打架的生手，若膝部張開，側半身而立，向上翻眼珠而視者就要注意了。

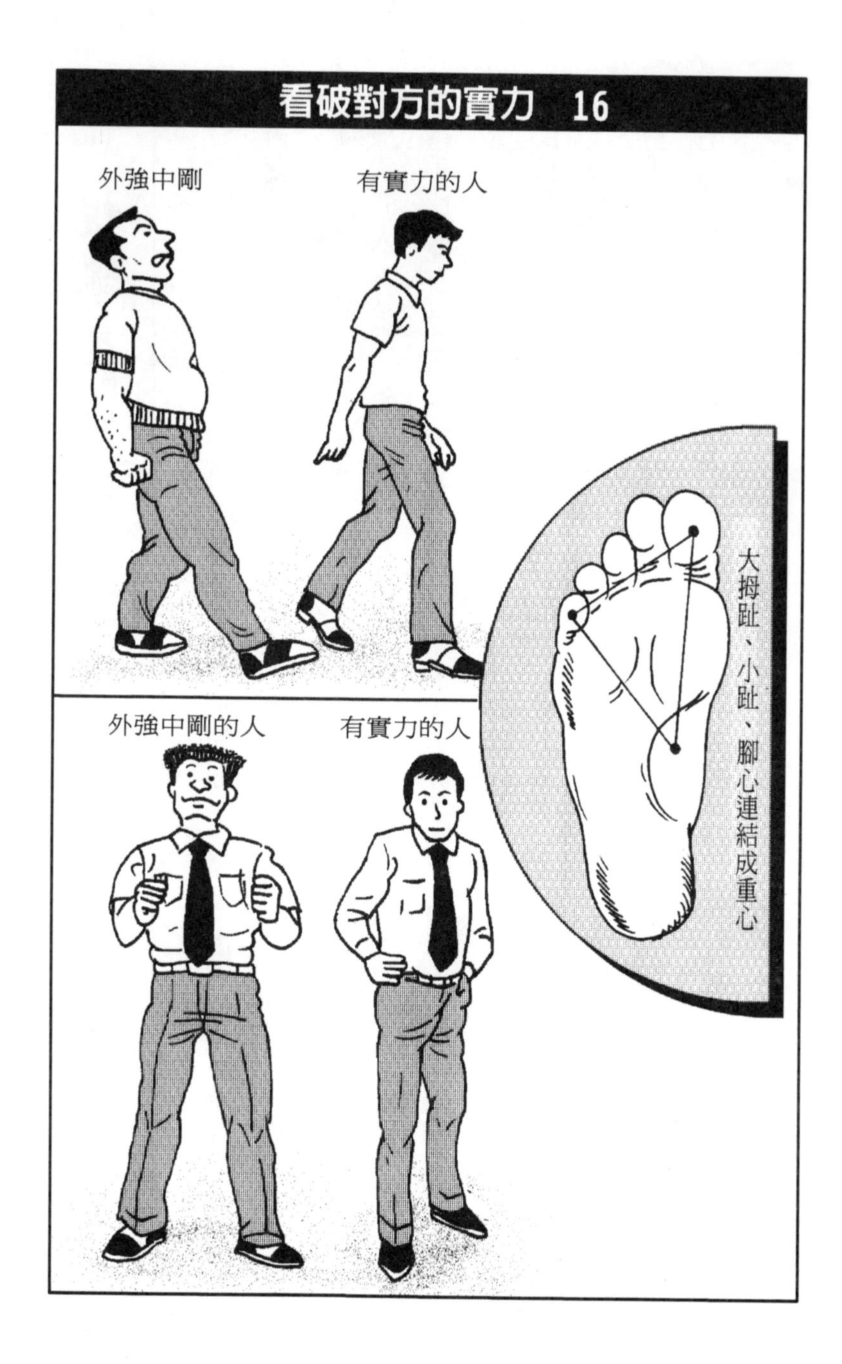
看破對方的實力　16
外強中剛
有實力的人
外強中剛的人
有實力的人
大拇趾、小趾、腳心連結成重心

17 視線 簡單地看出對方的行動

看過成龍電影的人都知道，他是中國功夫的好手，在電影中那些惡蛋一個個都被他打得落花流水，不管對方出拳如何快速，他都得應付自如，當然這是電影的花招，但實際上如具有他這樣程度武功的人，要看破對方的動作並非難事。

練武的人，常常在車中往外看那些飛快而逝的廣告文字，以作爲訓練眼力，再和其他選手比賽時就能看出對方的動靜。當然，並非要求外行人的你也要做到如此。但在此教你一些要訣，這樣你也可或多或少看出對方的動靜。

即是要注意對方看準你身體那一部分。看女性時「啊！我真想摸摸她的胸部」則一定注視她的胸部。人的眼睛一定是注視想要的某一部分，所以若注意對方視線就可看透對方。還有要注意的，就是對方後方的手腳，不管是出拳或踢過來，出來的一定是後方的手腳，千萬不要被伸在前方的手腳所絆住。

看出對方的動靜　17

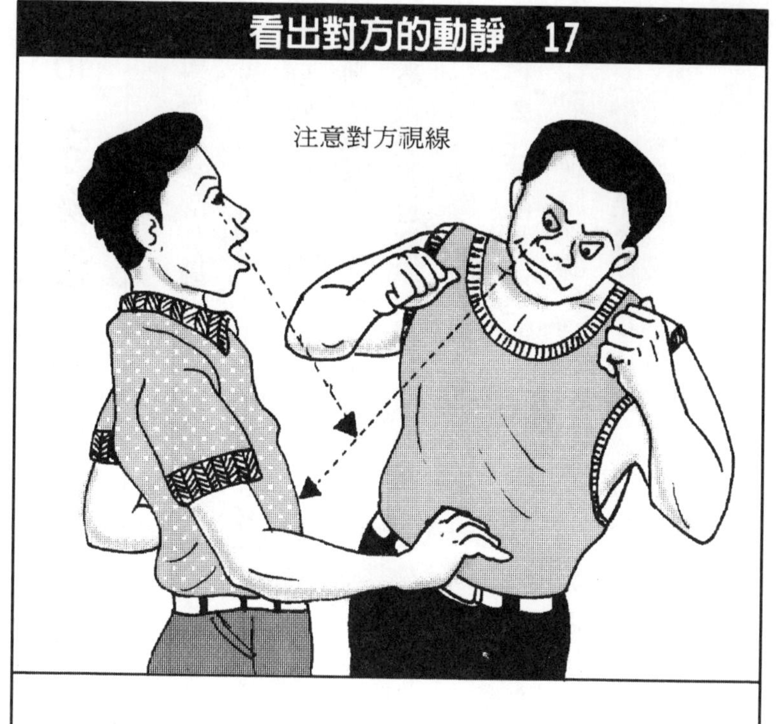

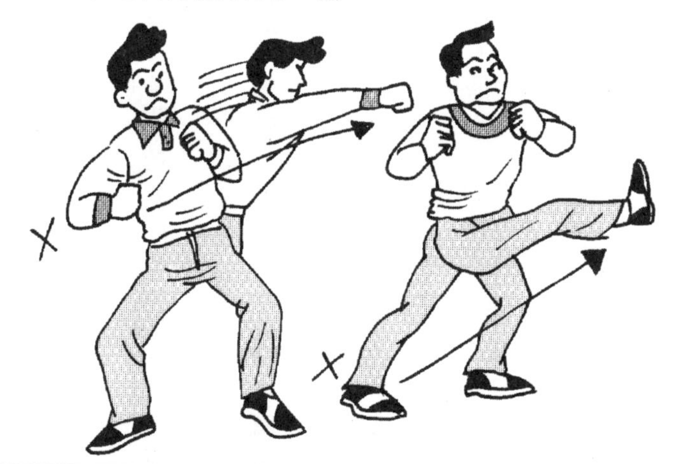

18 守身法　這種架勢是基本守身法

對方若是腳靠攏，如棒似地直立，則不難反擊，反之，若是你採取這種架勢要守身時就不易了。所以，基本防身法在於你的架勢。

首先，你一腳向前踏出輕輕的跳躍看看，然後採取半身膝部稍彎，重心放於腳尖的姿勢，這是守身的最基本架勢。

然後手腕也擺出架勢，即用拳擊的架式即可。這樣在受攻擊時可保護胃與肝臟。當然也能擋開敵人的攻擊。

但要注意的是，手掌大大地張開比握拳更好，這樣由指縫間可看清對方的動靜。進而採取保護腹部的半身姿勢，被踢時也沒關係了。能牢固的保護要害，也能易於反擊。

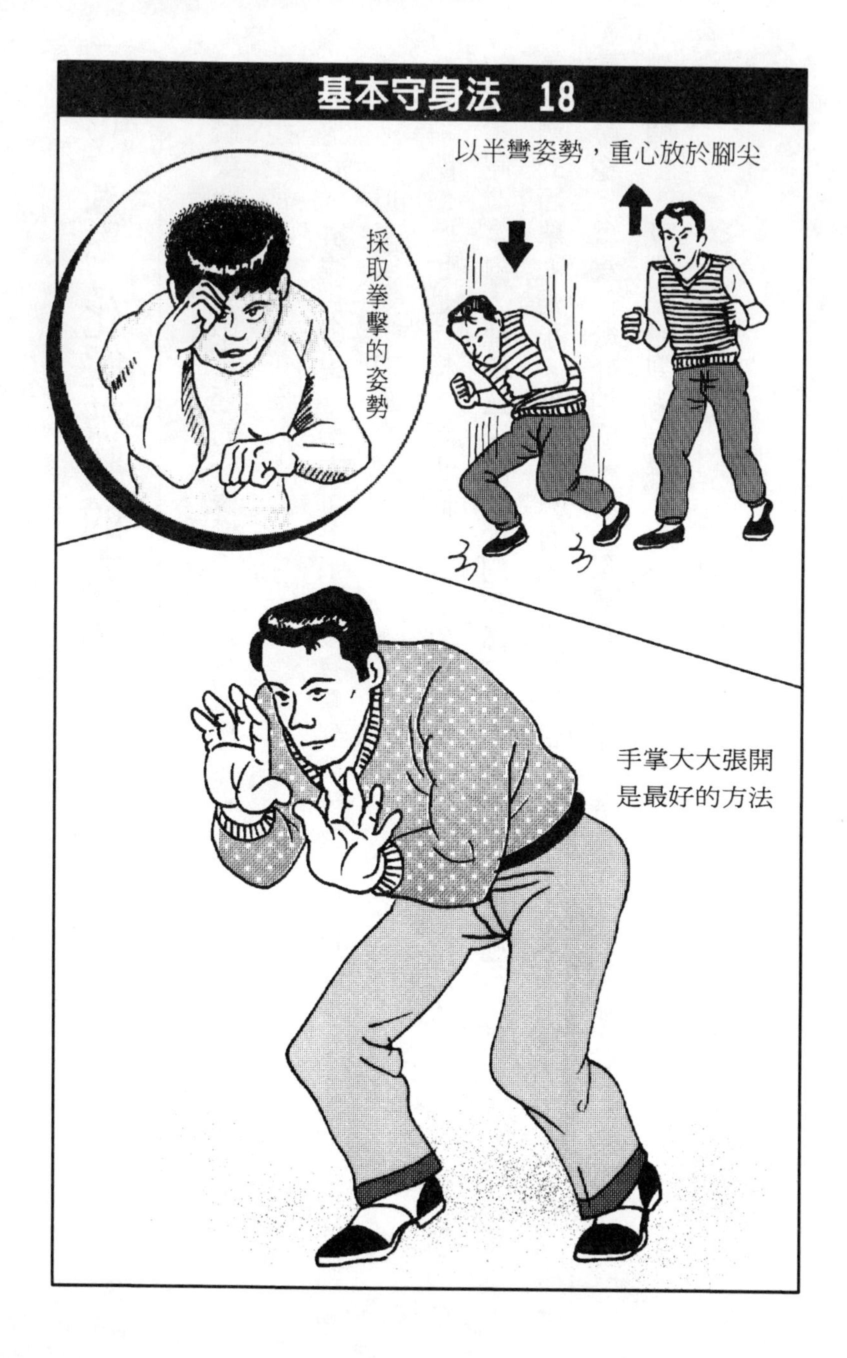
基本守身法　18
以半彎姿勢，重心放於腳尖
採取拳擊的姿勢
手掌大大張開
是最好的方法

19 拳　化解被擊的方法

職業棒球比賽中，鏗的一聲響，以為是擊出全壘打了，但卻出乎意料的被接殺。這種鏡頭常在電視上可看到。

這時候解說員會說：「太可惜了，沒有擊到球棒核心部位，所以球沒辦法再伸向前去。」但主要還是力量不夠。

被毆擊時也是一樣，若正面受到對方的拳擊，當然受害也越大，如何來化解對方的攻擊呢？當對方揮拳過來時，你的頸部向右或向左斜後彎即可，總之要避開。這樣第一拳的衝擊就變小，外行人只有第一拳較可怕，第二拳以後你的眼力也漸習慣，架勢也較穩，就沒什麼好怕的。第一拳能解消的話，等他第二拳過來，抓住他的手臂，勒住關節，就容易讓對方投降。

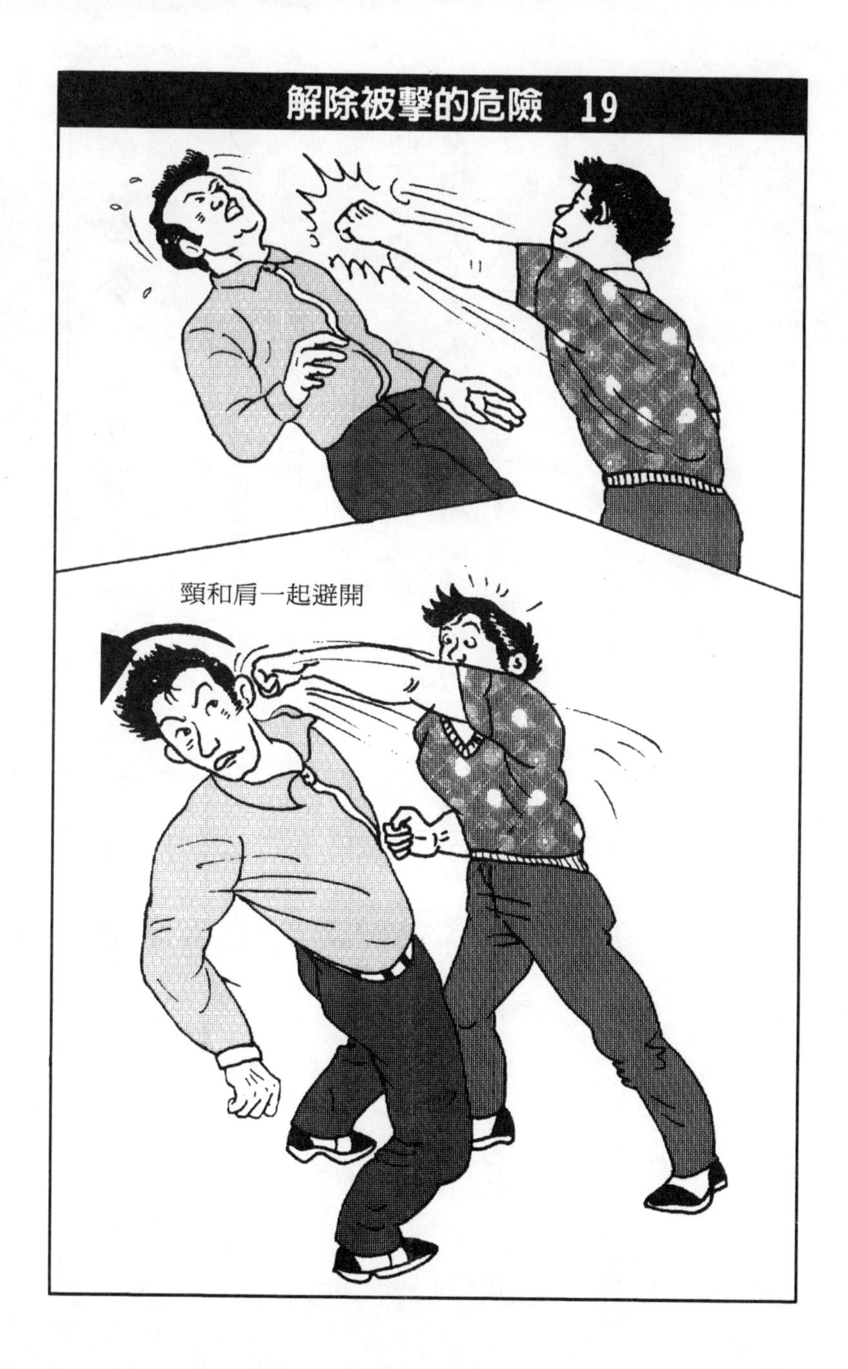
解除被擊的危險　19
頸和肩一起避開

20 基本「看肚臍」為防護動作之要訣

想學柔道的人在此建議他要徹底的做好防護動作，柔道的摔倒法在日常生活中幾乎很少用到，但學了防護動作後，則一生受用不盡。

特別是體力差的女性們應該學一學。因爲妳可能在月台上被醉漢突然推倒，或是夫妻吵架時丈夫突然推倒妳。在毫無防備被往後推倒時，後頭部可能會受重傷。不知防護動作的人大都兩腕張開地倒下去，所以肩和肘會受傷。突然被往後推倒時，下顎要縮起，看自己的肚臍，兩肘彎曲，腋下縮緊。這樣從臀部倒下，後頭部就能護住不會受傷。

若是從背後被人推時，一腳向前踏出，半步也可，眼看著另一腳的腳尖，這樣像圓滾的姿勢就可減少受害。

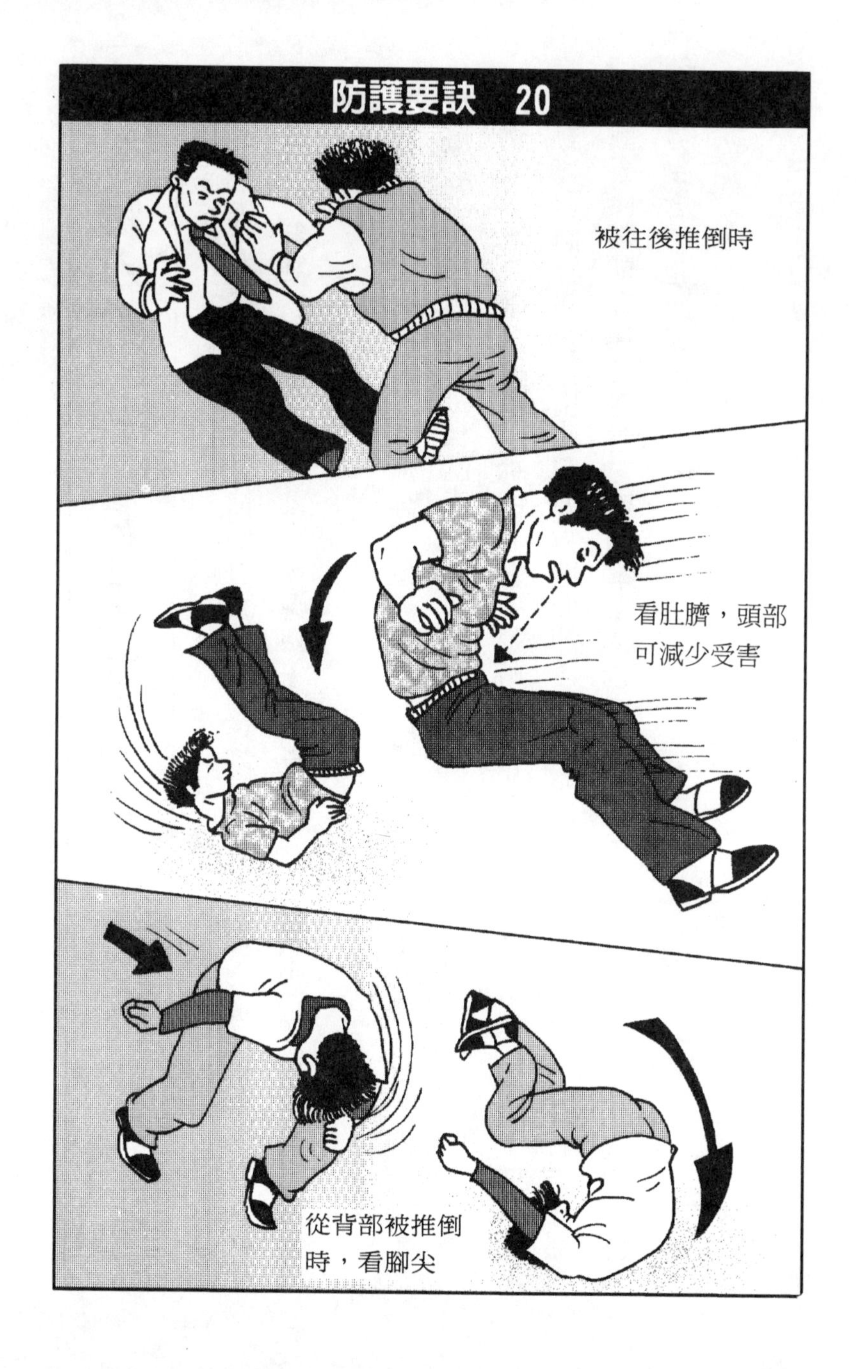
防護要訣　20
被往後推倒時
看肚臍，頭部
可減少受害
從背部被推倒
時，看腳尖

21 鐮刀形 倍增你手頸的力量

現在生長在都市的孩子恐怕要看到鐮刀的機會很少了，鐮刀發明於數千年前，至今形態仍然未變。而且台灣、日本、美國、等都是同一種形式，這證明了鐮刀的形狀是合理的。

你可知道人的身體那一部分可做成鐮刀狀嗎？將手指關節彎曲，大拇指牢固地放在食指上，成銳角狀，這樣就成鐮刀的功用。

例如，小流氓找碴抓住你的衣領，這時你可用手頸做成鐮刀狀，切向對方頸部，給予對方迎面打擊，再由後踢對方膝關節，這樣對方就會倒下。再用力踩對方膝部內側，敵人膝部就會痛苦難當。而腳掌當然也能像手頸一樣作成鐮刀狀，切向對方膝關節，弄倒對方也不錯。

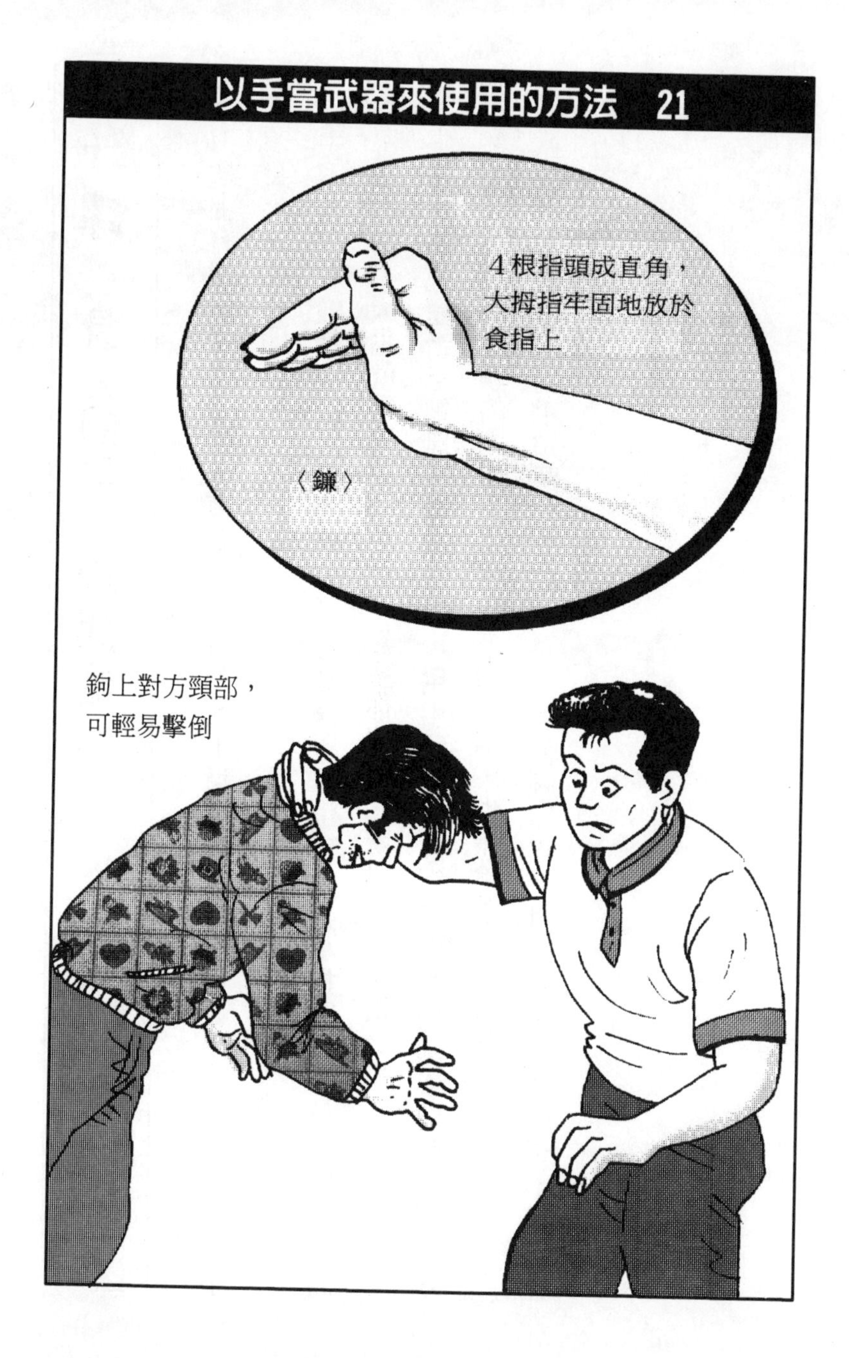
以手當武器來使用的方法　21
4根指頭成直角，
大拇指牢固地放於
食指上
〈鐮〉
鉤上對方頸部，
可輕易擊倒

22 踝 身上的另一種武器

刀柄上有環狀，而手腕上也有相當於刀柄上環狀的部位，做「手刀」試看看，手頸骨頭突出的部分即是。

手刀若沒有鍛鍊過就沒什麼威力，若鍛鍊不好也會傷了小指關節。但手腕突出的部位不必鍛鍊，天生就是強硬的部位，建議你使用此處以為防身術之用。

當你在酒吧櫃台上被抓住胸襟時，可用手頸踝處像鋸子似的切割或敲擊對方，效果定然不錯。或用手頸的踝處去阻擋對方的手腕，也能給予對方打擊。

抓住對方的腳，用手頸踝處去打亦可，或伸腳頸攻擊對方阿奚里斯腱也不錯，這樣對方就會投降。

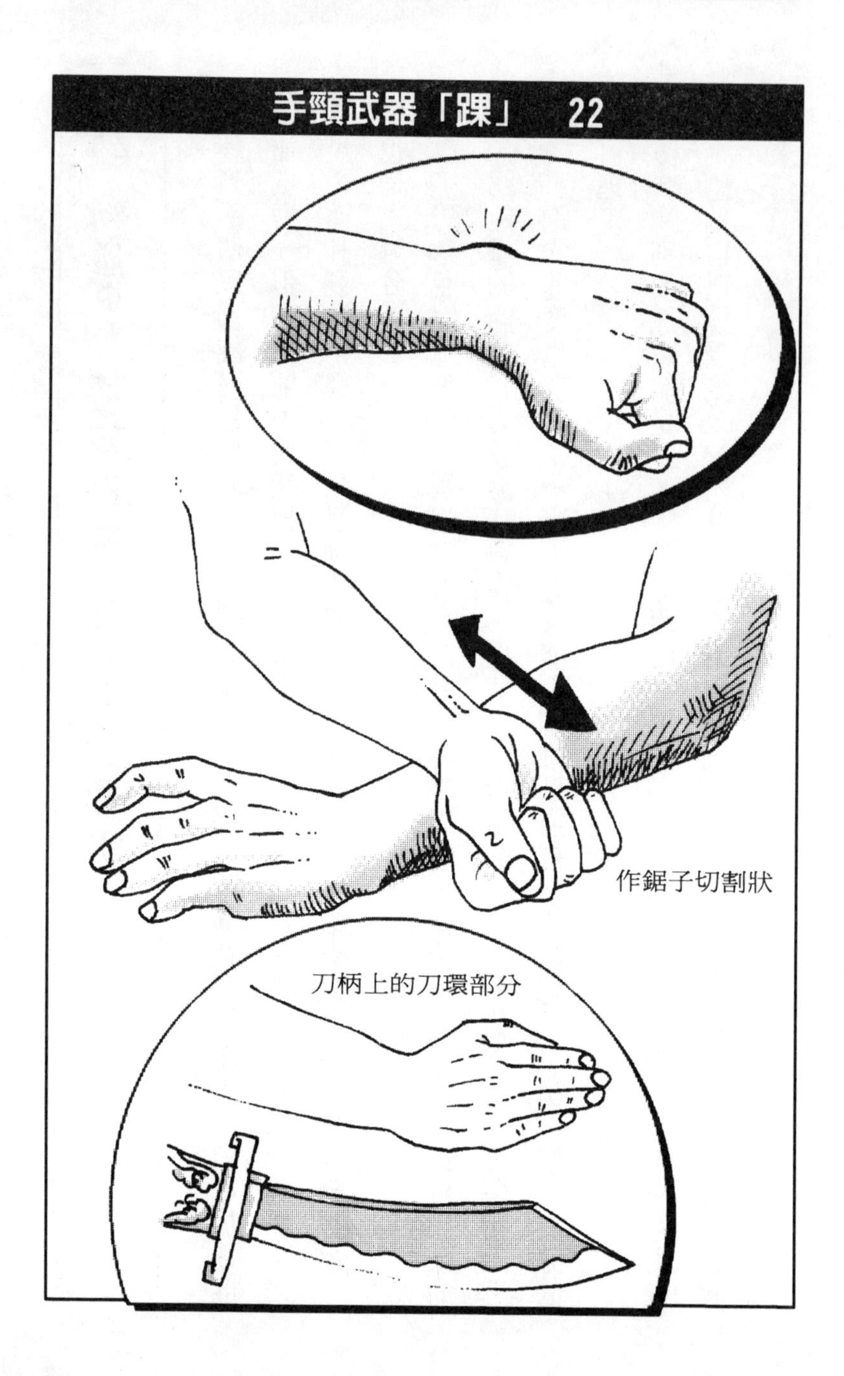
手頸武器「踝」　22
作鋸子切割狀
刀柄上的刀環部分

23 韌帶 膝蓋骨五公分上的要害

談到踢法以迴旋踢最好看。而且威力也夠勁，那是因腳做圓的運動，隨著加速度而增加威力。但在此並不建議學防身自衛術的人學這種踢法，外行人用這種踢法不但速度慢，而且姿勢不穩，容易受到攻擊，即使做得不錯，給予對方的打擊也相當大，恐怕也是太過分了些。

爲了防身而使用踢法，是因對方窮追而來時才用的，此時可踢對方膝蓋骨稍上的部分。踢此處的話，對方就激痛難當，即使對方有百公尺十一秒的本領，被踢後的五分鐘內，跑的速度也要減了一半。而且能否跑得動還是個問題呢？這樣你就有充分的時間可逃走。

踢時特別要注意的是，若從前面踢時伸展腳頸，使用腳掌。用腳尖來踢時威力就減弱，恐怕自己會受到攻擊，若是對方呈半彎的姿態，可用腳跟踢，這樣對方就會難受得蹲下了。

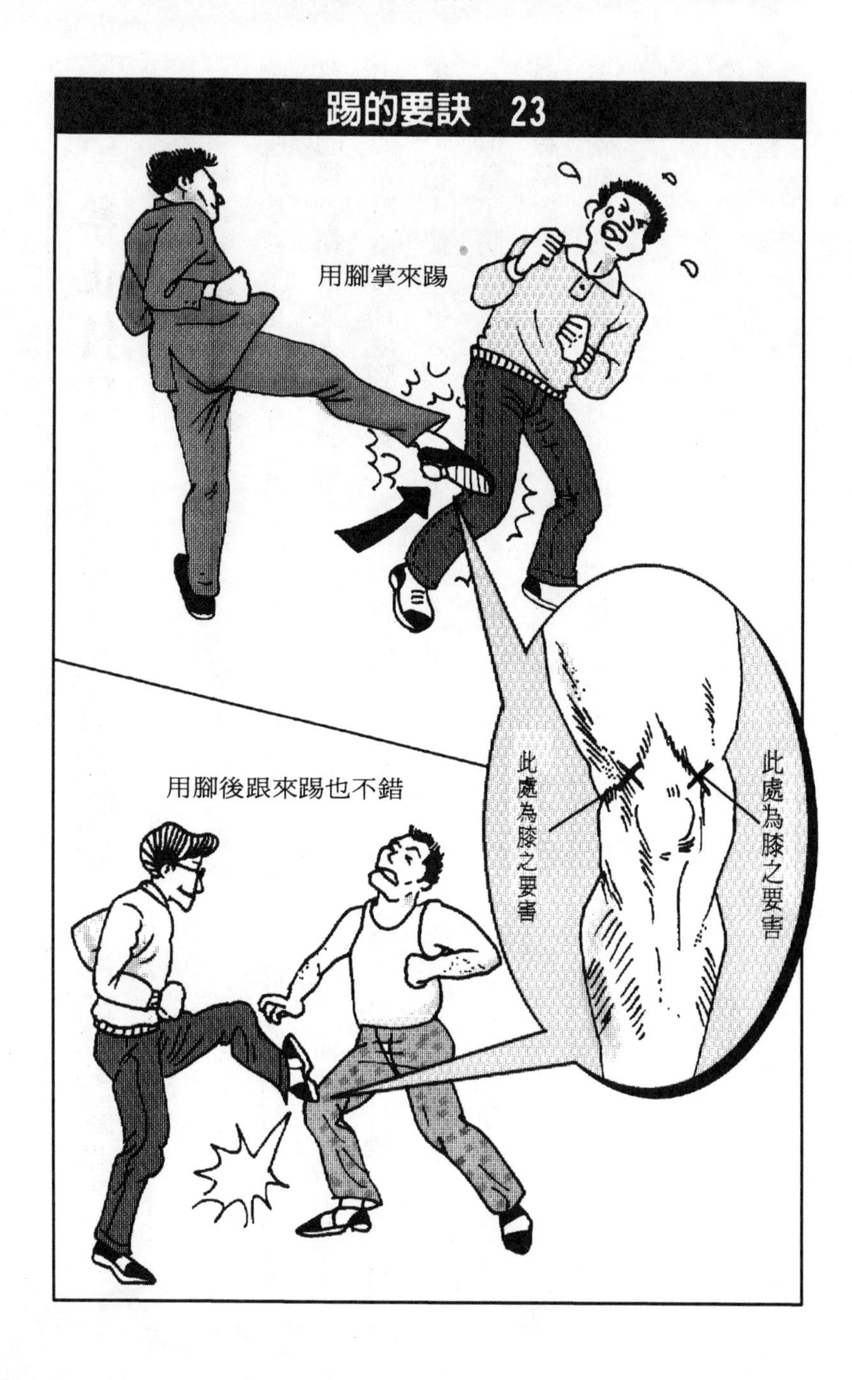
踢的要訣　23
用腳掌來踢
用腳後跟來踢也不錯
此處為膝之要害
此處為膝之要害

24 禁止技巧 外行人也能像職業選手般的擊拳

拳擊裏有禁用的招數，例如連勾拳，又稱三明治擊拳。

連勾拳被禁止大約在一九三〇年代，在這以前不被禁止，此爲重量級世界拳王喬路易的得意招數。人的臉被擊倒時，頭蓋骨中的腦會不定的搖動，而藉此才可站穩，但連勾拳時兩方都受到攻擊，腦無充裕時間可搖晃，當然腦受到了嚴重打擊，喬路易用這一招，使不少人被抬上了救護車。

但爲了防身就不像拳賽一樣要禁用，若被逼得走投無路時，可用兩掌以連勾拳的要領毆擊對方兩耳附近。另一招被拳賽所禁止的是 Flicker Job（出其不意揮拳），用手掌朝向對方揮擊，威力也很大，若是給對方這一招，就有充分逃走時間。

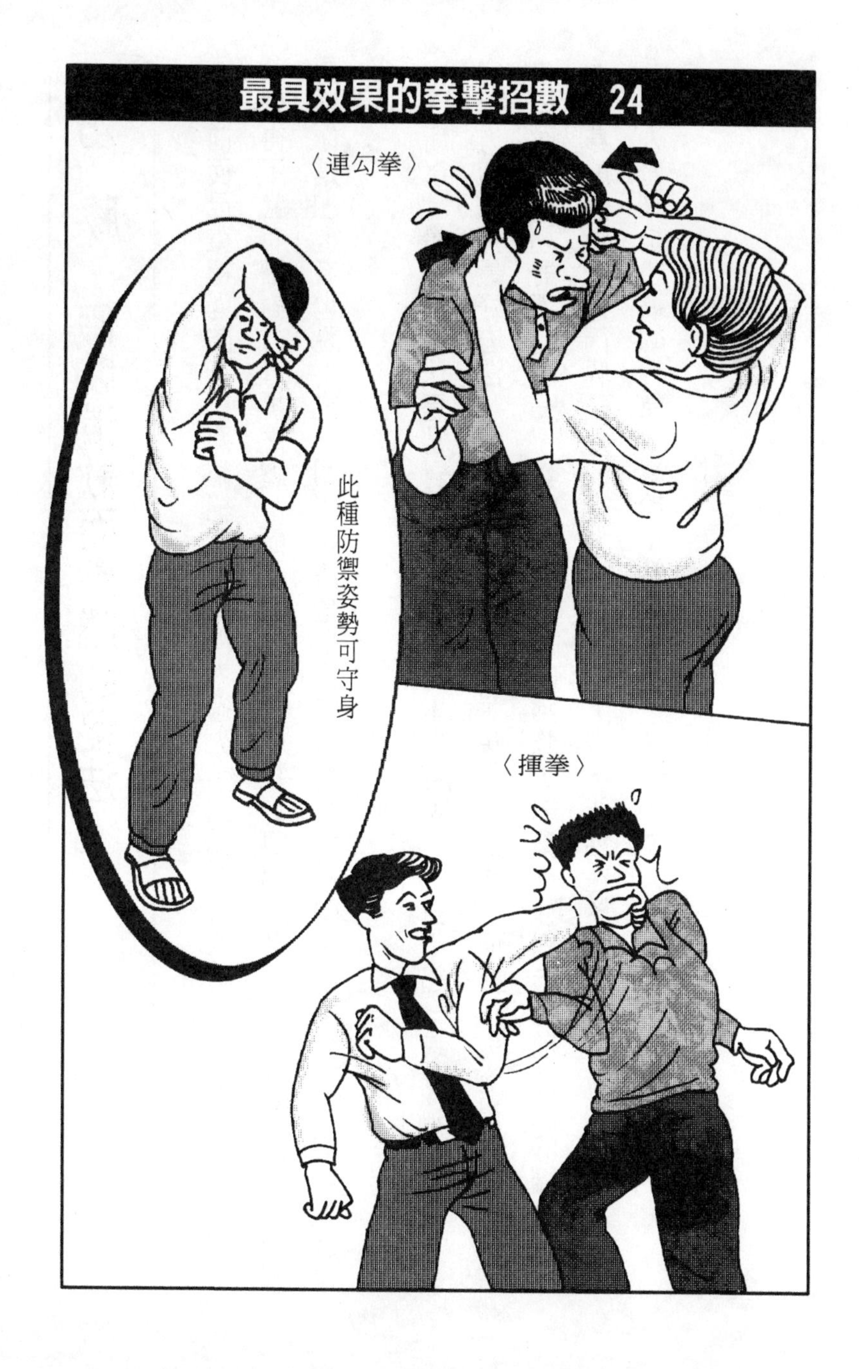
最具效果的拳擊招數　24
〈連勾拳〉
此種防禦姿勢可守身
〈揮拳〉

25 膝 假裝道歉而戰勝的秘法

前面已重複過防身自衛術絕不能做得太過火，因爲本書的防身自衛術威力頗強，若做得不當有讓對方骨折之虞，而且當你使用絕技弄倒對方時，若警察趕來或許會誤認爲你是加害者也說不定。即使說清楚是正當防衛，但被叫到派出所，心情總不是好受的。

所以，最好的方法是當對方糾纏著你時，你可說：「對不起」或「請放手吧」來向對方道歉是最好方法，但如果對方仍不放手罵你「混蛋」而抓住你胸襟時，則沒辦法，你說：「對不起了」，然後蹲跪下來的兩膝，緊緊夾住對方向前伸出的腳頸，加上全身重量向對方行個禮。則對方一定會倒下去。要點在於胸對著對方的膝倒下去，在別人看來是道歉的行爲，屬於正當防衛。

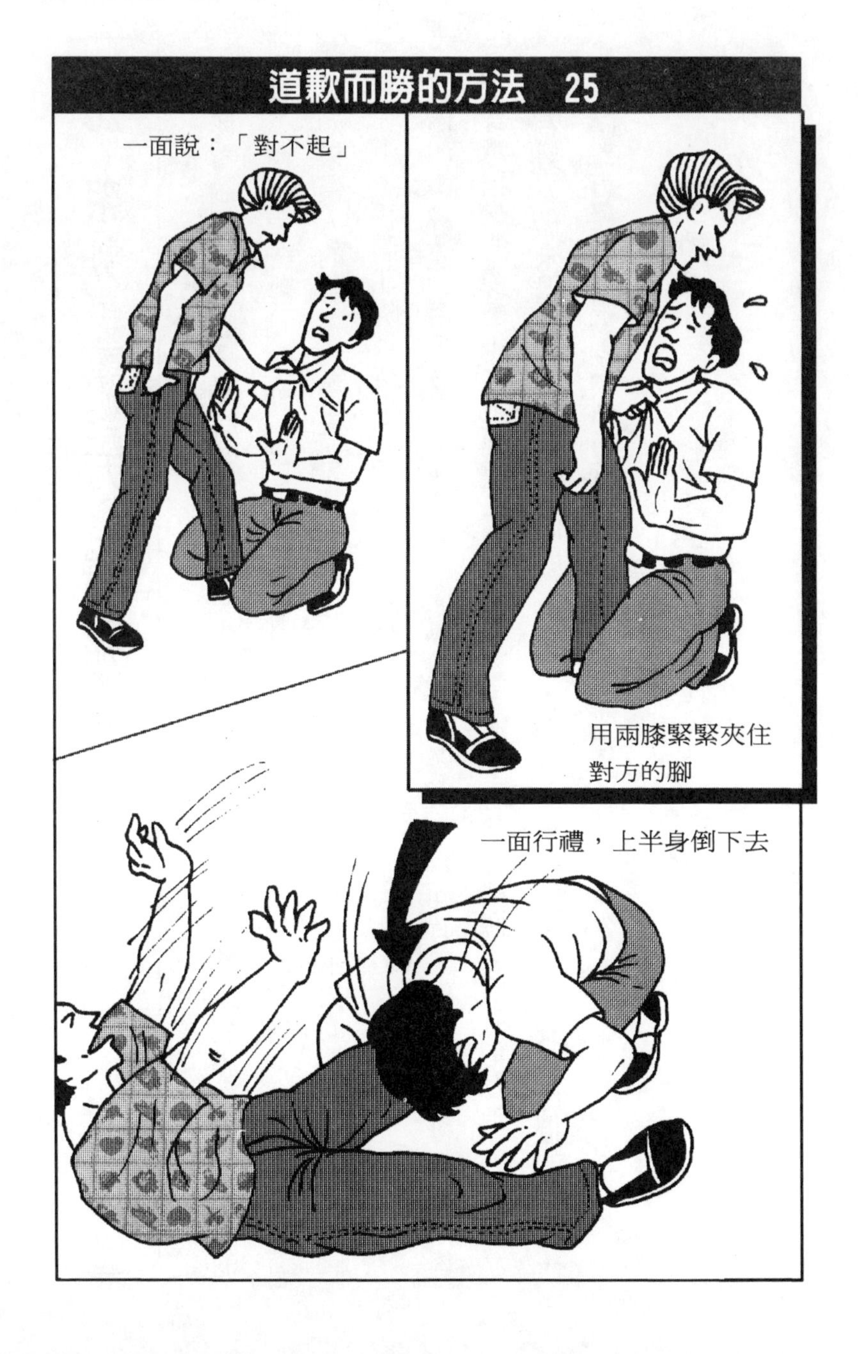
道歉而勝的方法　25
一面說：「對不起」
用兩膝緊緊夾住
對方的腳
一面行禮，上半身倒下去

26 架勢 讓對方心寒的架勢

你看過貓打架嗎？貓有其勢力範圍，若其他貓侵入時，牠會感到不悅的。當別的貓侵入時，首先牠一定喵喵地叫著，並且怒目而視，接著全身的毛豎立，並且提高背部。如果侵入的貓，只是三角貓小角色時，就會被牠這氣勢壓下去而退開了。「不戰而勝」——我們在防身時也可採取這種威脅戰法。

例如，醉漢到你旁邊說：「喂！你這是什麼態度。」此時，你可右肩挺起朝向對方，身體稍彎的姿勢，向上翻眼珠瞪他，若對方膽小的話就被你這種氣勢嚇走了。

若對方仍未退開時，你可擺出半彎而立、怒目而視，就像相撲賽前所擺的姿勢一樣，讓對方覺得你很強，對方就會離開了。

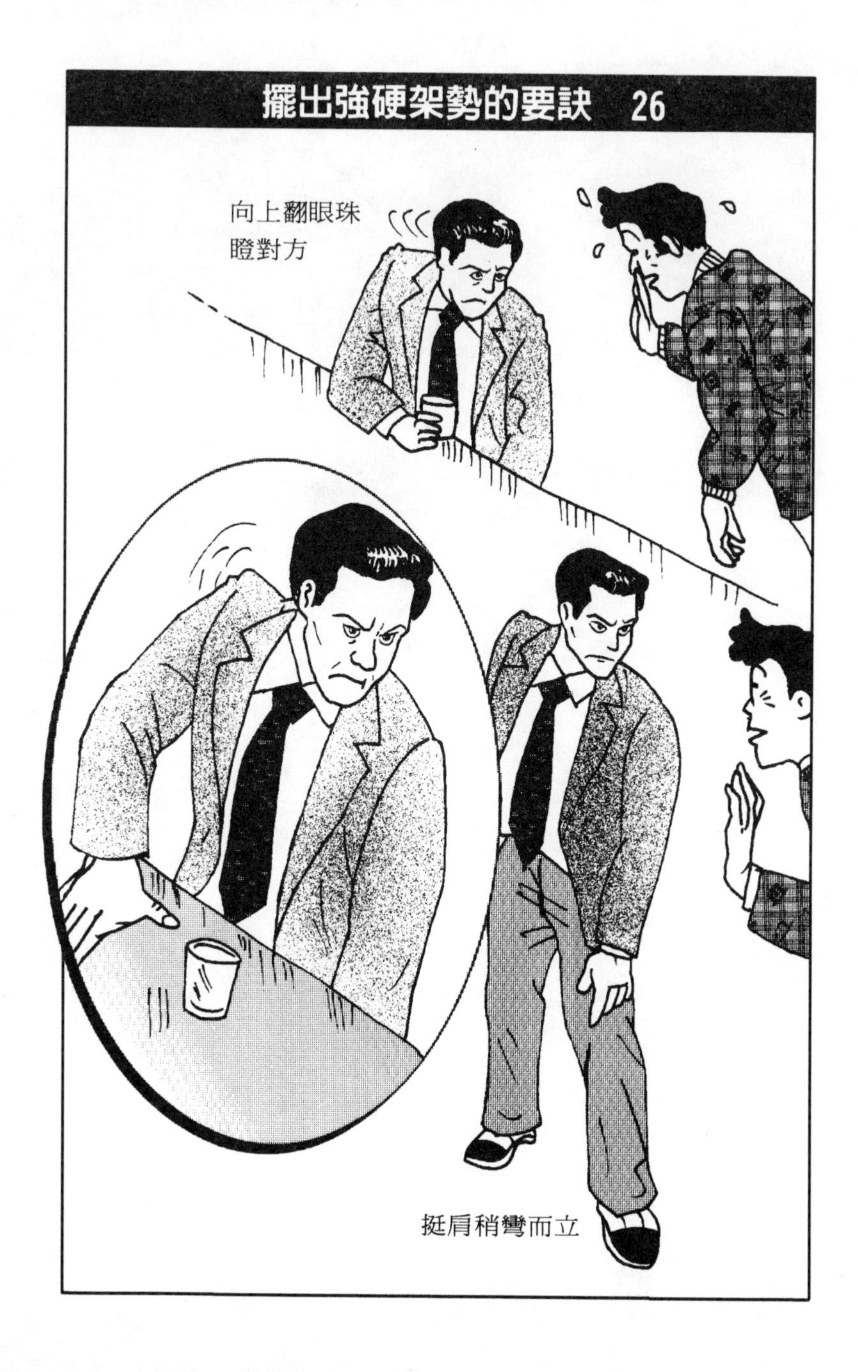
擺出強硬架勢的要訣　26
向上翻眼珠
瞪對方
挺肩稍彎而立

第三章

女性必學的防身術

《實用篇》讓女警也咋舌的實用絕技

27 腕　由後被抱住時可用此技

雖然有些男人也喜歡一年到頭「吱吱喳喳」伶牙俐齒的女性，但大部分的男人都喜歡「溫柔、老實」的女性。

但是，被色狼襲擊時老實的女性就有點過於愚蠢而吃虧了，女性最佳的武器即是拉高嗓音大叫「救命呀！救命！」總之手腳一定要亂揮動，以求解除危機。

色狼以從後面抱住爲最多，若你拚命的揮動手腳即可弄開對方手腕，若做得好還可用手腕打中對方的臉，即可趁機逃走。要訣在於兩手重疊，肘部張開來揮動，肘部力量變大的，若能打到對方就能給予對方極大的打擊。

另一方法是女性被人從後面抱住時，用手壓住對方兩手腕，加上全身重量又吊於對方手上，女人的體重也有四、五十公斤左右，男性的手腕絕對無法耐住的，這樣就可解除危機趁隙逃走。

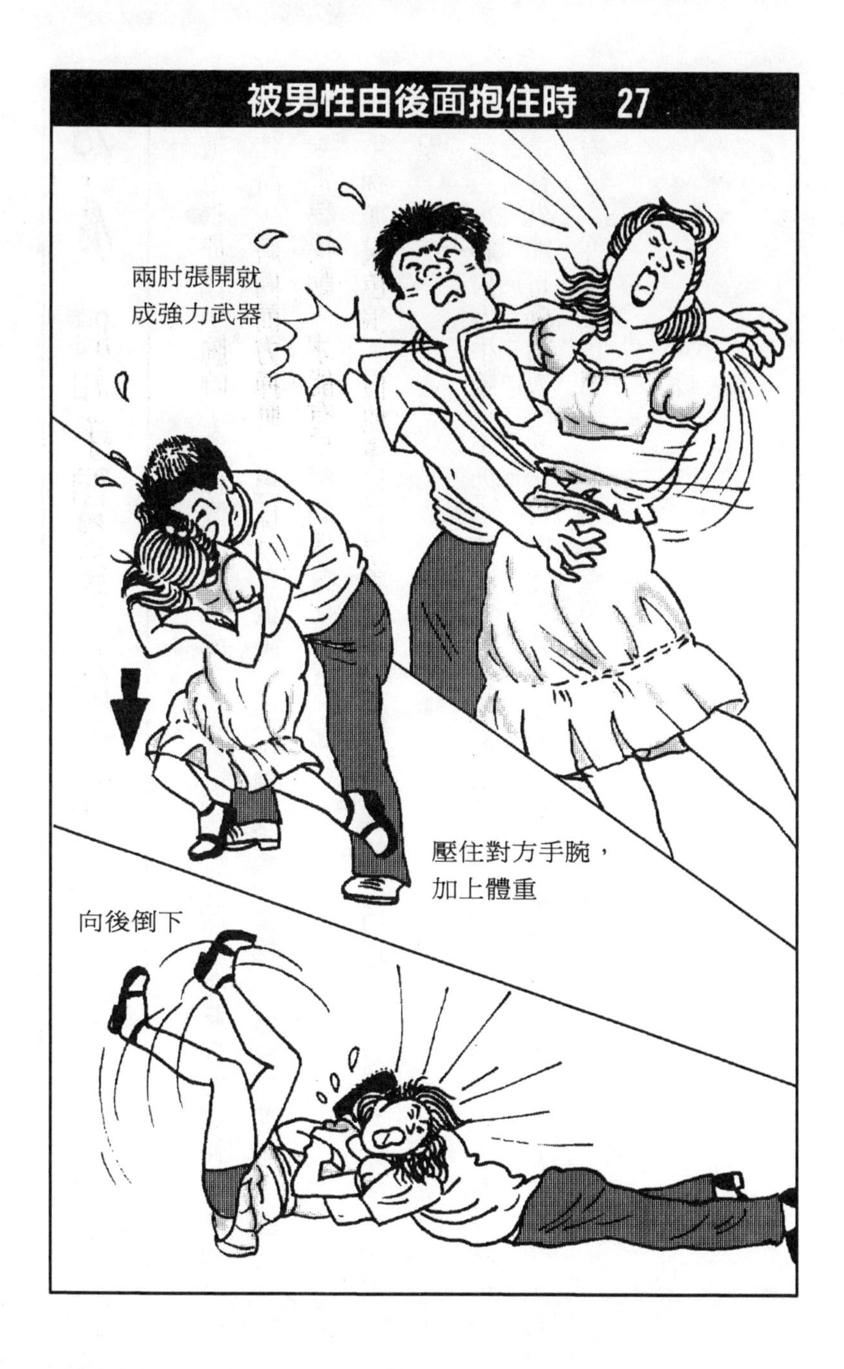
被男性由後面抱住時　27
兩肘張開就
成強力武器
壓住對方手腕，
加上體重
向後倒下

28 肩、肘和手頸是男人的弱點

被色狼抓住手腕時，沒什麼好害怕的。從前面被抓住時，手腕向後搖轉，由後面被抓住時，斜向前方揮動，這樣就可擺脫，被色狼襲擊時像棒一樣直立著是不好的，身體一定要搖動，才能有反擊的機會。

手腕擺脫色狼，但他還是會厚臉皮再來拉你手腕的，所以，一定要想辦法給予對方打擊。

首先，將對方手腕牢牢地抱住，重點在於對方的肘與手頸。用力地壓下其手腕即可，這樣就能打擊對方。然後再向上拉起，那麼，色狼的關節就會脫臼。

對於女性來說，用這一招來痛擊色狼應不算過分。

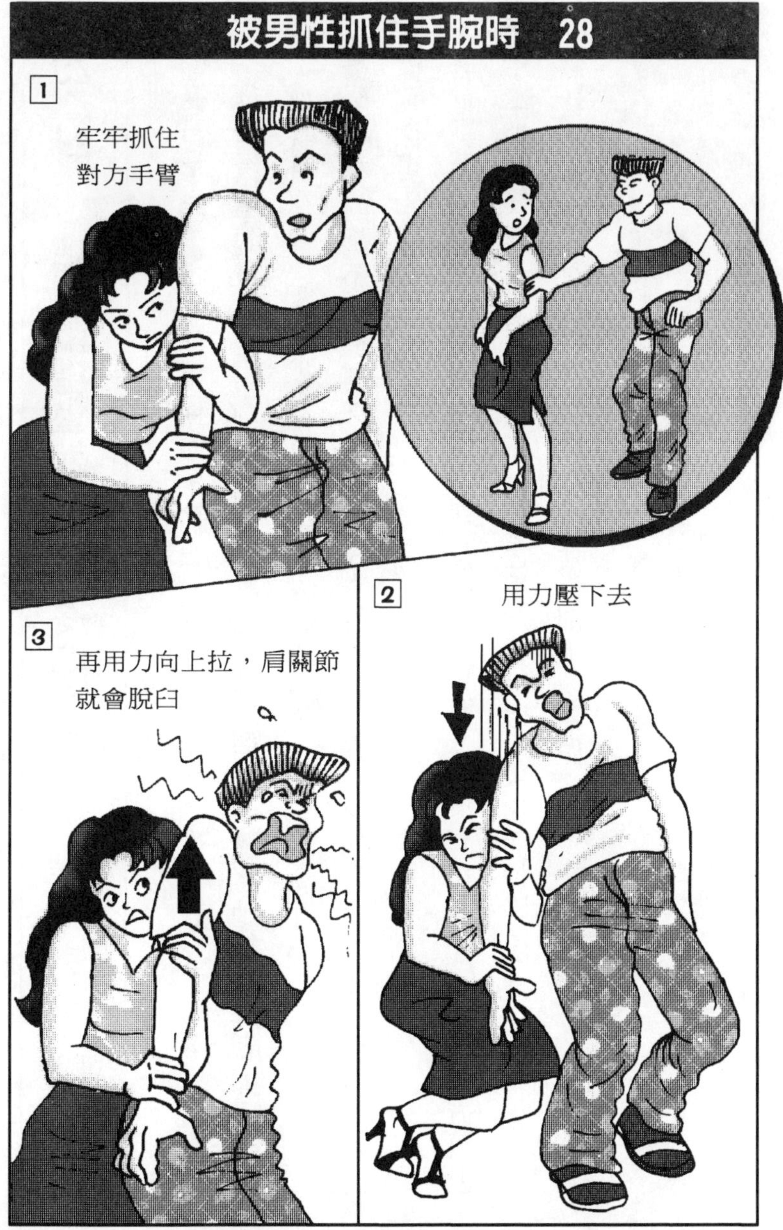
被男性抓住手腕時　28
1
牢牢抓住
對方手臂
2
用力壓下去
3
再用力向上拉，肩關節
就會脫臼

29 肘 稍微推壓就夠他疼痛了

前些日子發生了一件這樣的案件，有位國中三年級的女生在「PUB」跳舞時，被一位擁有汽車的青年誘拐到山中而遇害。而且這個兇手還將她的腳腱剁掉了，真是殘忍，但說實在的，女性不應接受陌生男人的邀請。

當然，你的她不是那種女人，但是，突然被色狼突襲的可能性並非沒有。那時爲了防備，你可先教她這一招。

若是被色狼騎在上面時，可牢固的抓他的雙臂，然後兩腳上升，跨於對方肩上，兩腳牢牢地勒住對方，臀部向上，這樣色狼就會因手肘疼痛而投降了。

此技不太適合身體硬固的男性，但女性則很容易做。

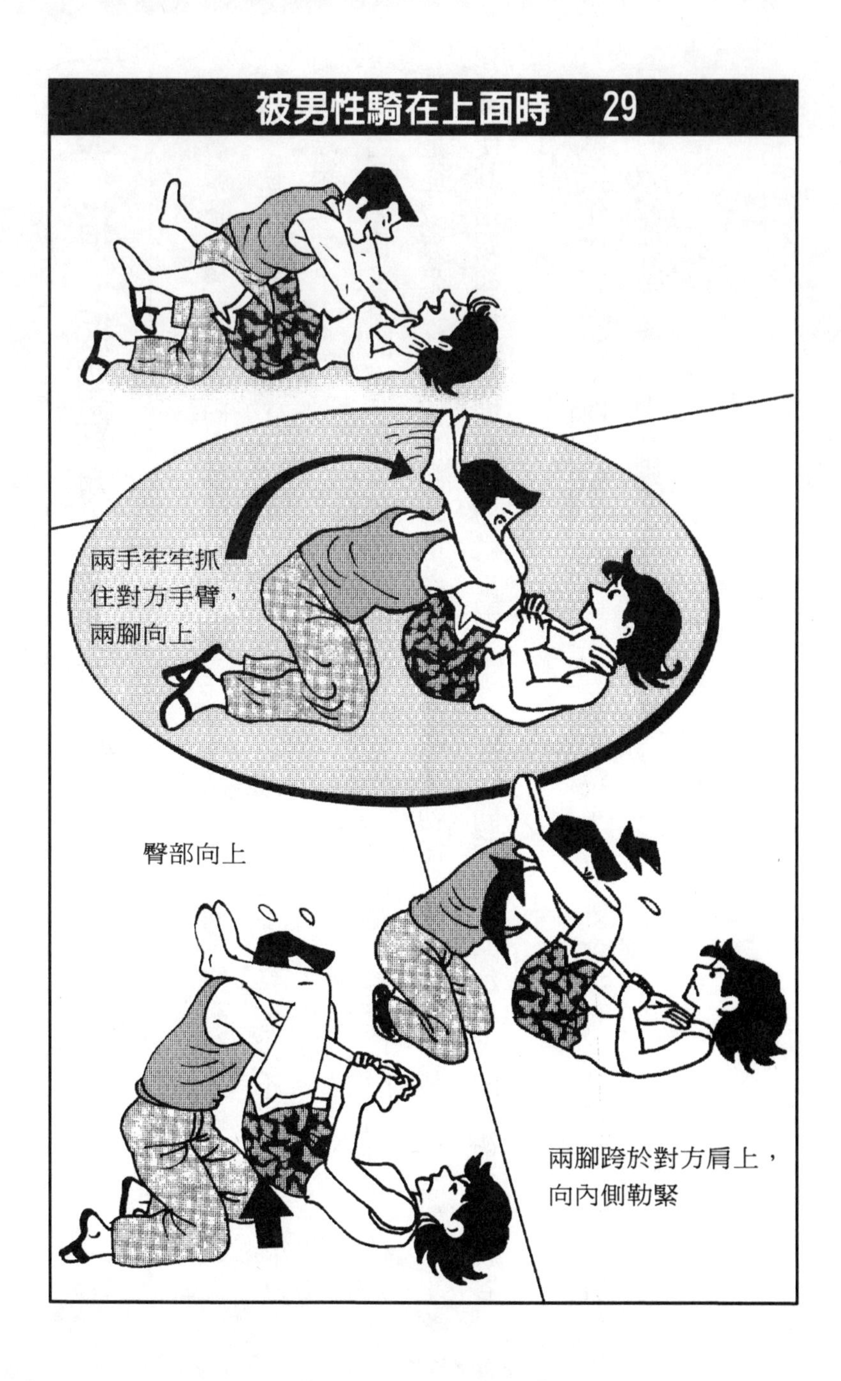
被男性騎在上面時　29
兩手牢牢抓
住對方手臂，
兩腳向上
臀部向上
兩腳跨於對方肩上，
向內側勒緊

30 指 扳開對方小指即可脫身

窺視狂與色狼雖然同樣是性犯罪，但性質稍微有所不同，窺視狂是偷看他人的性行爲，使自己感到興奮，只是希望求得新鮮、刺激，而色狼則是慾求不滿，性飢渴，想實際樂他一下。

因此，爲了目的而不擇手段，大都以勒住女性頸部使她昏倒藉以達到目的。色狼幾乎是從後方來勒住女性，此時可縮緊下顎以防被勒住爲第一要訣，然後拉開對方小指，使其指關節疼痛，則他握力就變弱了，一個指關節被拔開後要弄開其他手指就容易多了。

再抓住他的手腕，向下拉，以肩爲支點向下拉，對方就會投降，若抓住對方手腕向橫的方向揮動，對方則會倒下。

被男性勒住時　30

扳開小指，
就能掙脫
其手
將對方手腕
用力扳向內側

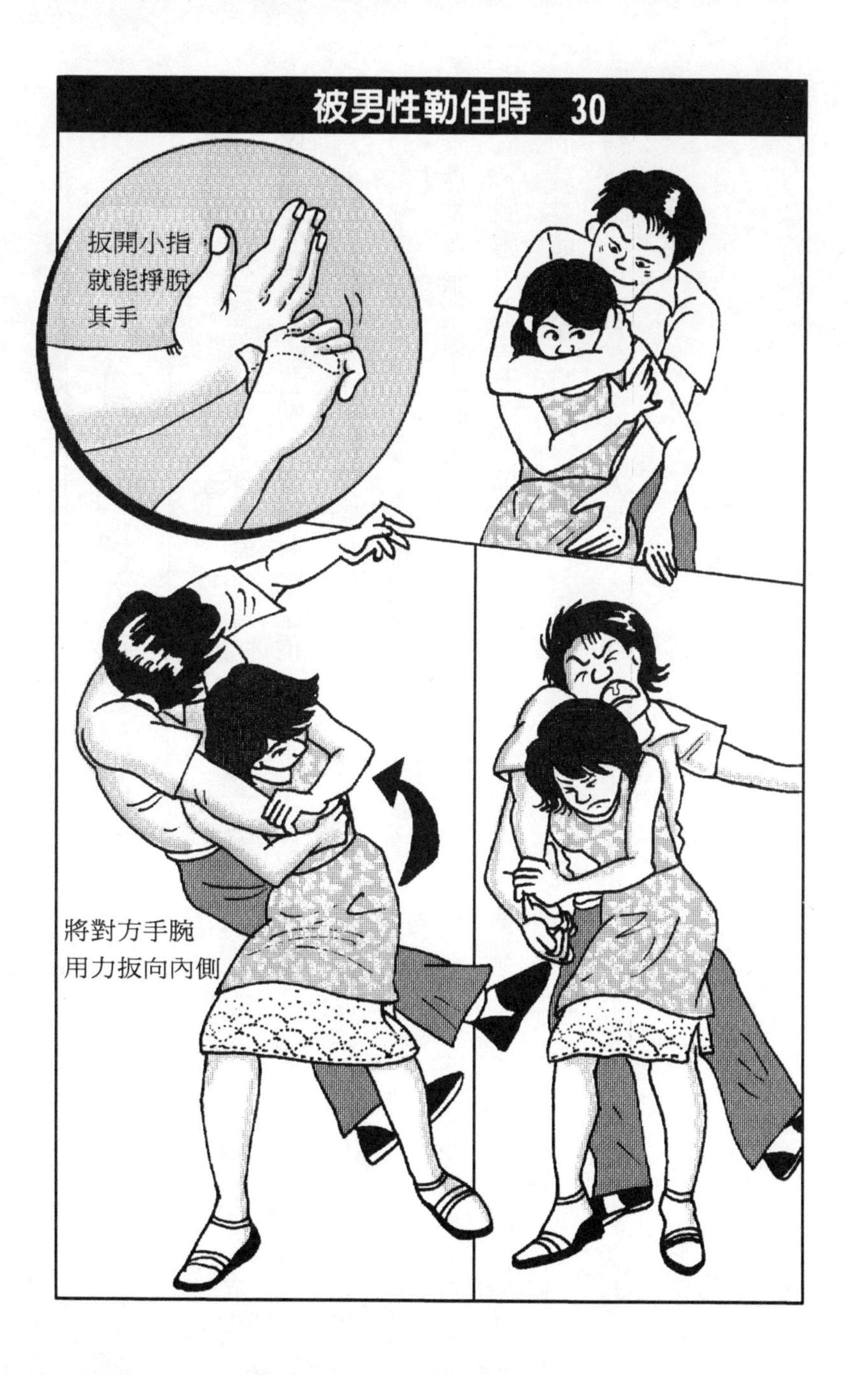

31 腳掌 身邊的東西都是好的武器

這是從一位建築工人聽來的話——大家都知道建築工人顧名思義即建造房子，爬上高處工作的職業，昔謂「若沒有在屋頂上落下兩三次的話就無法出師」，是和性命息息相關的職業。掉下來時要如何自助呢？一定要睜大眼睛找看看能否抓住樹枝或電線，若是掉下時認為「我完了」，則真的是無法可救了。

女性被色狼襲擊時也是一樣，絕對不能放棄抵抗，讓對方得逞，若有這種信念就能反擊。例如，由肩上取下手提包，揮動它來抵抗預防色狼靠近，若是手提包能打中對方的臉就能予對方打擊。若不幸被抓住時，可用戒指壓住對方手掌，用力磨擦，有帶手錶的話，可用此攻擊對方眼部，有穿高跟鞋，用腳後跟用力踩對方的腳，效果也很好。

身邊的東西都當武器來用，這樣才有脫逃的機會。

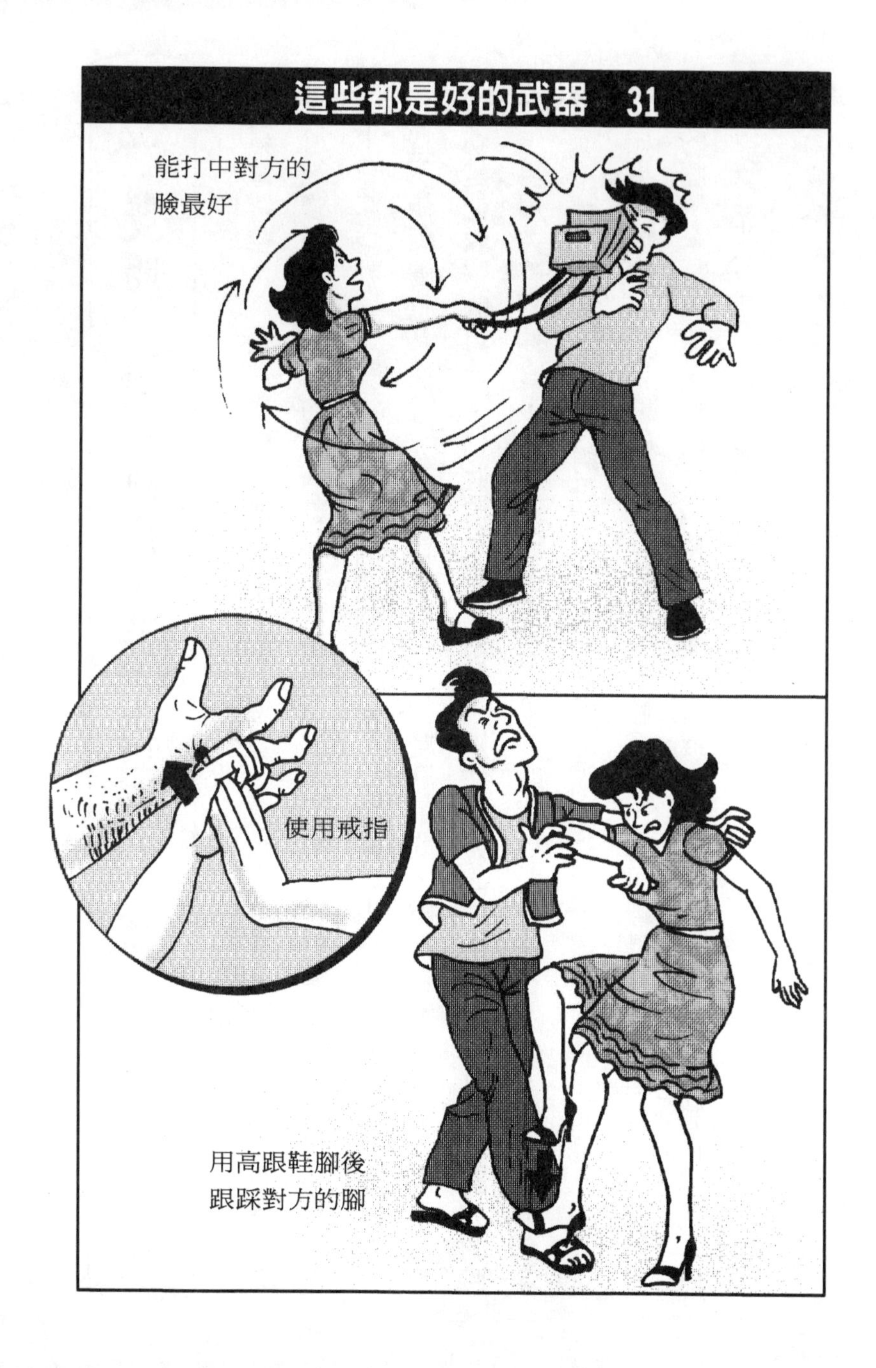
這些都是好的武器　31
能打中對方的
臉最好
使用戒指
用高跟鞋腳後
跟踩對方的腳

32 雙股 禁止亂用，非不得已的方法

男性雜誌裏，經常寫著女性有被強暴的慾望，這是大錯特錯的。在這個世界上有誰樂於被強暴呢？正常的男人會認爲強暴是男性的恥辱。但社會上，此種男性卻不乏其人！在此告訴你一些給予色狼迎頭痛擊的方法。以下就是既簡單又有效的實證。

當歹徒想侵犯女性時，一定會撲向女性的雙腳中間，壓在女性的胸部或脖子附近，這就是他攻擊的目標。遇此情形，應用雙手壓住對方的手腕，將腳背插入對方的股關節，再用力將腳伸直，對方就會像被汽車壓扁的青蛙般的趴在地上。此時你不必手下留情，腳一定要插入對方的股關節，伺機把腳抽出，就行了。

如果，此時能將自己的手交叉於對方的脖子上，即可輕易地把他掐昏，一面掐住對方的脖子；一面使手伸直。這樣，即使是有武術的人，你也可輕易地將他掐倒。這種技巧效果非常強烈，除非不得已，請勿亂用。

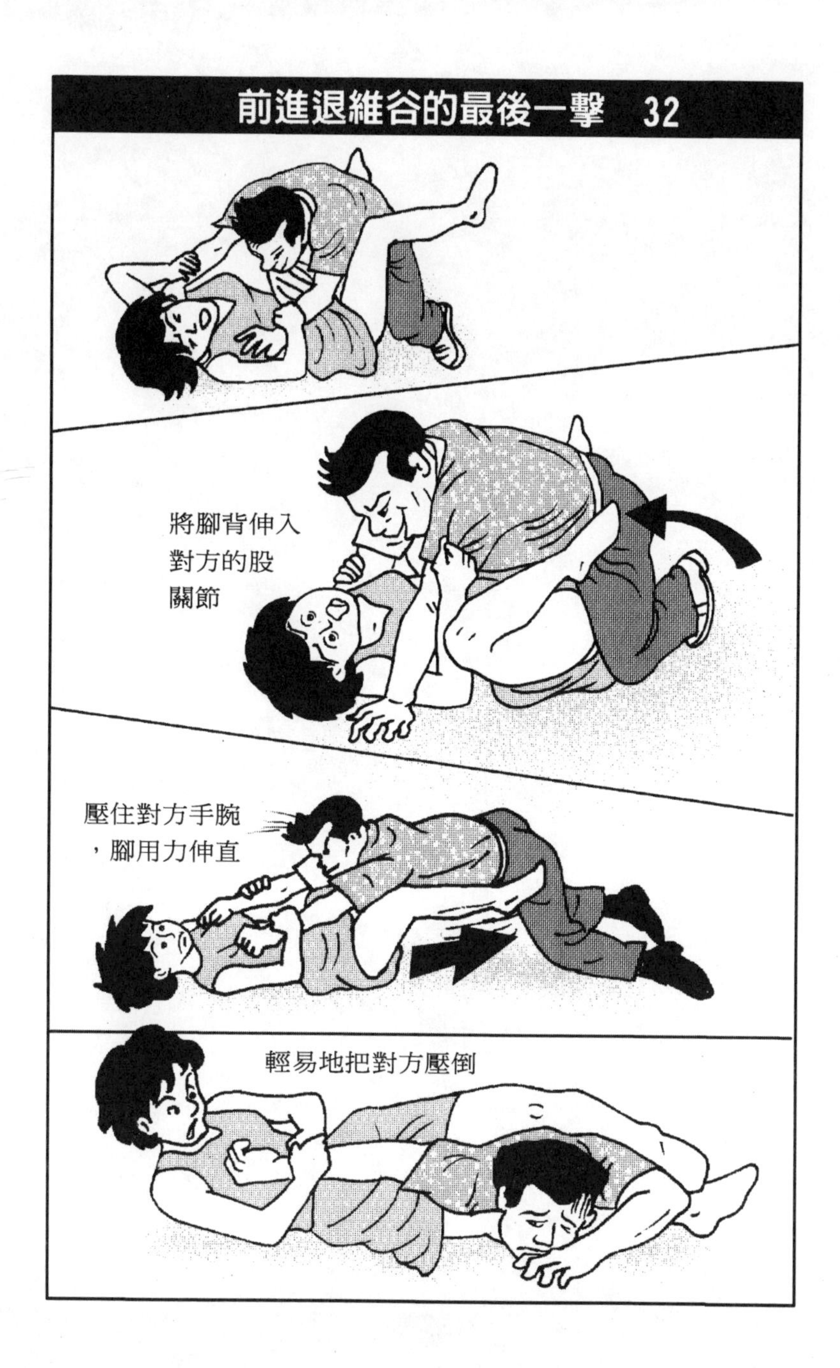
前進退維谷的最後一擊　32
將腳背伸入
對方的股
關節
壓住對方手腕
，腳用力伸直
輕易地把對方壓倒

第四章

突發事故、災難時此法能保護身體

《應用篇》得救與喪失生命的人其差別在此

33 上半身由坐法而得以保身

報紙沒有一天看不到交通事故的新聞，車子被撞得支離破碎，人卻只傷到皮毛而已，對這種人，我們都會說：「真是命大」，其實只要記住下面的方法，那麼，你也可以成爲「命大、好運」的人。就有人曾經在開車的時候，碰到二次大車禍，但是二次都倖免於難。據說他的情形是馬上轉過方向盤，把兩肘覆蓋在方向盤上，來緩和臉部和胸部的衝擊，而撿回一條命。

假如是坐在別人開的車子時，坐的方法就是掌握了你的生死大權。首先最要緊的是把上半身穩住深坐在座位上。所謂鞭打症，就是當車子從後面被撞到，身體往前跌倒時，藉著衝力會反彈回來，使身體再落回座位，正當其時，頸部也會同時彈回，而傷及頸椎。如果彎腰深坐，能保護頸部，不致於傷到。其次，如果彈回的身體，再一次的向前倒衝，而前座的椅背危及頸部和臉部時，必須以最快速度，用擺在較前面的那一隻腳向前伸頂住前面的椅背。張開手掌像拳擊家的守衛姿勢來保護臉部。

只要這樣去實踐，如果遇到車禍，定會將傷害減低到最低。

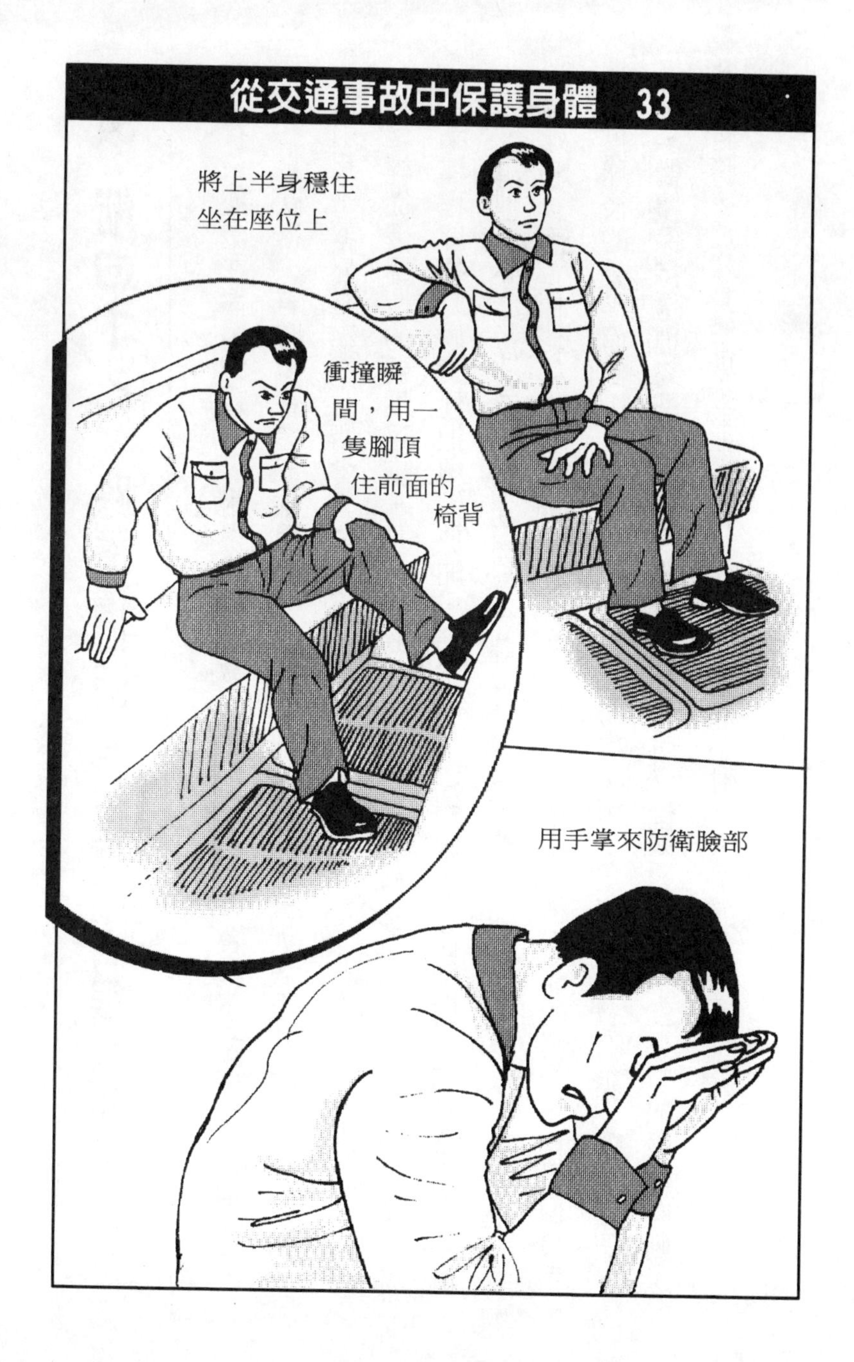
從交通事故中保護身體　33
將上半身穩住
坐在座位上
衝撞瞬
間，用一
隻腳頂
住前面的
椅背
用手掌來防衛臉部

34 縮回下巴 跌落情形與危險程度有很大關係

有一種坐在悍馬的背上，耐得住馬的激烈跳動，久久不會摔下來的馬術競賽會。然而一旦跌落，有時也會造成嚴重的受傷。而且受傷的情形大致上都一樣，皆是由於恐懼引起不敢放鬆繮繩，結果就由頭部向前栽的情形較多。

曾經從俄羅斯的騎馬民族，哥薩克族人聽過同樣的話，所謂安全的跌落方法，就是到某種程度的時候索性把繮繩放開，將手和下巴縮回，身體捲曲，順勢讓它自然滾下來。這種形狀，正像柔道的招架姿勢，確實是很合理的。

例如，無意中被人從樓梯上推倒滾下來時，宜採取這種捲曲的姿勢。如果像投手投出投球後的姿勢而倒下，也能使身體捲曲而滾下來。這樣就不會有很大的傷害了。但是，繼續保持這種姿勢時，會一直滾到底。所以打滾一圈後，就必須把臉轉向側邊貼在肩膀，這樣身體就會形成穩住上半身而自然煞住，不致於繼續向下滾。

快要從樓梯滾下來時　34

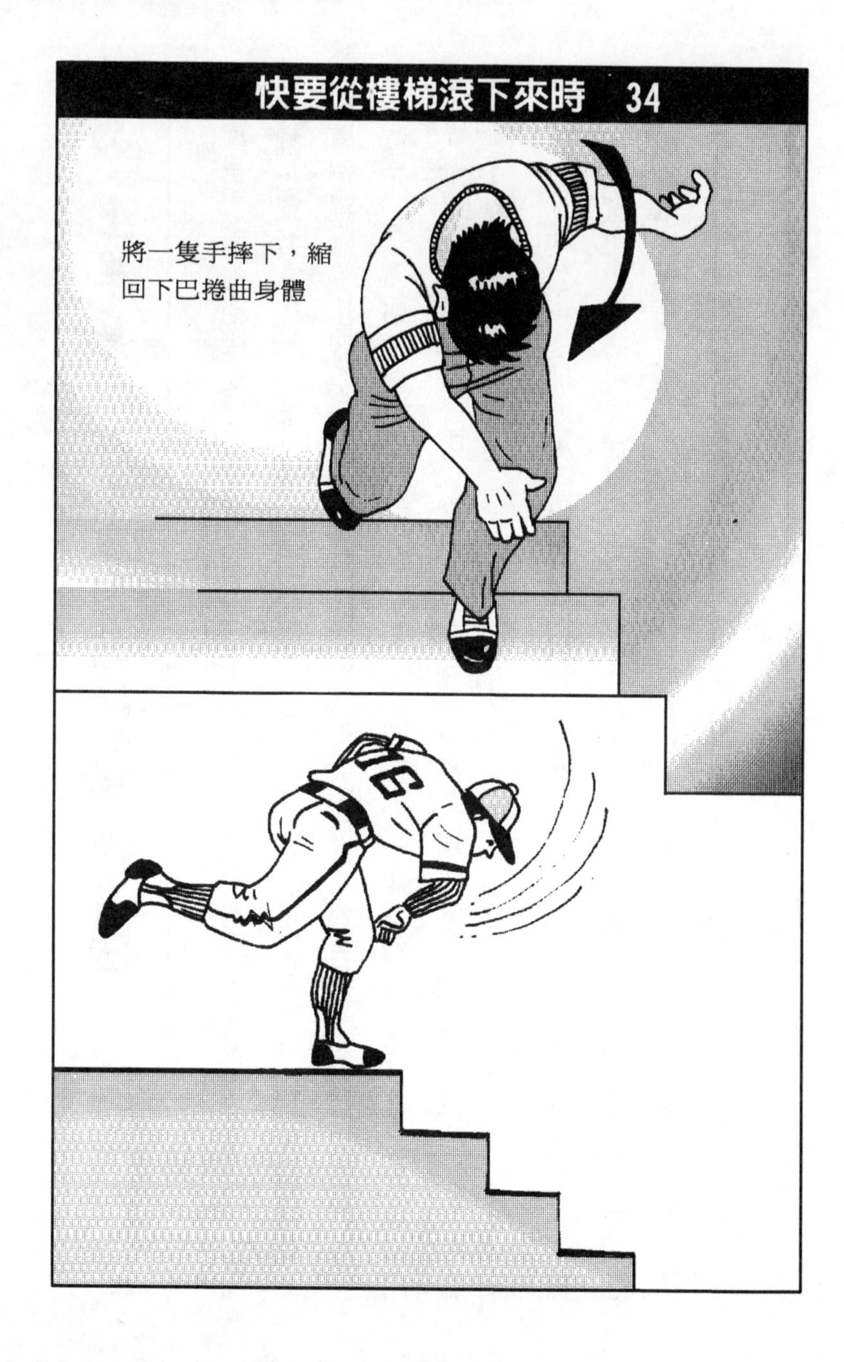

35 上半身 在車裏想站穩的最佳方法

摔角選手曾經接受過很獨特的訓練。例如，和獅子相瞪眼，夜晚睡得正酣時忽然被叫醒，或者突然被命令「立即睡覺」。總而言之，好像是要喚回動物本能的感覺！

一位導遊曾說，在搖晃不定的車子裏，能以最安全而穩定的姿勢站立的方法：

首先，必須朝著車子進行的方向站立，然後把身子像要朝窗外的姿勢（左邊稍向前），並且在膝蓋保持彈力，把重心放在腳尖部份（嚴格地說就是腳拇趾、小趾、腳掌心連結成三角形的部份），是最上乘的方法。

如果你在公車或捷運裏，沒有吊環可以握住的情形下，最好採取這種姿勢。這樣假如遇到緊急煞車時，身體就能避免向前摔倒。還有遇到緊急煞車時，絕對不能隨著公車或電車的搖晃而擺動，還是要把重心放在腳尖，配合自己的搖晃而擺動身體。這樣就不致於受車子的搖晃而身體失去平衡，招致摔倒或撞倒的情形。

在電車裡要保持平穩的訣竅　35

對著車子進行的方向站

膝蓋稍微彎曲

重心放在腳尖

不要配合著車子的擺動

身體的擺動

車子的擺動

36 保護頭部 突然向後摔倒也能立刻爬起來的秘訣

聽過頑皮的小學生，開同學的玩笑把椅子翻倒，結果讓同學的後腦袋受重傷等，雖然後腦袋不長眼睛是人類的悲劇，但實際上椅子會向後倒的原因，是因爲椅子和背相貼，產生不容易招架的狀態，所以後腦袋容易受打擊。

椅子本身的安定性已經不好，加上大幅度的往後伸，或喝得酩酊大醉失去重心而靠在椅子時，人連椅子一起向後摔倒的危險性非常大。

那麼，像這種情形時該怎麼辦？最重要的是俯視自己的肚臍。只要記住「如果違反自己的意識兩腳從地面離開時，一定要俯視自己的肚臍」之原則。只要俯視自己的肚臍而摔倒，至少能避免後腦袋的撞傷。當然要看當時的反彈情形如何，說不定下一步就會打擊到後腦袋也不一定，可是第二次的打擊傷害會較輕，所以比較沒有關係。

而且這時候，將朝向天的腳尖要像跳芭蕾舞一樣伸直，事後就能馬上爬起來。

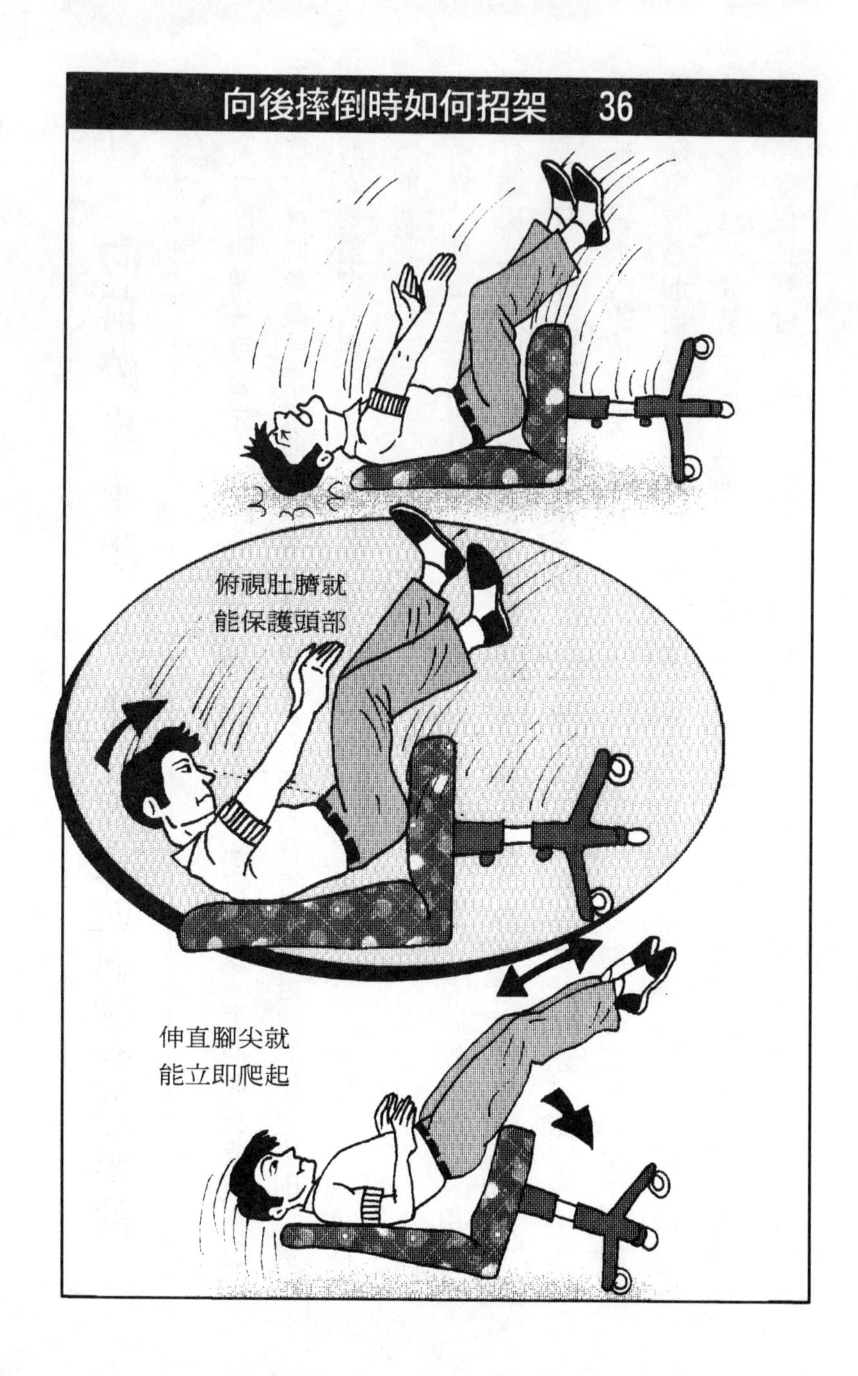
向後摔倒時如何招架　36
俯視肚臍就
能保護頭部
伸直腳尖就
能立即爬起

37 向前跨出半步 防止在候車站遇到突發事故

有一部叫做「克魯克十三」的紙偶戲，知道的人一定很多，那個叫克魯克十三的男主角是一個職業兇手，他絕對不允許任何人在他的背後，這是他的鐵定原則，這也是從前學劍道者的原則，指南書裏也寫著：「從背後襲擊者，不分青紅皂白一律格殺勿論」的句子。

所以，建議你在候車站等車時，原則上站在隊伍的後面，有時候你想抽一根煙，需要有煙灰缸，所以站到柱子旁的情形也很多。這是萬一發生突發事故時，能馬上抓住柱子。有人會認爲何必處心積慮小心翼翼呢？但是，突然從候車站被推了出去，而正好被駛過來的的車子壓死的例子也不少。所以還是小心一點比較好。如果不幸剛好站在隊伍的最前面一個，這時候要採取像小學生上體育課時，老師喊「立正、稍息」時的「稍息」姿勢，換句話說，就是把向前伸出半步的那一隻腳的膝蓋，保持鬆弛，如果膝蓋保持鬆弛，萬一被推擠時，就能發揮緊急煞住或襯墊的作用。

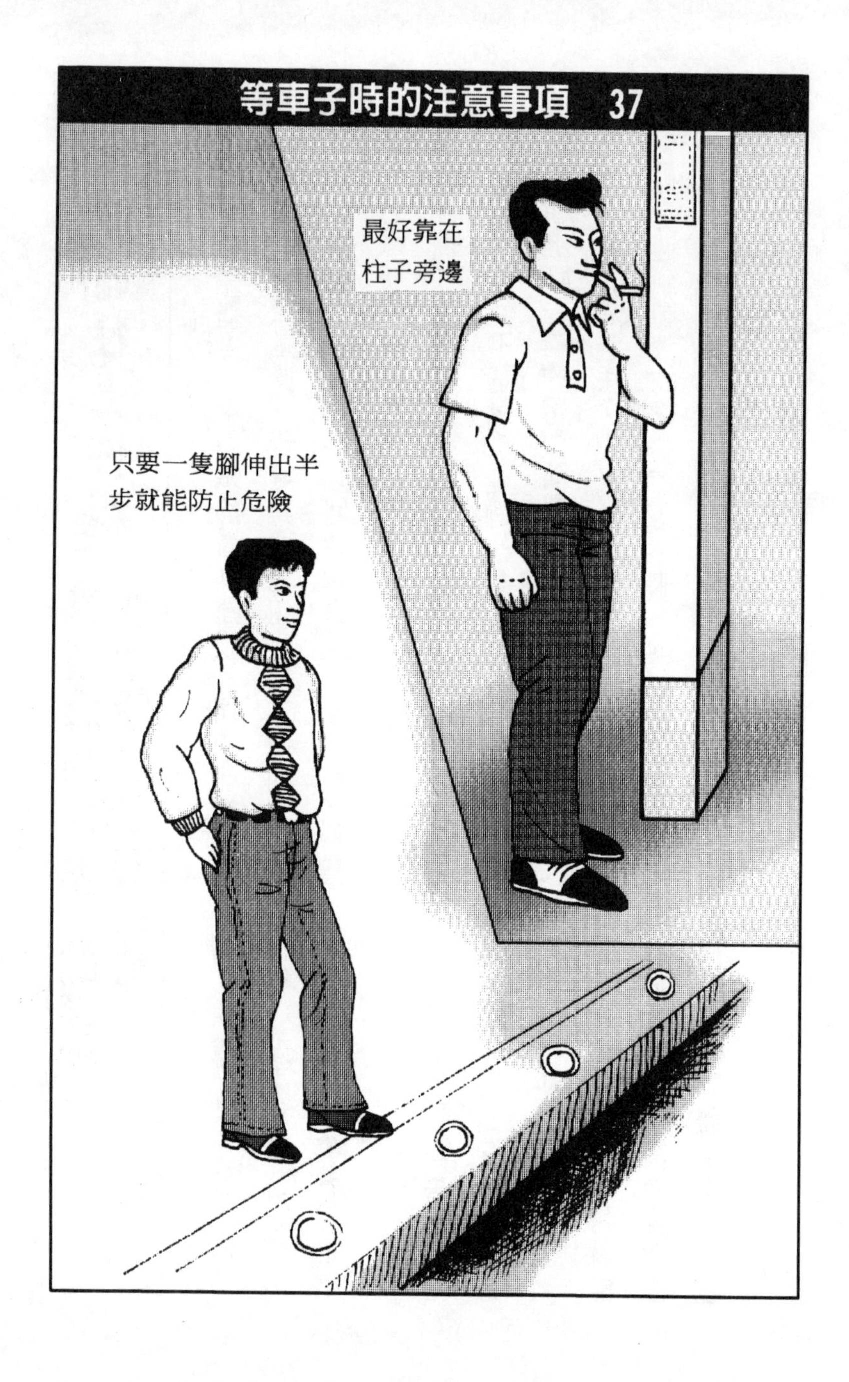
等車子時的注意事項　37
最好靠在
柱子旁邊
只要一隻腳伸出半
步就能防止危險

38 眼睛往上仰視

養成眼睛往上看的習慣，能閃躲很多的災難

在大都市等地，一年到頭都看到建設公司的建築在蓋公寓、大廈，甚至於大飯店等。然而大家司空見慣，若無其事地在建築工地的下面來來往往，如果稍微想一想，就會覺得這實在很恐怖，不知何時像鐵鎚一樣的東西會掉下來也不一定，或者說不定像建築用的鐵筋等材料忽然掉下來。

有人會說：「但是也不能說，眼睛一直往上看著走路啊！」可是，防範萬一才是絕對的上策。當然不是每當走過建築工地的下面時，張開大嘴，眼睛往上看，只是要養成眼睛朝上瞄一瞄的習慣而已。如果有東西掉下來時，能刹那間瞄住它而閃避。

對於身體的閃避法，如果掉下來的是小物體，只要把身體的一半迅速地扭轉就能閃避。可是遇到龐大的物體掉落下來，就無法用這種方法閃避，那時候就需要採取向前跳躍的姿勢來招架，因為向前跳躍的移動距離頗大，如果相當大的物體掉下來，也有充分的閃避可能，而能死裏逃生。

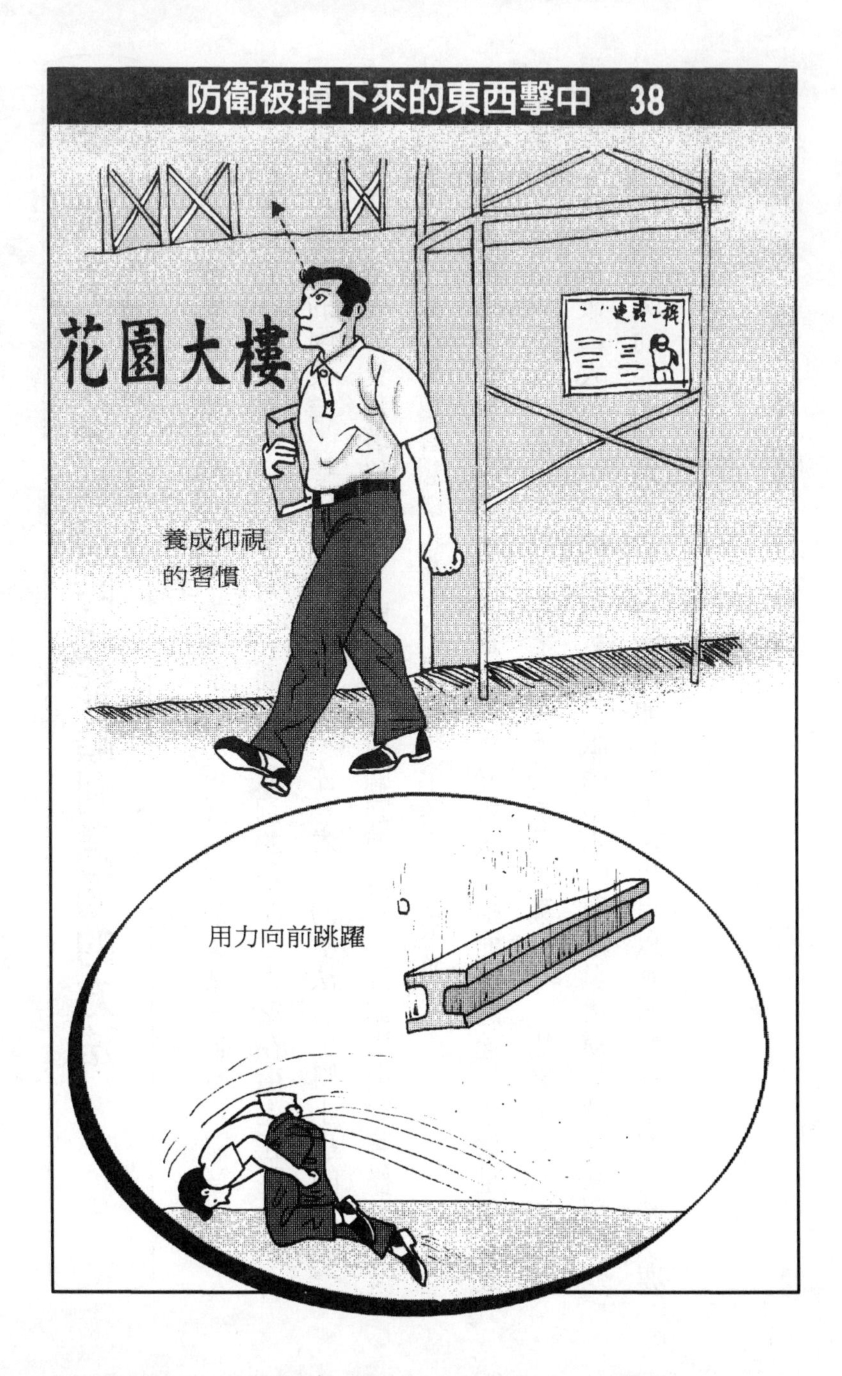
防衛被掉下來的東西擊中　38
花園大樓
養成仰視
的習慣
用力向前跳躍

39 跳步人潮擁擠時也能順利通過的方法

大家是否熟悉日本熊本縣的「步步跳祭」？正式的名稱叫做「藤崎八幡宮秋季大祭」，一般叫它「步步跳祭」。情形是一面隨著歌詞的押韻，大家在街上狂跳，你可想像就是將德島的阿波舞，變得平民化的跳法。注意看它的步法，是將小小的一把傘用指尖旋轉，兩隻腳交替著移動，一前一後，前腳向前移動，後腳馬上跟著移動的跳法，看著看著不知不覺也會想跳起來。腳是絕對不交叉，也不並排。

這種跳法的腳步移動，在擁擠的人群裏，不必跟人推擠而能迅速地通過是很有效的。譬如要急著通過像「西門町的步行者天國」的那種人潮當中，如果跟人們擦肩而過時，一定會被破口大罵：「怎麼搞的，沒長眼睛了！」要避免這種無謂的麻煩，就必須用不碰到別人而能順利地走過的方法。而這種方法也可以應用到車子客滿時，要往後擠的情形。

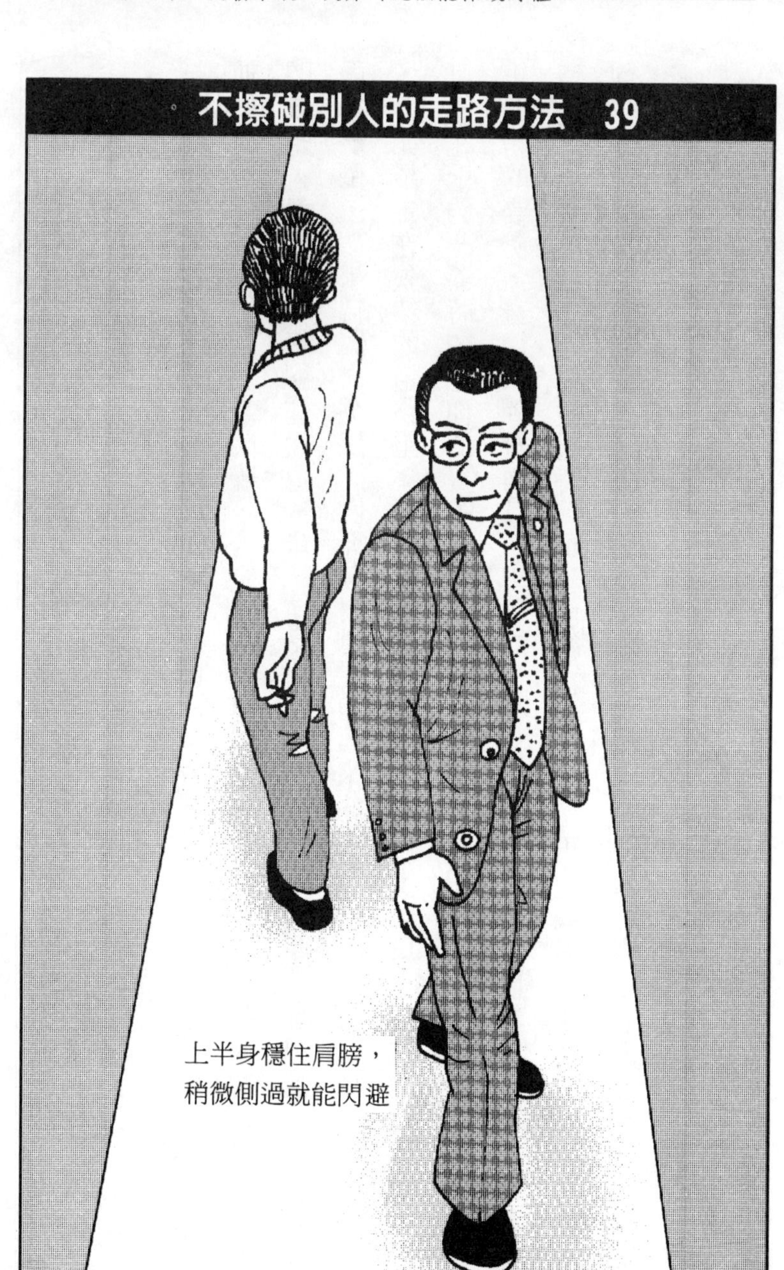
不擦碰別人的走路方法　39
上半身穩住肩膀，
稍微側過就能閃避

40 肩膀對付迎面來的衝擊，只能使用肩膀

如果在電視或電影裏看到鬥牛的場面時，最好注意鬥牛士身體移動的基本動作，他們對付衝過來的牛隻之閃躲，一定是把一邊的肩膀向前突出。如果想把身體攤開來閃躲時，就得把一隻腳往後退一步，可是這種閃躲法，萬一牛隻衝撞過來時，會全身向後翻倒。如果把肩膀突出，能充分對付從前面來的衝擊。

如果走在狹窄的道路上，碰到迎面疾馳而來的飛車黨，馬上把肩膀突出去，車子可能在千鈞一髮時閃過你的身子。若是不能完全閃避車子而被彈出去時，只要保持突出肩膀的姿勢，身體被彈飛再摔落下來時，也是肩膀先著地，自然傷害會減低。如果情況比這更糟糕，等你發覺時，車子已經在眼前了，再也躲避不了時，乾脆向前方跳躍，好像要投球時的姿勢，把一隻手腕向下摔，採取這種招架而被彈出時，不死也會變成重傷。

發瘋似的亂開車子的司機很多，希望大家處處小心，保持敏捷的護身法。

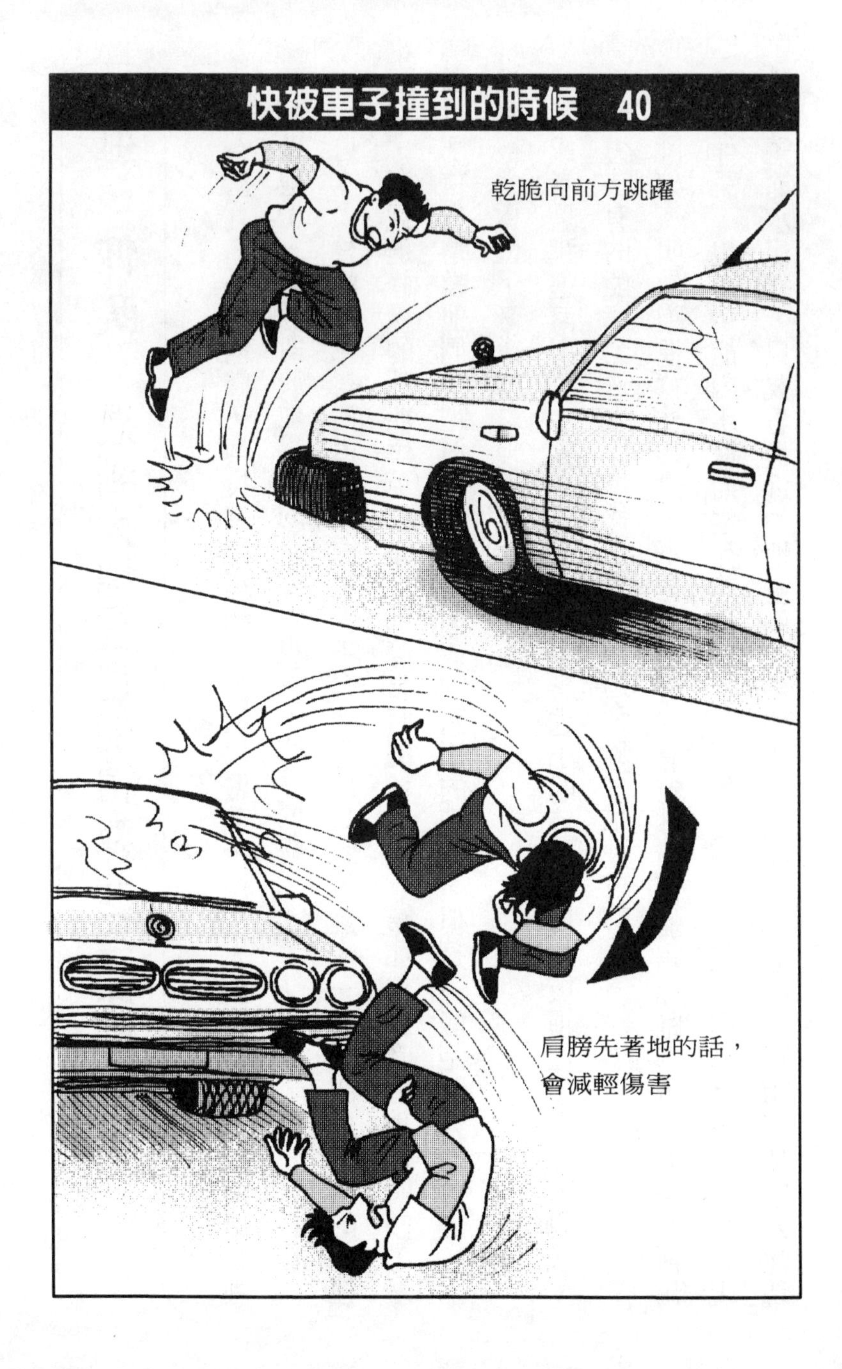
快被車子撞到的時候　40
乾脆向前方跳躍
肩膀先著地的話，
會減輕傷害

41 仰臥　遇到大地震也能得救的三原則

台灣九二一大地震，南投縣建築物受創甚爲嚴重，傷亡人數也不少。台灣處在地震頻繁地帶，人們對於地震時的應變，也就不能等閒視之。

日本人曾說：「有武道的修練，就不會遇到地震的災難。」翻開江戶時代的各種記載，有武道修練的都能倖免於難。那麼當時的武士們，是如何被教導地震時該怎麼做呢？首先是教他們要跑進竹林裏去，或跑到樹的旁邊。但是不能跑到大樹旁邊，因爲會被大樹倒下來後的反彈所壓死。

或者是跳進河川裏、靠在牆壁。從屋裏逃出的時候要用木板頂住頭上等等說法。這些方法有的能完全適用於現代，也有不適合於現代社會的。

例如，叫你跑進竹林裏去，不見得附近就有竹林隨便能讓你跑進去，如果有河川能讓你跳，也有可能因水深而溺死的危險性。而靠近牆壁，從前因爲是板壁，可是現代的鋼筋水泥牆，只要看最近的地震例子就知道，反而更加危險。從頭頂掉下水泥塊的可能性更大。

那麼，地震忽然來臨時，如何來保護身體呢？總而言之，奉勸大家要躲進桌子底下，因爲桌子有四隻腳，能抵擋得住相當的壓力。如以最壞的想法，屋頂從上面掉下來的狀態時，靠桌子的阻擋就能減少傷害。這時要注意的是，身體不要趴在地上，而是仰臥著躲進桌子底下。時時刻刻用冷靜的眼光注視周圍的狀況，這就是保衛自己的最大秘訣。

如果沒有桌子時，儘量靠近柱子，房屋要倒塌時，會集在中間塌陷下來，所以萬一四隅的柱子折斷了，多少也有空隙，那就是藏身的地方。

還有靠近衣櫥也是個好辦法。雖然可能由於抽屜掉下來而受傷，可是衣櫥能擋住屋頂的陷落。如果想要往外逃命時，記得用木板、平底鍋、鍋子等，來擋住頭部，這是好的防禦法。

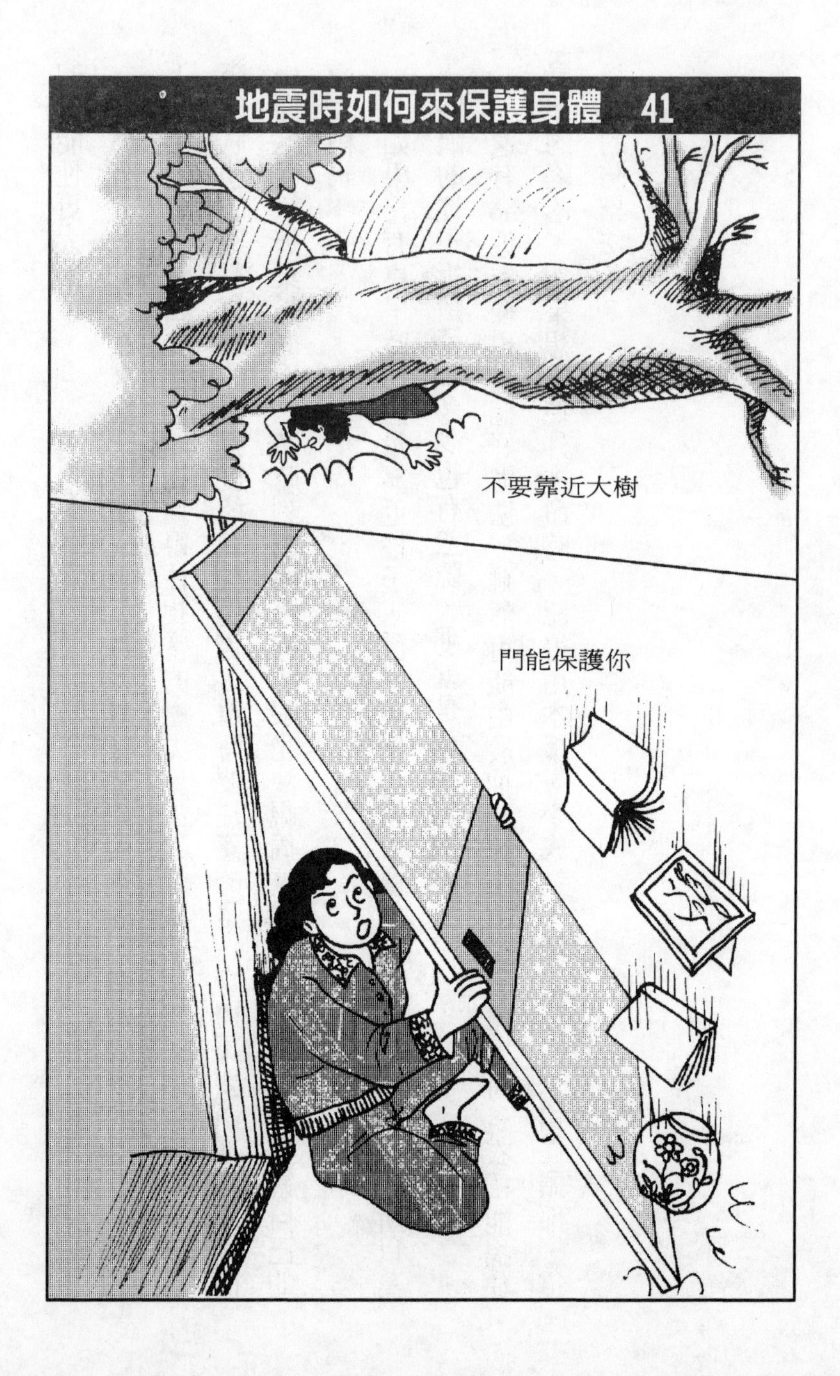
地震時如何來保護身體 41
不要靠近大樹
門能保護你

地震時如何來保護身體　41

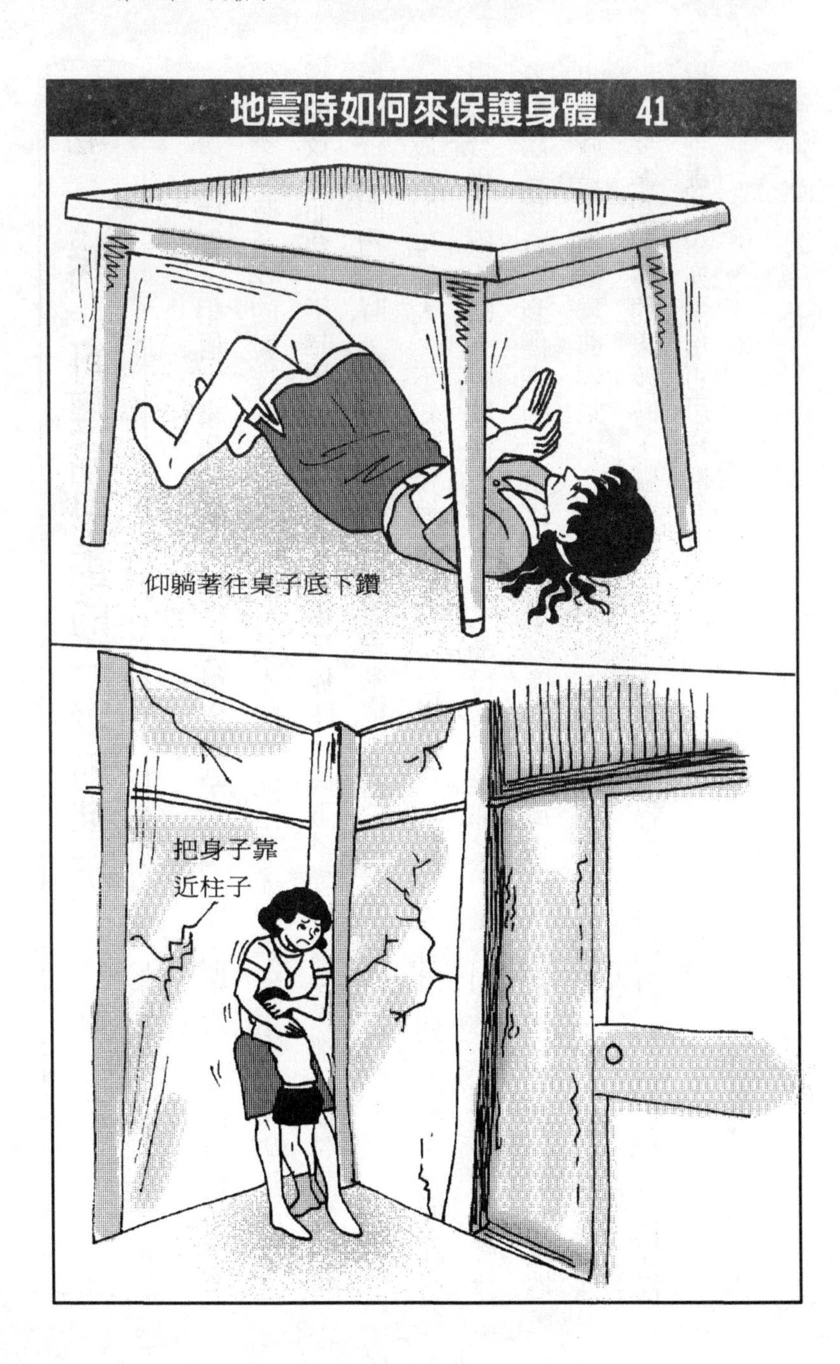

42 腰可輕易舉重的一步前進法

舉重比賽，相信大家都知道，就是把很重的啞鈴用力往上舉的一種比力競賽，他們要舉重時所穿的競技鞋與平常的鞋有點不同，就是形成腳跟部較高出。如果不穿這種競技鞋而穿上平時的低跟運動鞋來舉啞鈴時，一下子就會傷到腰部。換句話說，要舉起很重的物體時，腳跟要像提高的感覺來舉，才不致於使腰部的負擔加重。

最近的年輕人，不知是否鍛鍊不夠，患脊椎分離症的人有增加的趨勢，訪問那些得過脊椎分離症的人，聽他們述說，大部份的例子都是把整隻腳掌貼在地上，伸直膝蓋舉起重物時受到傷害的。所以不使傷到腰部的舉重物法是，不要把腳掌全部貼住地上，膝蓋要稍微彎曲鬆弛。

要拿起很重的東西時，腳要踏出一步，再用力提起，這種方法不但能把重物輕輕鬆鬆地提起，亦可預防患脊椎分離症。

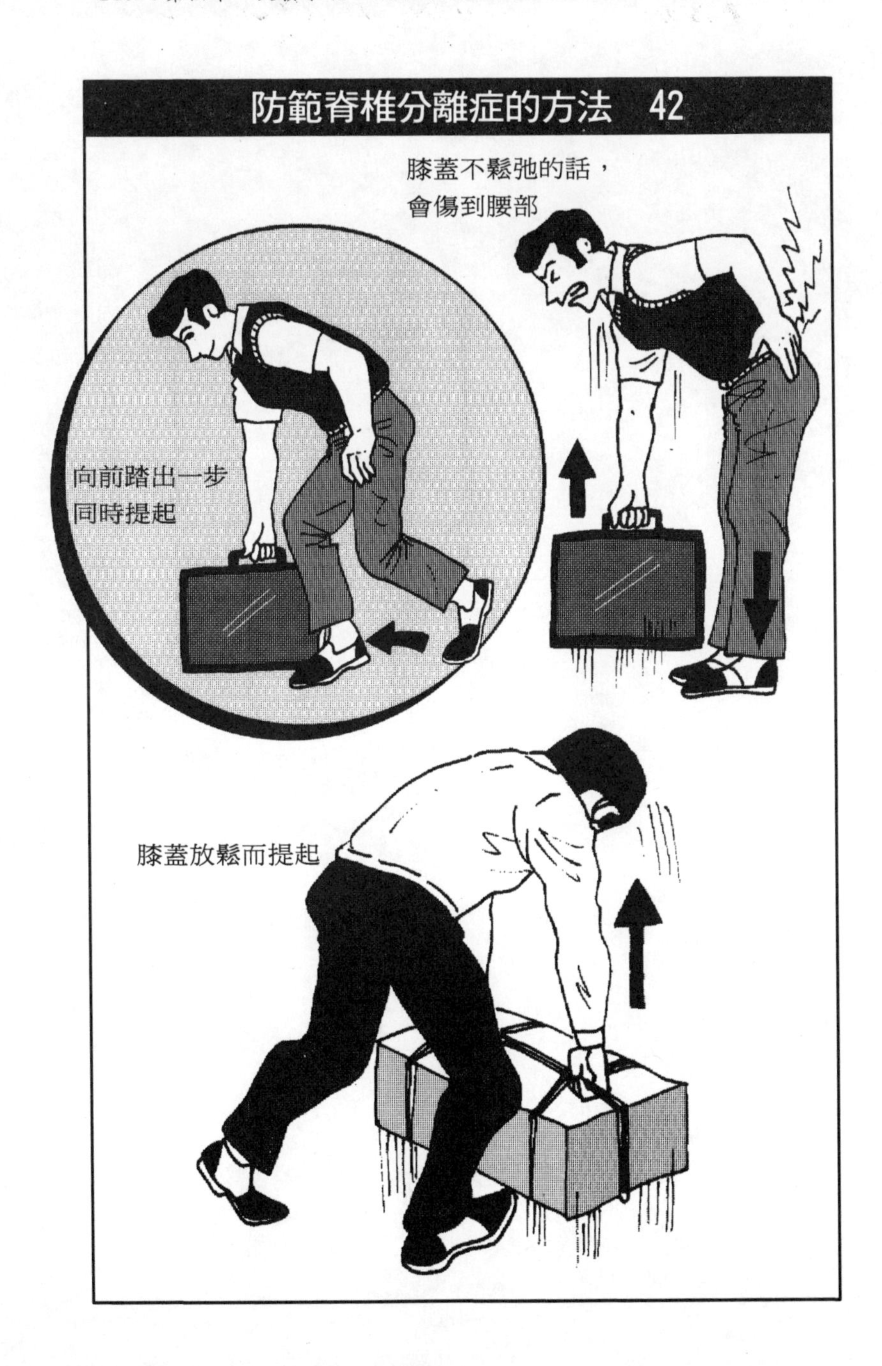
防範脊椎分離症的方法　42
膝蓋不鬆弛的話，
會傷到腰部
向前踏出一步
同時提起
膝蓋放鬆而提起

第五章

取勝技術的效果

《重點篇》遇到緊急關頭時能派上用場的方法

43 腰腿　踏實地鍛鍊身體

一位柔道選手已經四十七歲了，但是肚子並沒有突出來。肌肉也跟選手時代差不多，仍然很結實。與學生們練習柔道也不服輸，充滿自信。或許有人會說：「那是因為以前在選手時代曾經有過比別人多一倍的練習所鍛鍊出來的。」其實，「怎樣才能輕易的取勝」，是他當時的最大目標。所以，在暗地裏隨時做小小的努力。例如，很少坐車，如果是一站或二站的距離，必定用走路的！但並不是漫然懶散地走，而是稍微快步的走。如果每天能繼續不斷，對腳和腰的鍛鍊是很足夠的。

樓梯也是腳和腰，尤其是膝蓋彈力的絕佳鍛鍊工具。並不是說利用樓梯來做某種特別的運動工具，而只是利用樓梯來實行斜著二格，一起走上走下的訓練而已。

其方法是腳跟不著地，用腳尖的一半著地，提起精神稍稍快步地爬上又爬下，反覆地做這種動作，膝蓋的關節和大腿的關節會反射性地活動，如果想熟練防身術，一定要照著去做。

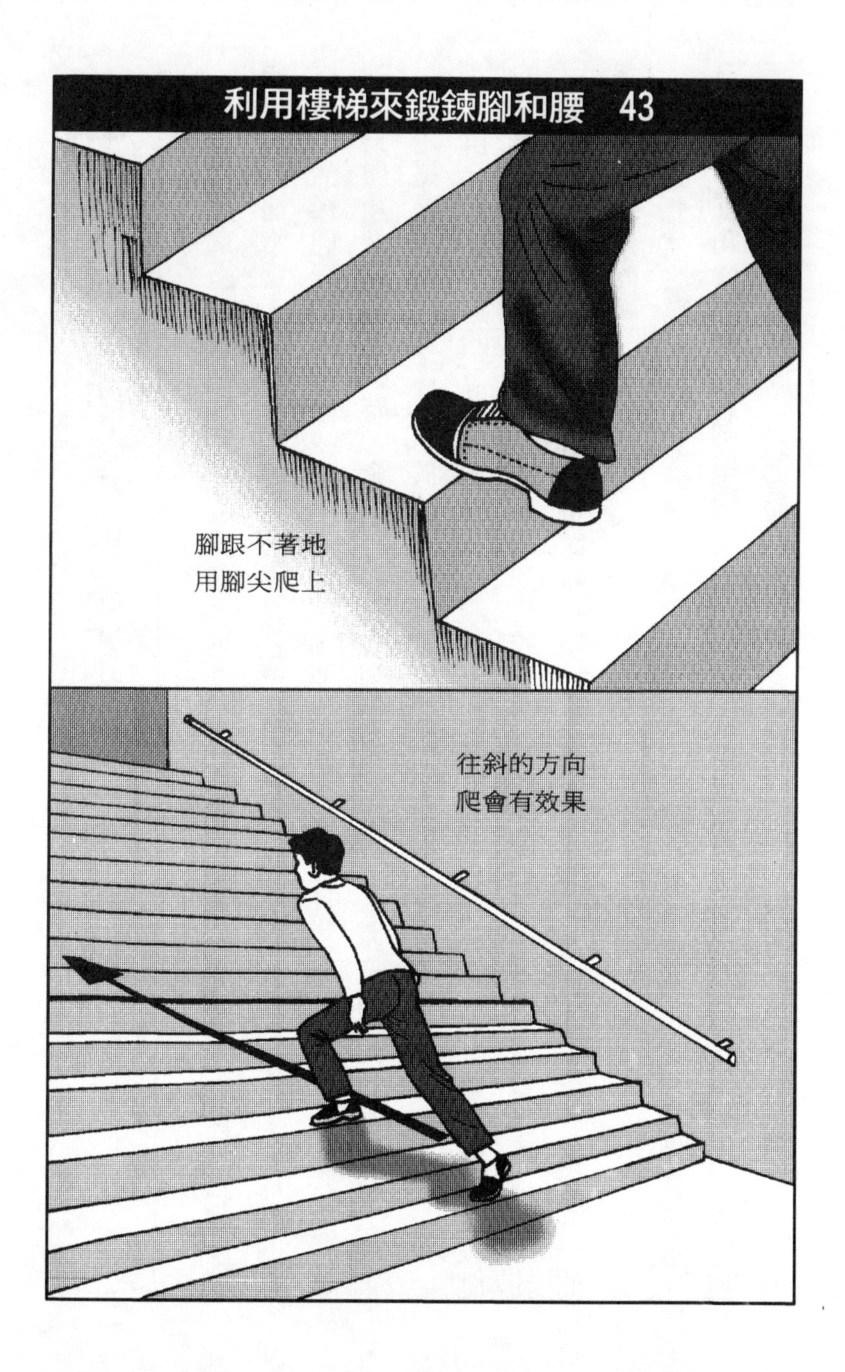
利用樓梯來鍛鍊腳和腰　43
腳跟不著地
用腳尖爬上
往斜的方向
爬會有效果

44 反射 防身術的基本招數「緊縮腋下」

雖然大家都討厭「練習」這回事，可是至少對於「橫走」的練習，要把它當做準備的運動而常常去做。所謂橫走，就是把兩腳張開成比肩膀稍寬的程度，排成橫的一直線，然後向著橫的方向一步一步慢跑，要注意兩腳要保持同樣的寬度。很不可思議的如果繼續做這種運動時，會擁有保持身體平衡的技巧。走在夜闌人靜的馬路上時，可以用這種橫走的方法，對於防身術的效果也很有幫助。

自己訓練走路的方法，起碼要用額頭上會冒汗的步伐快走，並且膝蓋要保持鬆弛的狀態來練習走路。有時可以練習把電線桿等當做障礙物，對準它直直地走過去，走到快要撞到的前一步，就用肩膀從障礙物的身邊閃避過去，這種練習對於反射神經的養成很有功效的。

如果想使脇部有緊縮感時，不妨用一張明信片夾在腋下走路，這樣繼續做下去，自然在手臂和胸部會有肌肉出現，看起來很健壯，但是，肌肉必須是柔軟而能夠輕鬆活動的，所以有時候在走路時將兩隻手腕輕鬆的擺動，也是不可或缺的運動。

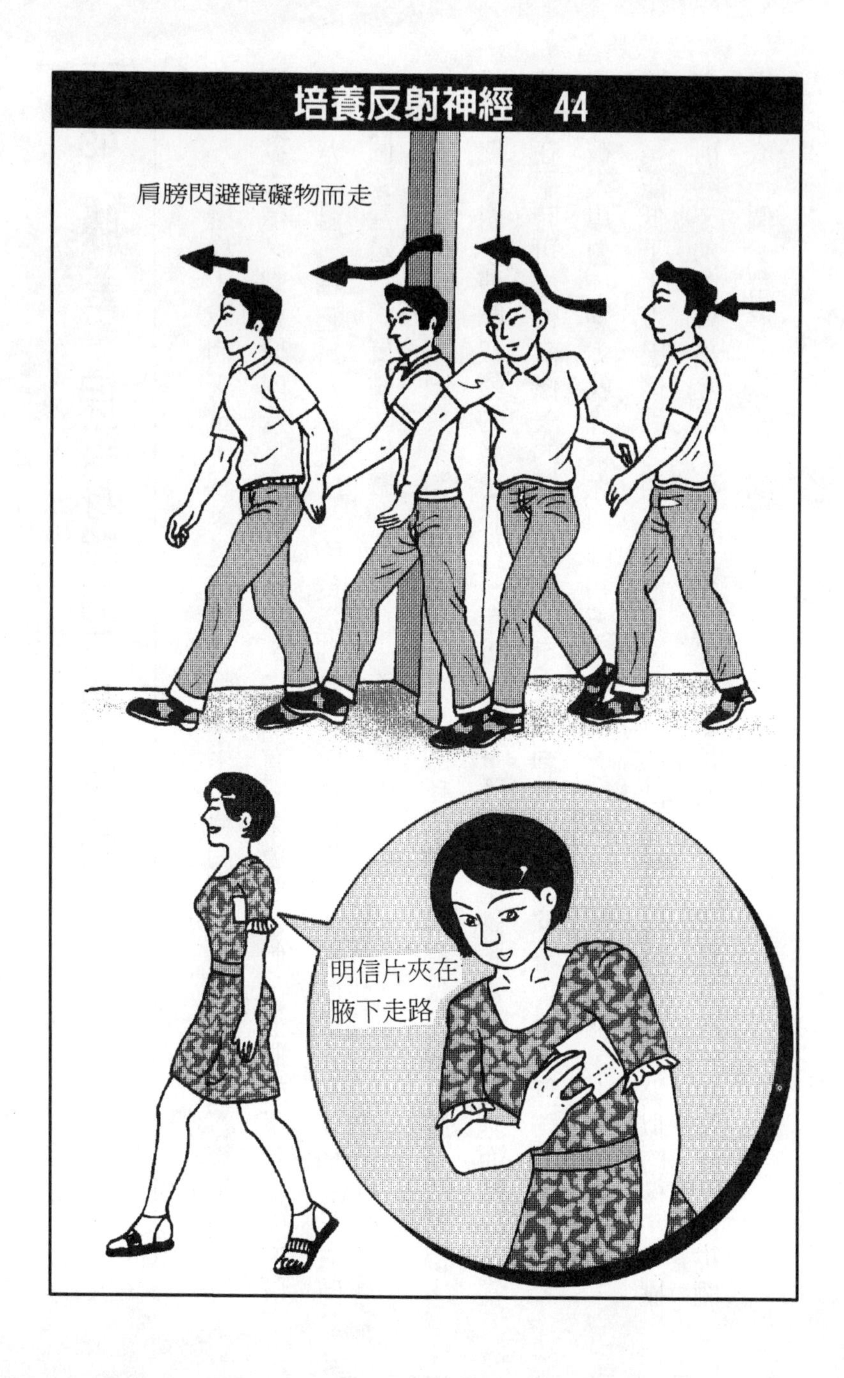
培養反射神經　44
肩膀閃避障礙物而走
明信片夾在
腋下走路

45 膝蓋　保護身體的三角形原則

「怎麼樣！我們來試一試柔道如何？」如果這樣問別人，得到的回答幾乎是「我不喜歡柔道，腳會變成八字腳」，確實，仔細看看柔道選手們，他們的下半身大部份都是八字腳。稱它爲八字腳，是因爲這種腳隨時都可以把兩個膝蓋合攏，而且站立時，兩個膝蓋鬆弛兩隻腳向外撇，形成八字的形狀。

八字腳的情形不限於柔道的選手，凡是搏鬥技的選手都有保持鬆弛膝蓋的習慣。這是要跟對手搏鬥取勝的必要條件。所以要防身時，必定讓膝蓋保持鬆弛而站立。當然，在平時可以伸直修長的雙腿站立，可是遇到敵人的襲擊時，這種無防備的姿勢，只要被人用力一擊，就會讓你四腳朝天。所以，採取膝蓋保持鬆弛，上半身要穩住，臉部稍微低下，下巴縮回，用仰眼注視對方，而且兩隻手腕好像要縮緊似的樣子，擺在胸前的姿勢，就萬全了。這種姿勢如果從頭頂看下來，兩個腳掌中心和下巴中央剛好形成一個三角形。膝蓋能成爲彈簧，也能成爲襯墊。

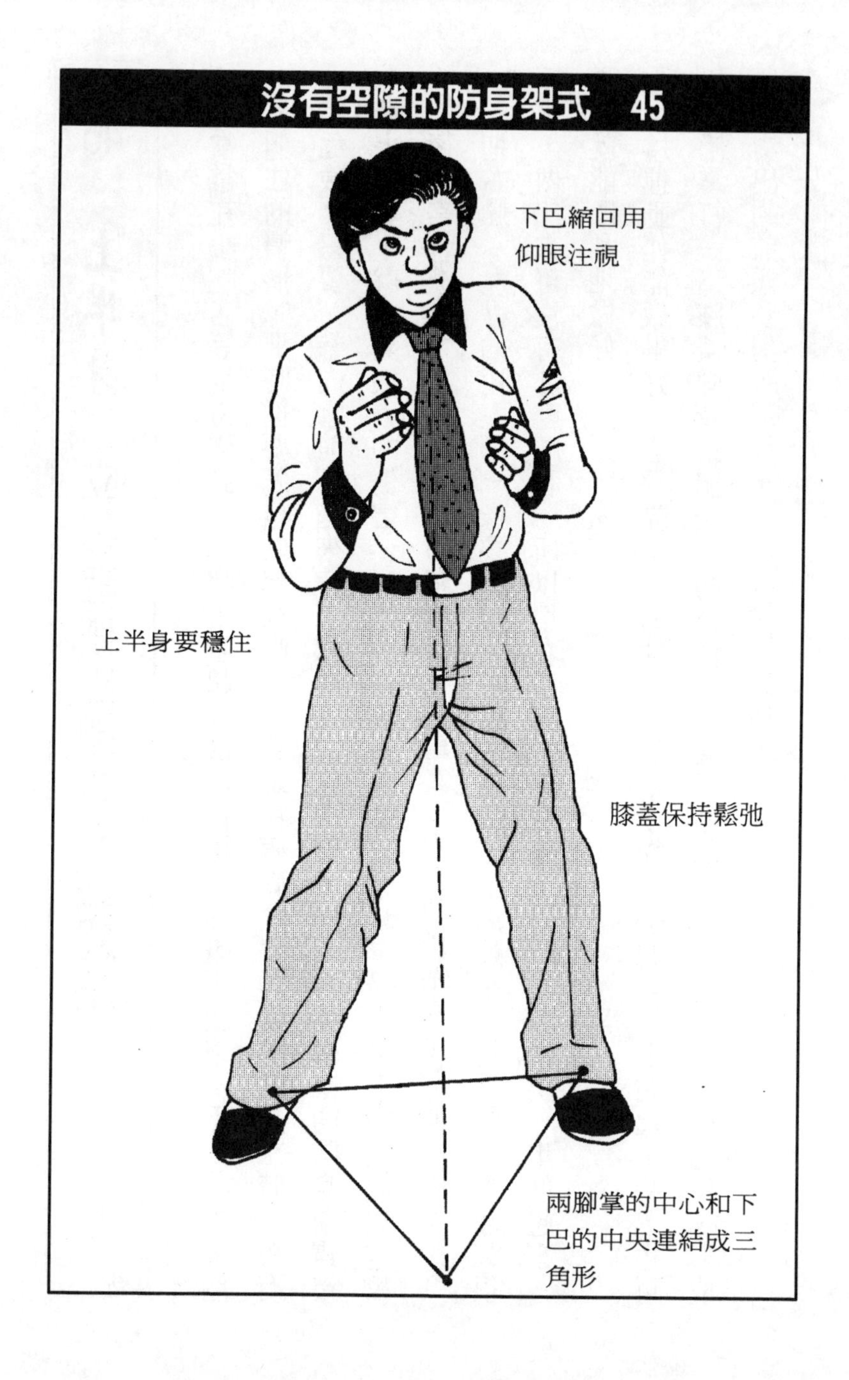
沒有空隙的防身架式　45
下巴縮回用
仰眼注視
上半身要穩住
膝蓋保持鬆弛
兩腳掌的中心和下
巴的中央連結成三
角形

46 上半身立刻能擺出架式的站起法

常常在小吃店等地方碰到：「喂！看起來塊頭還蠻大的嘛！出來一下！」被一些混混叫住的情形，那時你要怎樣站起來呢？不覺地把兩腳放齊的姿勢站起來時，會有一點危險！只要一拳向胸前打過來時，你就會向後摔倒。好不容易學來的防身術還沒有派上用場，就受到很大的傷害。所以，從椅子上站起來時，必須馬上能採取無空檔的防衛姿勢。那麼，要採取怎樣的站起法呢？總之，兩腳並排站立是最危險的。

把右腳（左撇的用左腳）像要踏出一步似的從椅子上站起來。這個動作看起來很簡單，做起來可沒有那麼順利。所以用右手打一下右膝，同時右腳踏出一步站起來。這樣就能順利地做好。

這種動作能做得好，必須靠平時的練習。如果要從車子的座位上站起來時，也可以用手掌打一下膝蓋同時踏出一步的方法。這樣子站起來，上半身自然會穩住，形成肩膀突出的前傾姿勢，這架式可以說無所畏懼了。

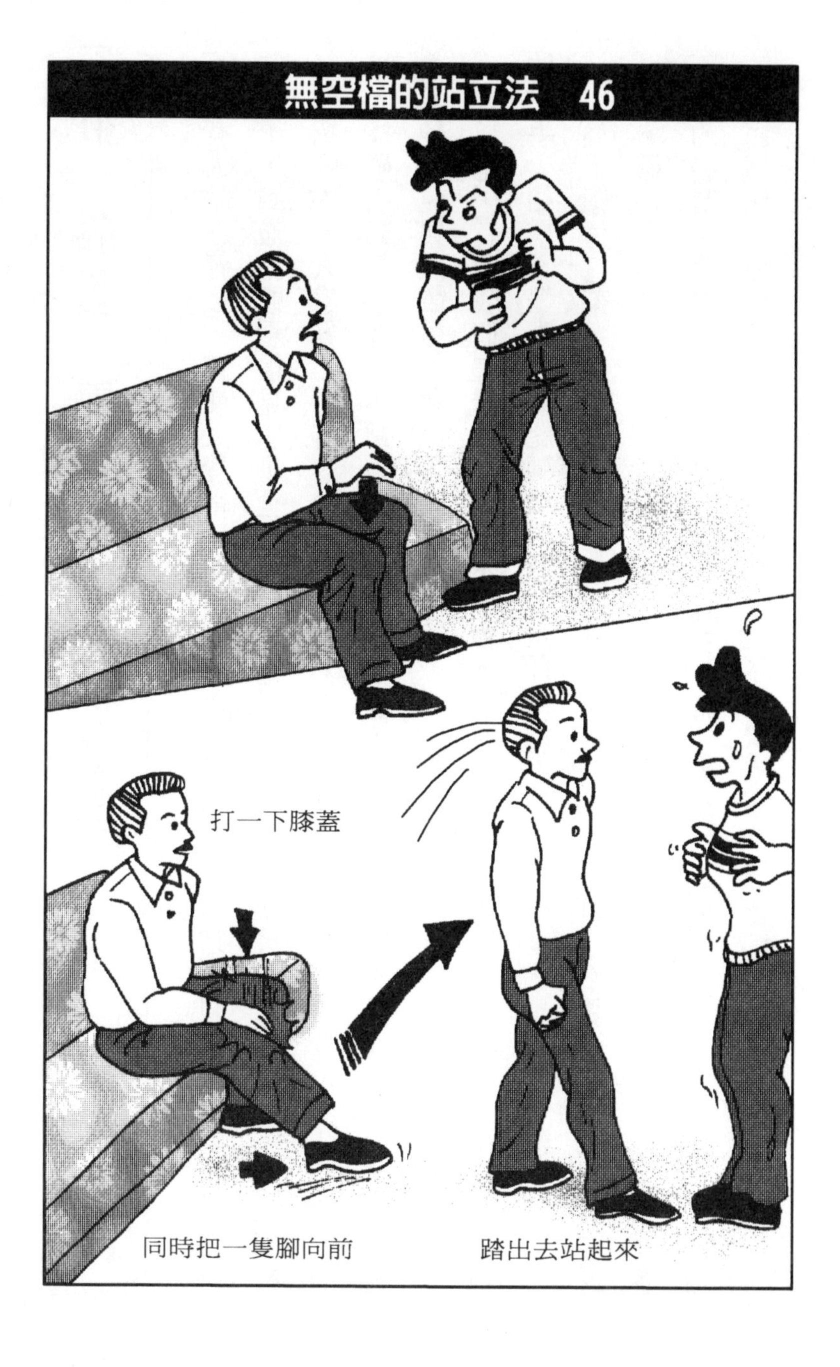
無空檔的站立法　46
打一下膝蓋
同時把一隻腳向前
踏出去站起來

47 膝蓋 顯出打架高手的姿勢

有人站在背後，總使人覺得不舒服，所以建議你走進飲食店的時候，不坐在門口的位子，到最盡頭看得見店裏全部人的角落，坐在那裏面帶笑容不分老少，向大家打一個招呼：「大家好！」客客氣氣的。雖然有人會覺得「這個人怪怪的」！但總不會被人找碴引起打架吧！不被人挑釁打架是最好不過的事，我認爲真正的防身術，其意義就是避免與人發生挑釁打架。

但是，有時我們怎樣預防也免不了會遇上瘋狗般的小流氓，這時候，不得不跟他做對手，如果不傷害他而能制伏的話，是最上策。

爲了應付打架，擺出打架能手的姿勢是必要的，用從椅子站起來的架式來對付就很好，穩住上半身，將伸於前面的膝蓋保持寬鬆，再把手按在膝蓋上，這種一副從容不迫的姿勢，實在令對方無從下手。保持這種姿勢然後說聲：「算了吧！還是好好地一起痛痛快快地喝一杯！」等對方的氣消了，萬事就化解了。

擺出打架高手的架式　47

上半身穩住
伸出前面的膝蓋
將手按在膝蓋上那就一切完備了

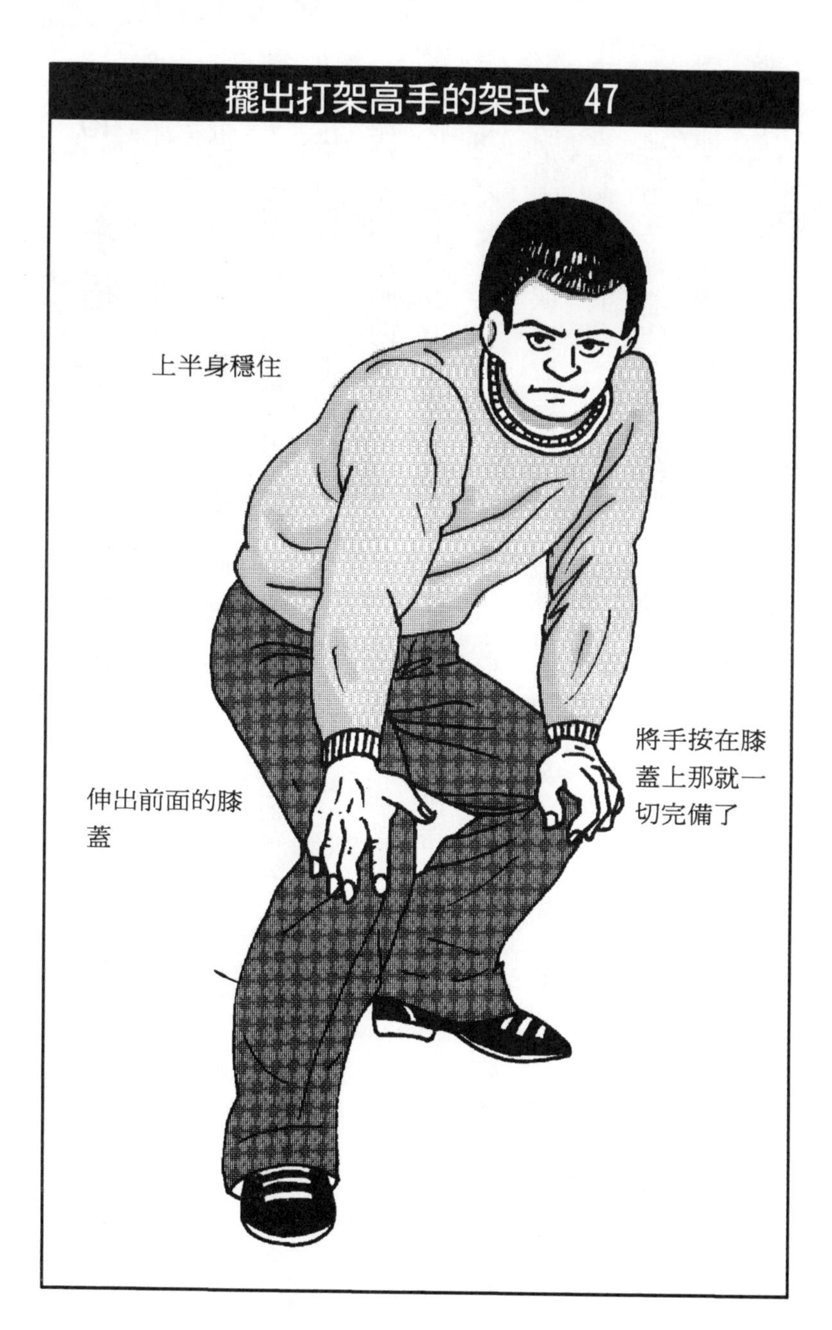

48 手指 在車上也能鍛鍊肌肉

俄羅斯有一句俗語：「天鵝看起來很優雅地在水上漂游，其實在水下卻不停地在動腳。」它是說乍看好像很悠閒的樣子，暗地裏卻拼命地在用功的意思。鼓勵大家用功要在不顯眼的地方下功夫。

如何在不顯眼的地方下功夫呢？例如在車上，手要抓住吊帶時，不是漫然地懸吊在那兒，而是將中指、無名指、小指三個指頭勾住吊帶，小指稍微用力的感覺，把手腕向內。本來只用小指一根就足夠吊住，但是，別人看了會覺得裝模作樣，所以乾脆用三個指頭勾住。採取這種姿態，脇部確實會緊縮，自然手臂的肌肉也會結實，稱得上是很好的肌力訓練。

還有很多種能輕快去做的肌力訓練。兩手相合好像要拜拜的樣子。特別是靠近手腕的部分用力相壓，把兩手的手臂向外擴張，手指相互勾住，用力互相拉緊，每天各做十～二十秒的訓練，有很大的效果。用膝蓋把球夾住的練習，能結實腳部的肌力。

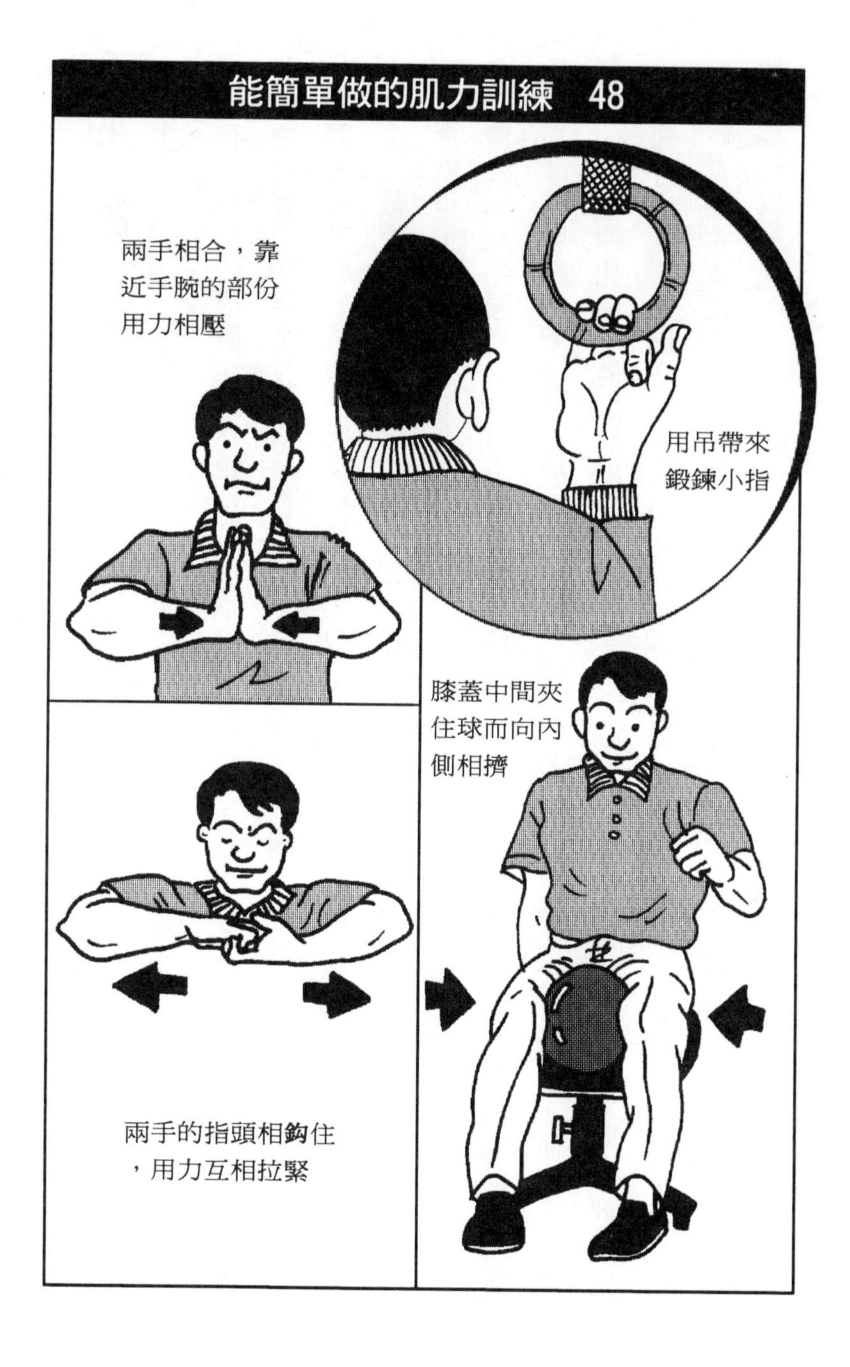
能簡單做的肌力訓練　48
兩手相合，靠
近手腕的部份
用力相壓
用吊帶來
鍛鍊小指
膝蓋中間夾
住球而向內
側相擠
兩手的指頭相鉤住
，用力互相拉緊

49 腋 女性們應該具有的訓練

有一位個性很懦怯的父親，不但不會毆打孩子，連罵也不會。他想如果這樣下去孩子會被寵壞，將來長大也不會成器。就下定決心，跑到沒有人的大廈屋頂上，拼命的練習大聲喊叫，這樣一來，終於能大聲斥責了。前面說過，女性可以當做武器大聲尖叫：「救命啊！」可是一旦遇到緊要關頭時，反而會變得像口吃一樣，叫不出聲音來，那就很糟糕了，所以要像這位父親一樣，平常就要做大聲叫喊的練習。

還有，女性遇到歹徒時，只要拼命掙扎，就容易開闢一條生路。這也像前面所述的，巧妙用肘拳用力捶打較能擊中，用指甲抓也有效，只是用這些辦法，使傷害降至最低。還在掙扎中，最好能抓住對方的手腕，把對方的手腕夾在腋下，下一步就能施展各種方法了。如果是肘，只要向外扳折就有效果，並且能抑制對方的手腕，所以女士們平常要養成從高處取下物品後，馬上縮回手肘的習慣，只要有這種訓練，便能增加防身的效果。

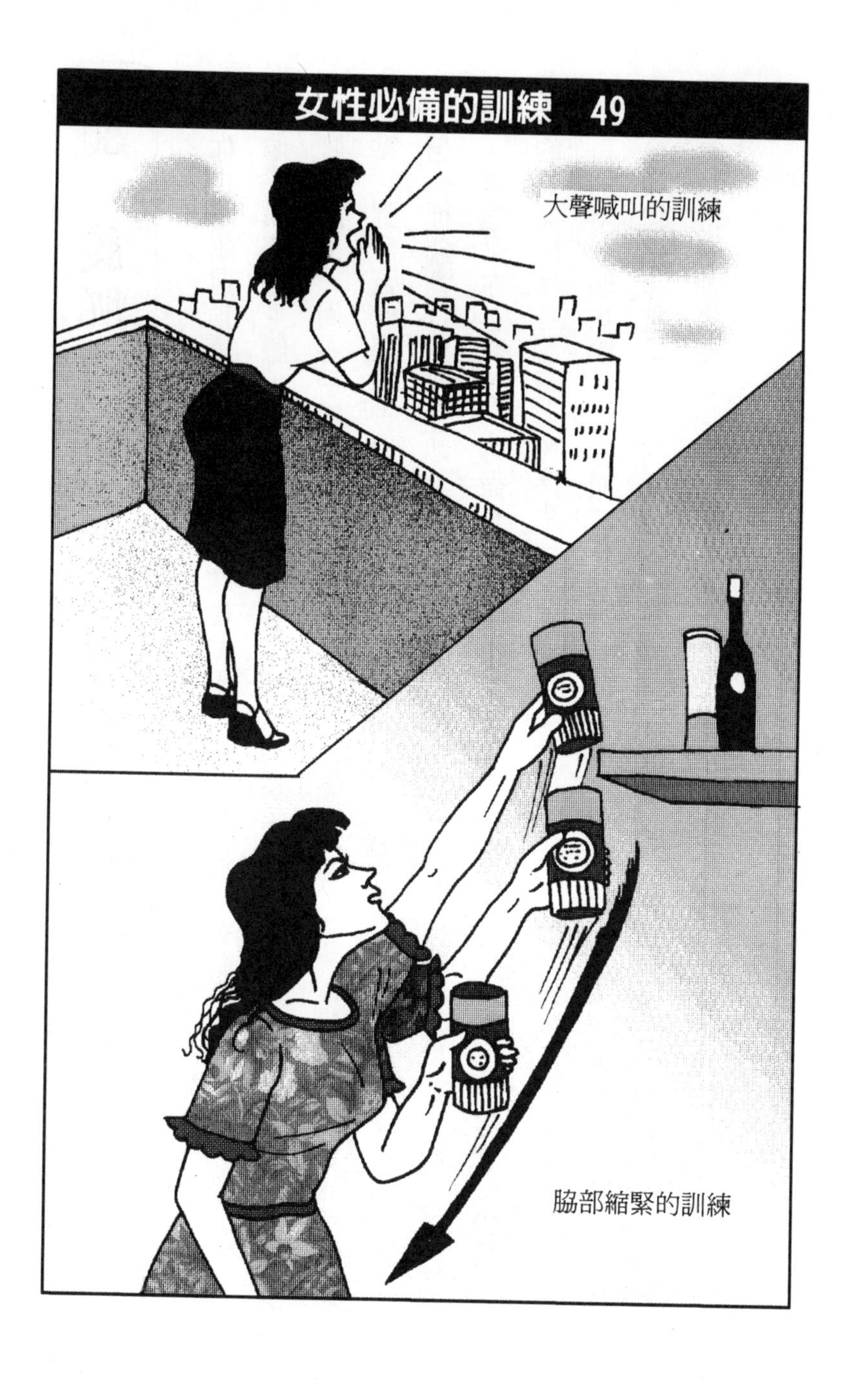
女性必備的訓練 49
大聲喊叫的訓練
脇部縮緊的訓練

50 腹肌一天做十次腹部就會緊縮的方法

你也學學運動選手比賽前做的準備體操，第一是仰臥躺在地上，形成一個大字，右腳像要橫跨過身體，大幅度的摔出去，然後用左手抓住這個腳跟。其次交換左右，把左腳摔出去，用右手抓住這個腳跟，這樣左右各做十次。對於運動不足的人，多少會有點感到辛苦的運動，但是運動過後，會格外覺得爽快。

另一種運動是趴伏在地上做的，右腳摔出去，在身體左側儘量遠離的地方用腳尖著地，這也是左右交互，各做十次，也很有效果。訣竅是上半身不可抬起，眼睛盯住著地的腳尖扭轉身體時，會產生一股快感。

再加上一個步驟，二人組成，一個當做馬的形態的腹肌運動，同樣一天做十次左右。這樣強化腹肌是沒有問題了。不但能鍛鍊或稍微被毆打也無所謂的強壯腹部，同時也能練得一副修長的身材，最受女士們的青睞。

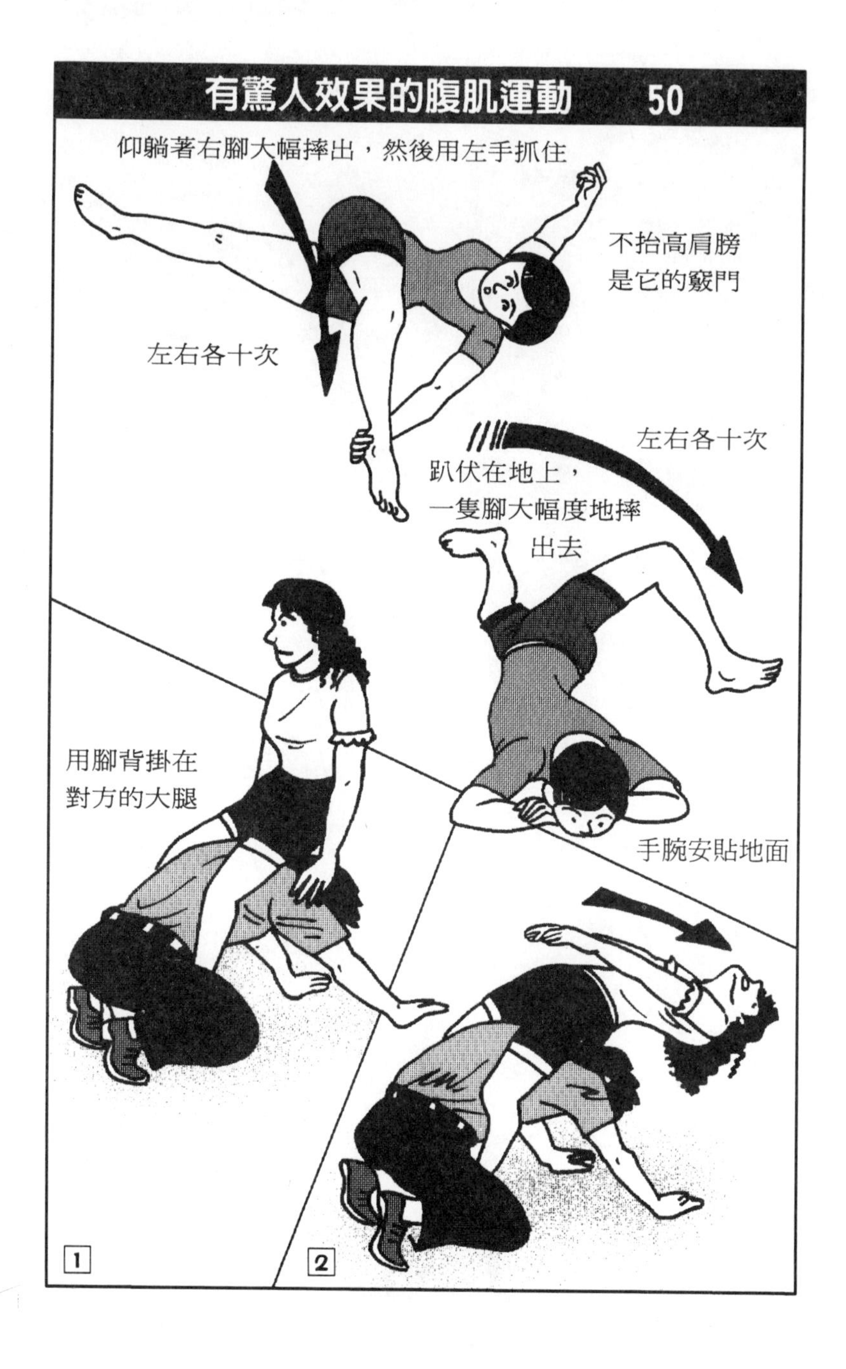
有驚人效果的腹肌運動　50
仰躺著右腳大幅摔出，然後用左手抓住
不抬高肩膀
是它的竅門
左右各十次
左右各十次
趴伏在地上，
一隻腳大幅度地摔
出去
手腕安貼地面
用腳背掛在
對方的大腿
1
2

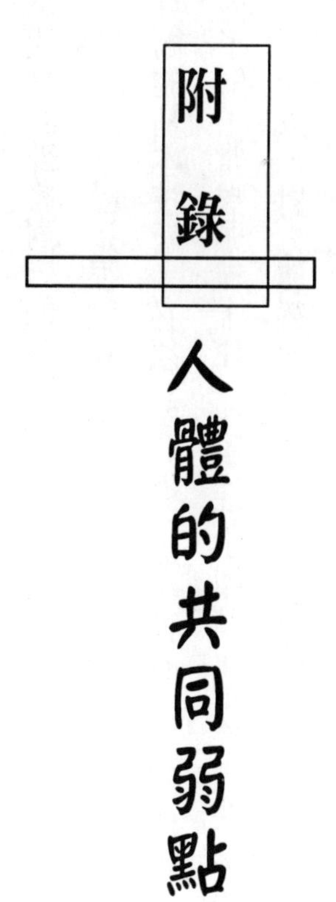
附錄
人體的共同弱點

附1 下巴 硬漢最怕這種攻擊

一般比賽時，最怕和對手面對面相視的場面，如果對手的相貌長得很猙獰，會有點怕怕；相反的長得很可愛，會湧起一股惻隱之心，不知從何下手，所以必定使用手掌或是肘部將對方的臉背過去。對於這種動作，對方一定感到很厭惡。

人的下巴是很脆弱的部份，不必用很大的力氣就能簡單地把它扭轉過去。這是防身術的基本技術，必須記住這一點。還有，下巴的攻擊法是從下往上攻。看看相撲就能了解，當喉頭被卡住，下巴往上舉時，就完全失去抵抗力而被推出去了。

所以，對方襲擊過來抓住你的胸襟時，立刻採取穩住上半身，伸直對方的手腕，像游泳方法的自由式動作，將對方的手腕抑制，再來如果能把對方的臉轉過去時，就很容易將他向前或向後擊倒。或者像要卡住喉頭似的把下巴上舉往旁邊一拽，用腳尖踏住對方的腳跟，把帶子往後拉，這樣就能充分防身了。

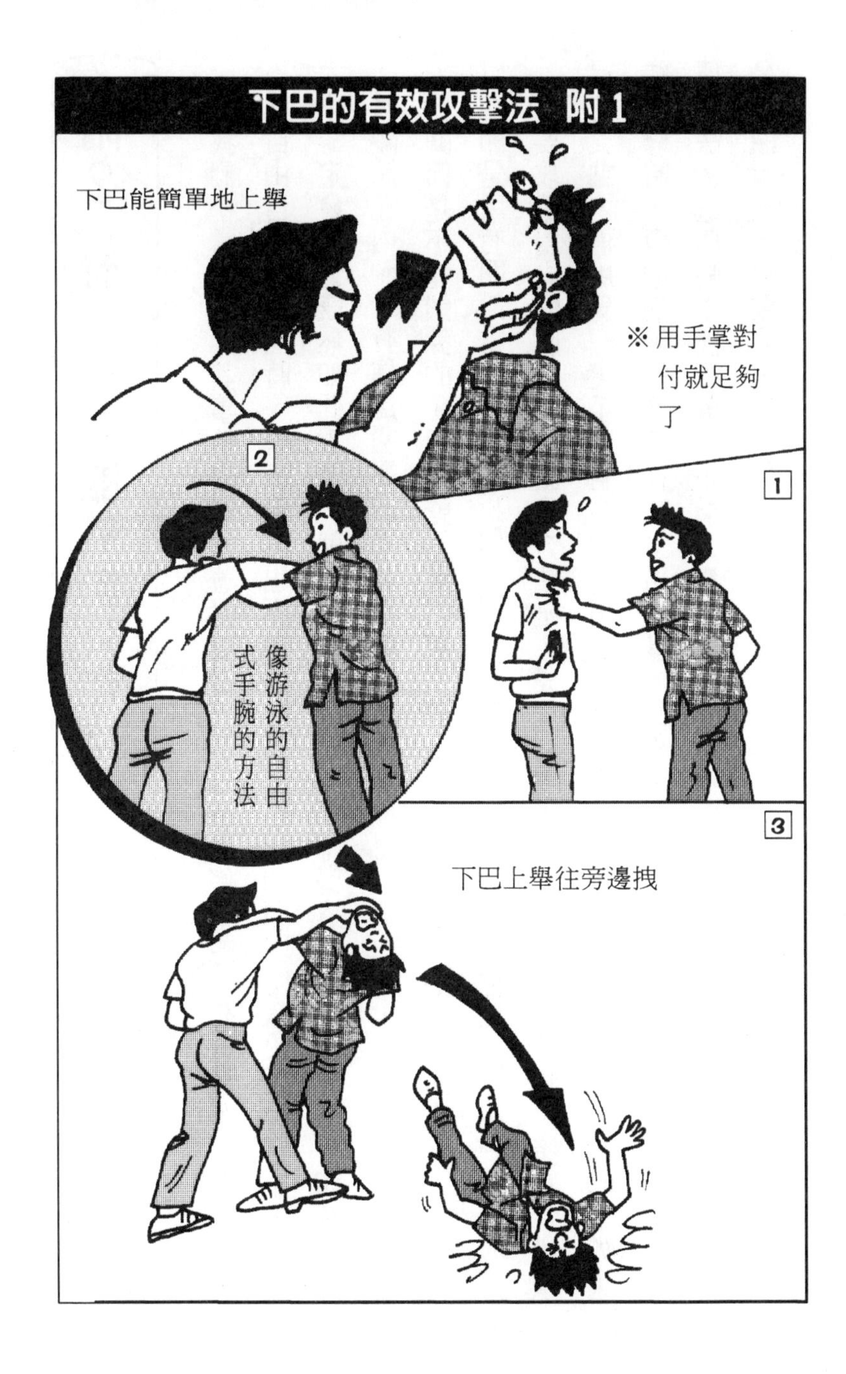
下巴的有效攻擊法　附1
下巴能簡單地上舉
※用手掌對付就足夠了
1
2
像游泳的自由式手腕的方法
3
下巴上舉往旁邊拽

附2 肘 手肘關節向外側推

我們平常都若無其事地在使用著肘關節，但是稍加仔細想一想，如果這個肘關節不能自由自在地彎曲時，要抓東西也不自由，寫字也成問題，吃飯更是非常不方便。大家一定會認為既然如此重要，就拼命鍛鍊好了，但是很遺憾的，沒有那麼如意，包括肘關節在內，所有稱為關節的都無法鍛鍊。

關節是不能鍛鍊的，所以乾脆就攻擊這個地方。並且想惹事打架而來的人，他的肘關節是所有關節當中最靠近我們，換句話說，攻擊肘關節是最捷徑的方法。

要攻擊對方的肘關節，基本方法是，先用一隻手固定住對方的手腕，將它當成槓桿的支點，再用另一隻手將對方的肘用力從外側壓。肘關節平常是朝裏面彎的，如果往外彎時，會劇痛得忍受不住。以這種基本動作，再加上把肘壓住然後扭轉，也是一種方法。這個動作很簡單，如果力量加重時，還會造成骨折或脫臼的重傷。不管對方是塊頭大漢，只要攻擊他的肘關節，就能從容地防衛。

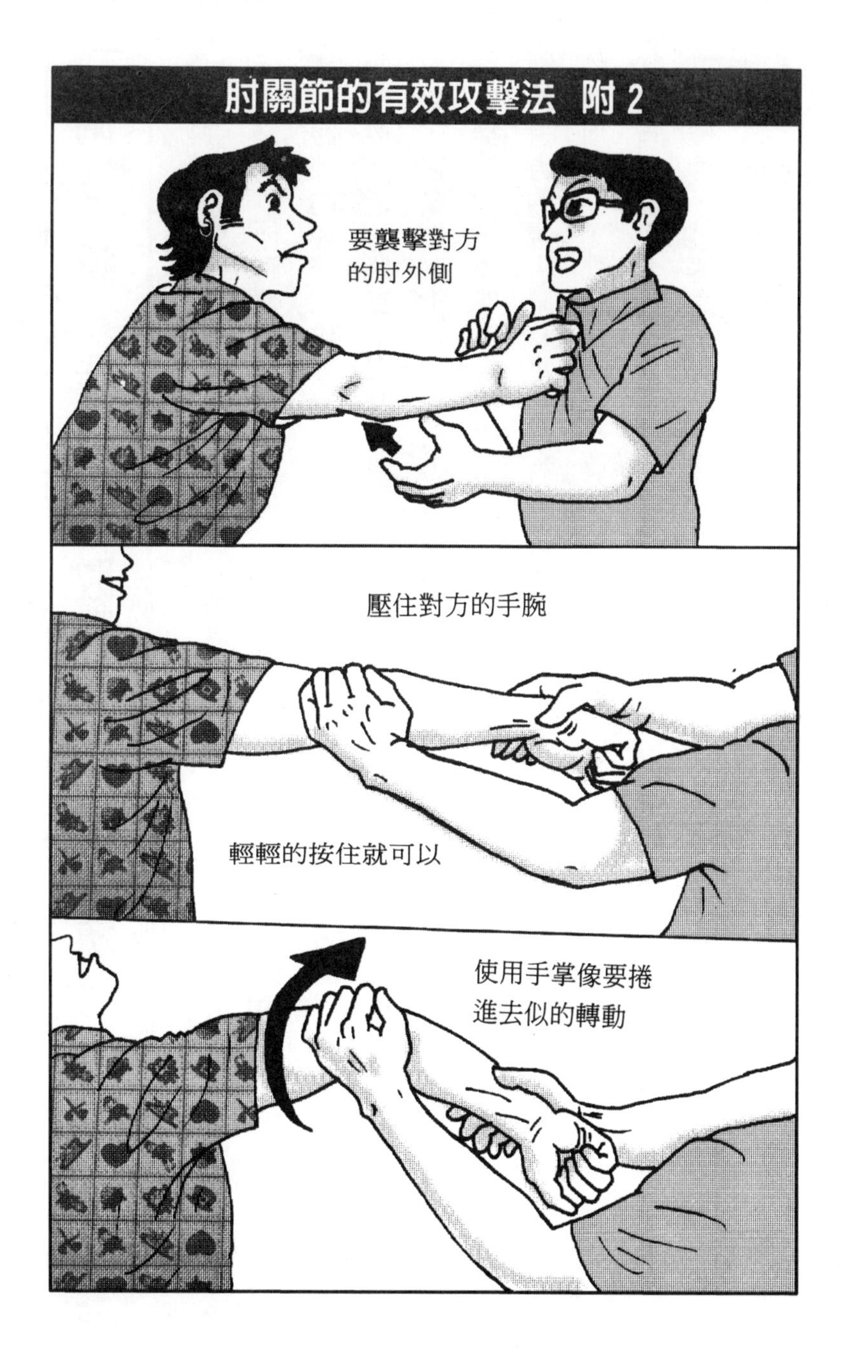
肘關節的有效攻擊法　附 2
要襲擊對方
的肘外側
壓住對方的手腕
輕輕的按住就可以
使用手掌像要捲
進去似的轉動

附3 腰 能精采地取勝的腰部攻擊法

守衛的最佳姿勢是上半身穩住，稍微向前傾斜的姿勢，是腰部沒有伸直的意思，反過來說，伸直腰的姿勢是無防備的。假如找碴打架的人是伸直腰時，最好攻擊他的腰，腰部的最簡單攻擊法就是所謂的反折。要撲過去抱住對方的話，上半身最好注意頭不要太低，將耳朵緊貼住對方的心臟部位，而且想成「哇！打雷了。好恐怖！」的感覺，拼命用力抱住，使對方的腰完全伸直，形成無防備狀態。

從他背後攻擊敵人的腰關節時，從背後抓住對方的兩手腕，用一隻腳的腳掌用力踩按對方的腰，同時將抓住的兩手腕用力向後拉，這樣敵人就動彈不得了。再進一步的應用動作，就是從背後被襲擊時的背後反擊法。

首先將全身的重量仰倒在對方而頓坐下去，用手肘儘量用力毆打對方的肘。趁對方不備時，迅速翻過身子，將四腳趴在地上的對方之襯衫後領部份和帶子抓住，拼命地用力拉，再用膝蓋壓住對方的腳跟腱。

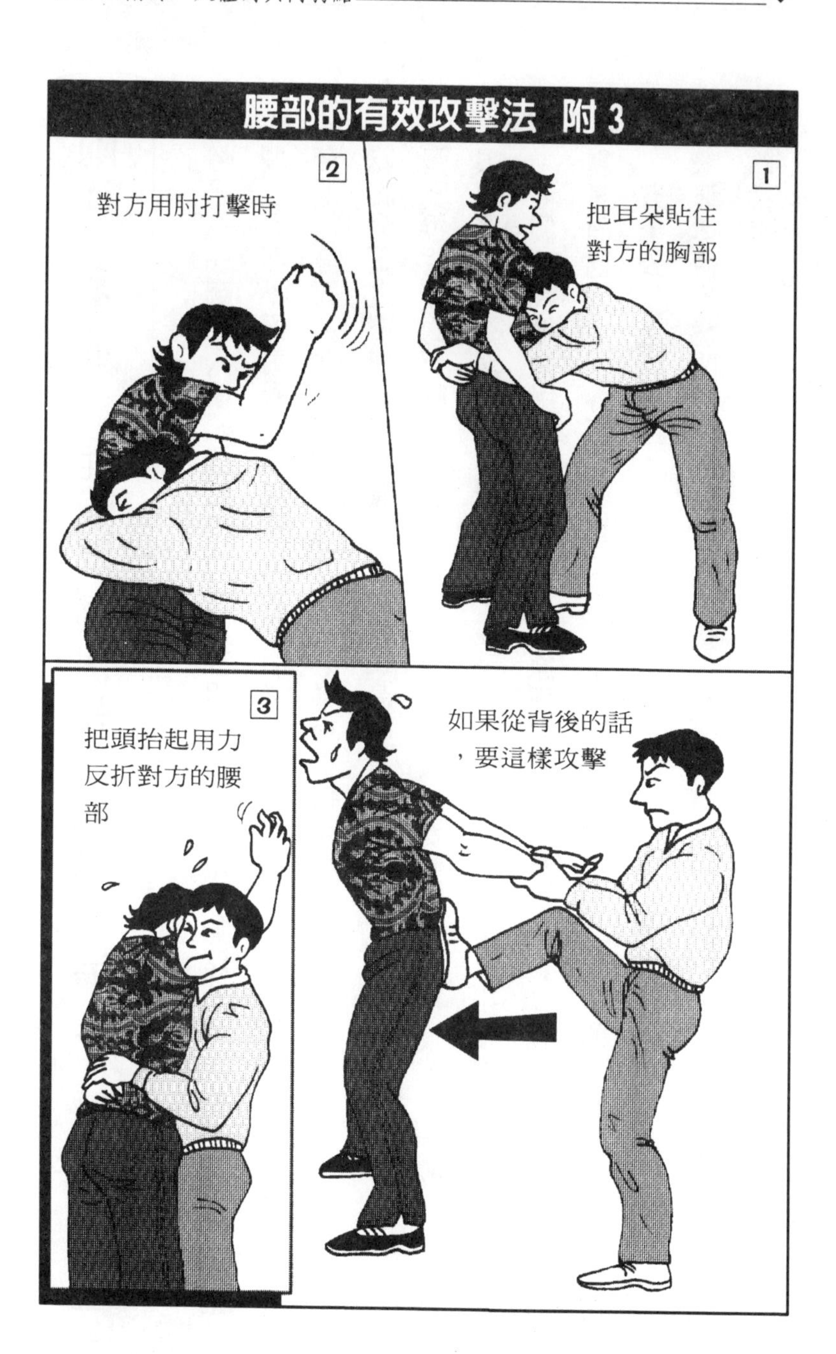
腰部的有效攻擊法 附3
1
把耳朵貼住
對方的胸部
2
對方用肘打擊時
3
把頭抬起用力
反折對方的腰
部
如果從背後的話
，要這樣攻擊

附4 手腕 能簡單制伏有力氣的大男人

俗語：「窮鳥入懷、獵師不殺。」被狙擊的鳥，走投無路的飛入懷抱裏，不由生出憐憫之心而不忍射殺。或是因既成事實而射殺時，也認爲是自投羅網。這句俗語正好能套上防身術，女士們被流氓襲擊時，嚇得東逃西藏，亂跑亂闖，也逃不過他的追擊，乾脆緊緊地摟住他的身體，反而能提高防身的機率。

緊緊拉住後的反擊法：如果是一位力氣薄弱的女性時，還是攻擊手腕較好。這個動作很簡單，只要緊緊摟住對方的一隻手腕，把全身的重量吊掛在那裏。像職業舉重選手，他們巧妙地應用圖形運動的力學原理加上使用雙手，最多只能舉起自己體重的兩倍重量而已。何況外行人，單單用一隻手所舉起的重量是有限的，當然無法撐住體重四、五十公斤重的女性。

緊緊摟住的竅門是，不僅用雙手摟住而已，甚至用胸膛將對方的手腕全部像要抱住似的摟緊。接著，不管頓坐在地上或是向前傾倒的姿勢，都能控制住莽漢的手腕。

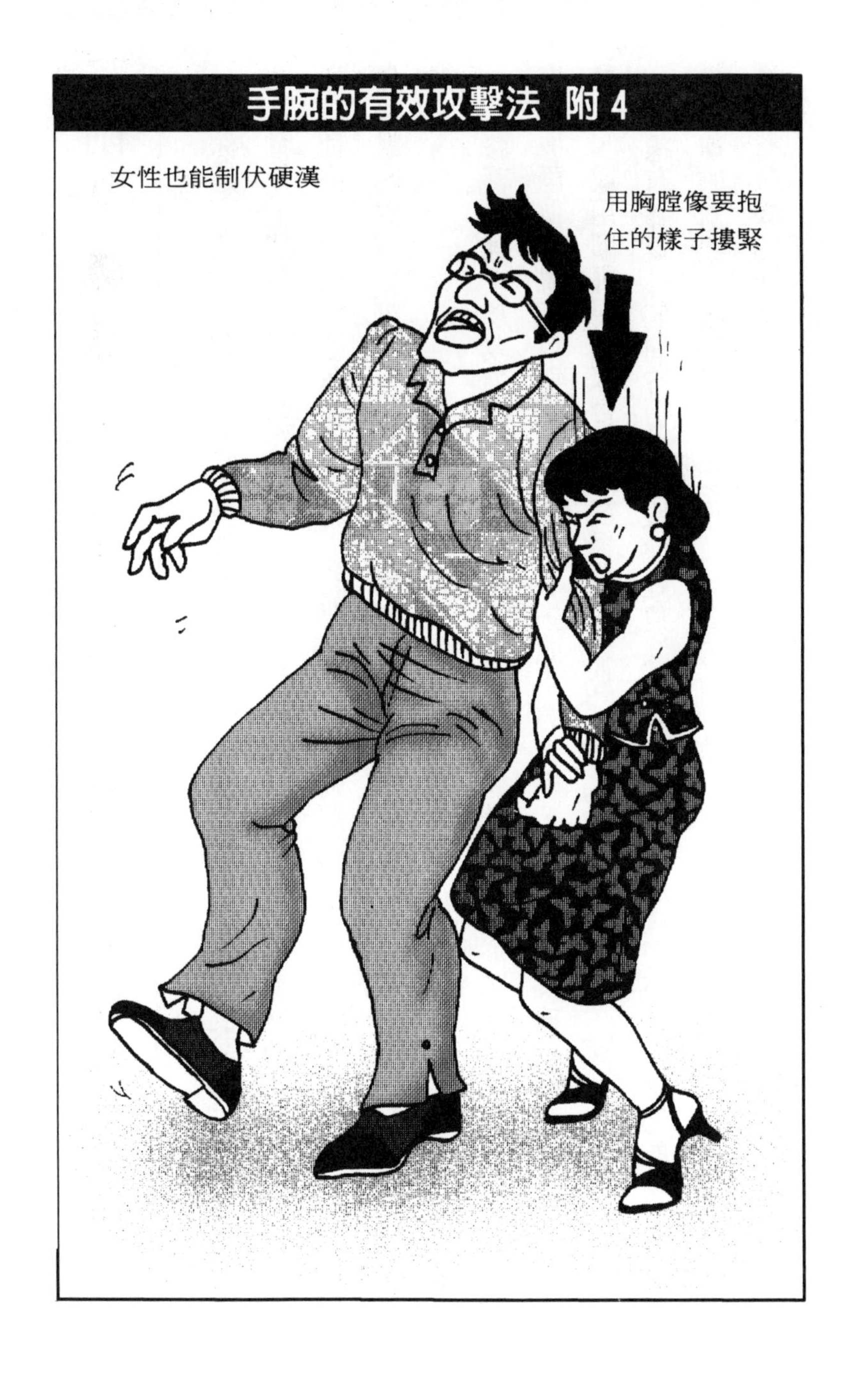
手腕的有效攻擊法 附 4
女性也能制伏硬漢
用胸膛像要抱
住的樣子摟緊

附5 膝蓋　從背後攻擊膝蓋會很輕易地倒下

你是否在孩童時代有過這種調皮的經驗？神不知鬼不覺地走到呆呆站在那兒的小朋友背後，然後用手或腳將對方的膝蓋彎折處推去，而發出一聲咯噠！這也可以應用到防身術。如果能敏捷地轉到對方的背後時，用腳跟把對方的膝蓋用力壓去。遭到突然襲擊的對方，一定會向前摔倒而撞到膝蓋。如果撞到的地方嚴重時，可能會站不起來。

膝蓋是經不起攻擊的要害，仔細看看自己的膝蓋周圍就能了解，膝蓋的上面，各別形成兩個酒渦，只要把這部位用手指頭用力一壓，就會感覺疼痛。何況用手踝用力敲打，或用腳跟踢，都會造成很嚴重的傷害。

還有膝蓋外側的下方有一塊像鯉魚塊的肌肉。這塊肌肉左右膝蓋關節的轉動，也是狙擊的對象。毆打或踢這部位時，對方會蹲倒下去，暫時動彈不了。攻擊膝蓋周圍是最有效果的防身術。

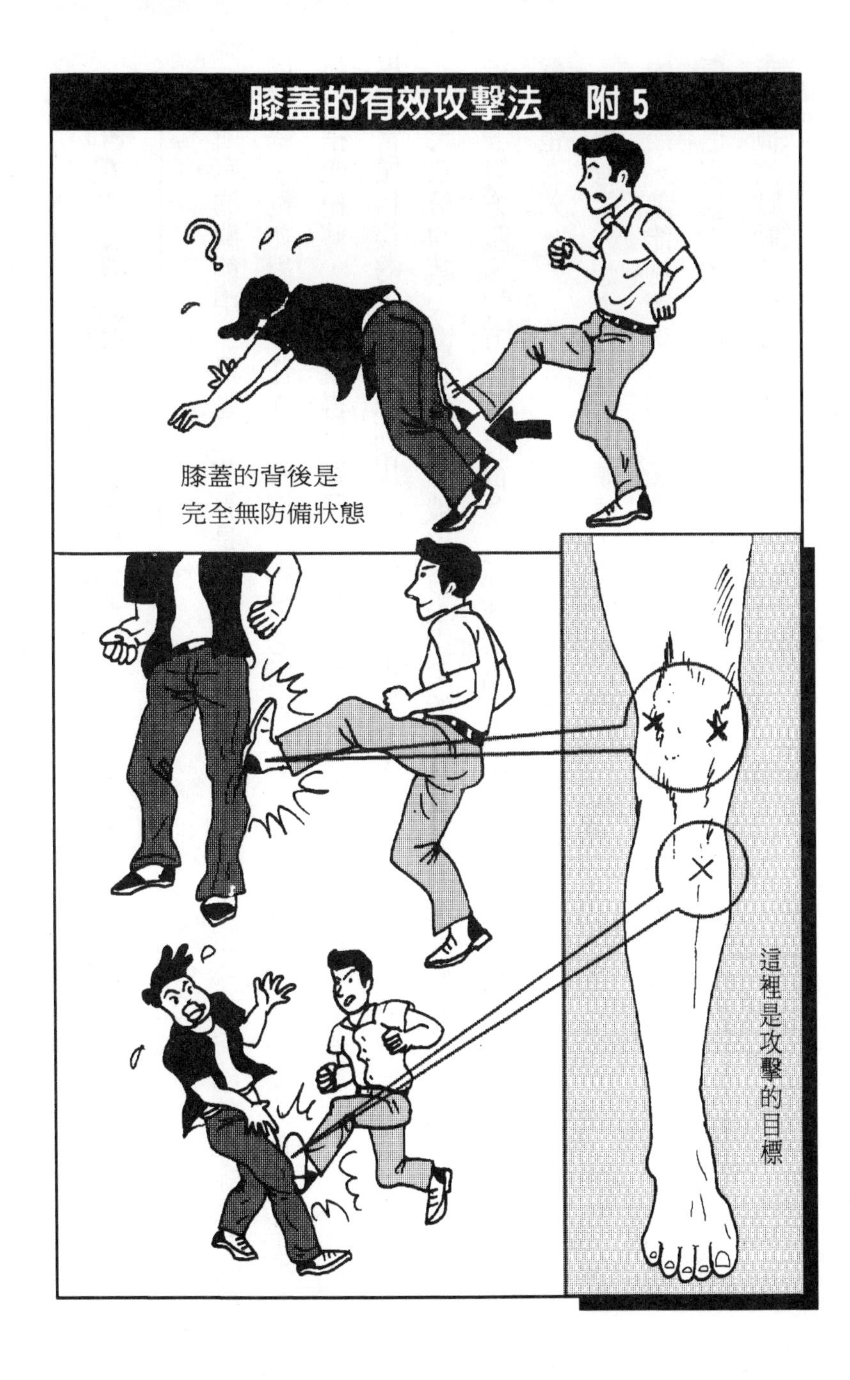
膝蓋的有效攻擊法　附 5
膝蓋的背後是
完全無防備狀態
這裡是攻擊的目標

附6 手指 所有的致命傷在於指頭的關節

所有的關節中，最脆弱的算是指頭的關節。防身時，不得不在對方的指頭關節加以反擊。例如對方抓住你的胸襟，帶著恐嚇而來時，只要能迅速握緊對方的小指頭，將小指頭扭轉，對方就得服輸了。但是，扭轉的方法也有竅門，只要把對方的小指頭根部當做槓桿的支力點來利用，就能完全抑制對方的小指。

大部份的敵人沒有料到會被攻擊小指頭的。這種攻擊術非常有效。攻擊對方的手指，讓對方服輸的方法還有很多：抓住拇指以外的四根指頭，用同樣的要領扭轉的攻擊法也有效。

還有對方想卡住你的喉頭時，最好能把手放在對方的手背上，然後用力握緊拳頭的關節，就能夠讓對方的指頭關節感到劇痛，接著，把他的手腕向前用力一拉，再用肩膀傷害對方的手肘。如果從背後被抱住時，兩手緊緊地抓住對方的雙手背，像要看手錶似的轉動手腕就可傷害對方，因為手指頭是很脆弱的。

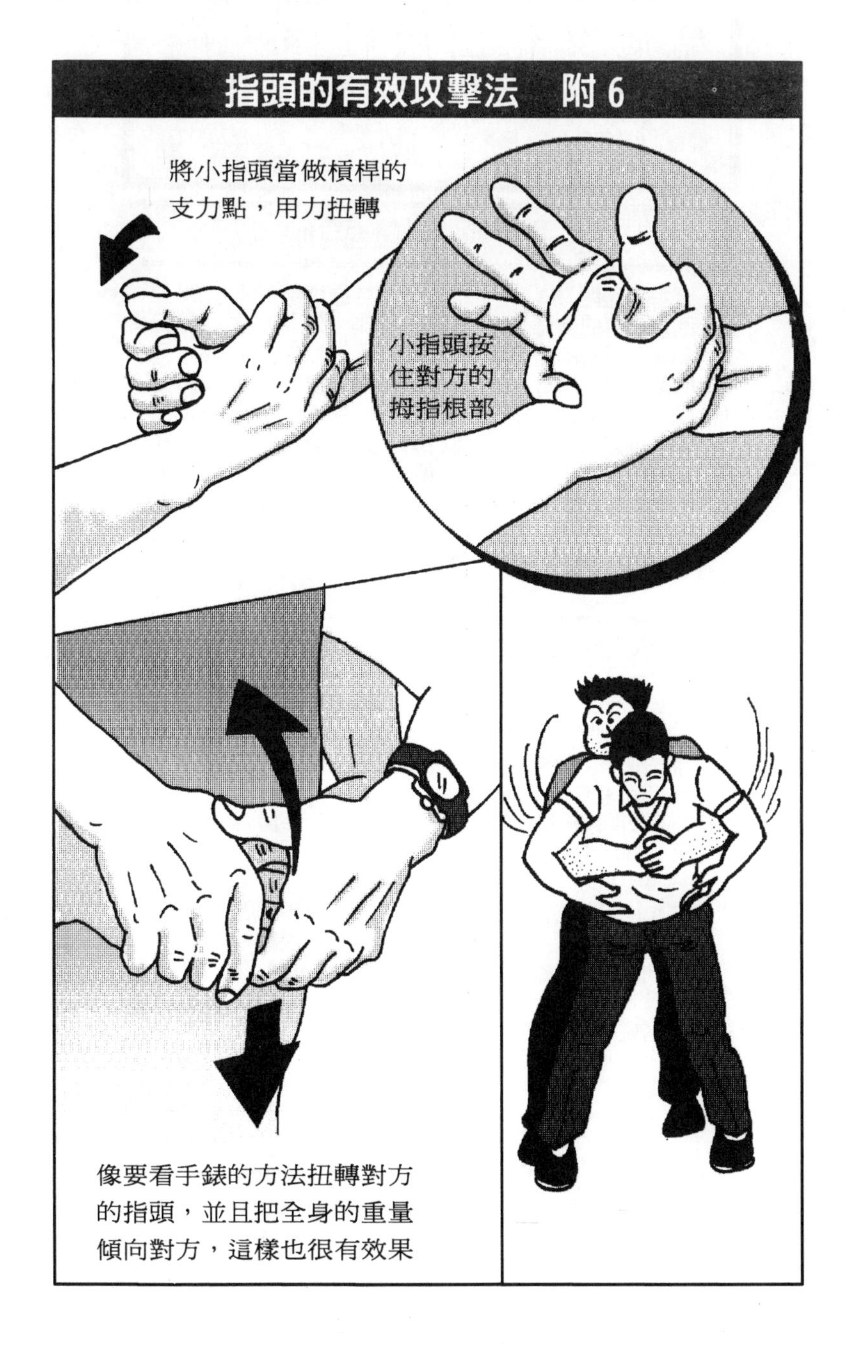
指頭的有效攻擊法　附 6
將小指頭當做槓桿的
支力點，用力扭轉
小指頭按
住對方的
拇指根部
像要看手錶的方法扭轉對方
的指頭，並且把全身的重量
傾向對方，這樣也很有效果

大展出版社有限公司
品冠文化出版社

圖書目錄

地址：台北市北投區(石牌)
致遠一路二段12巷1號
電話：(02) 28236031
28236033
28233123
郵撥：01669551<大展>
19346241<品冠>
傳真：(02) 28272069

・熱門新知・品冠編號67

1.	圖解基因與DNA	（精）	中原英臣主編	230元
2.	圖解人體的神奇	（精）	米山公啟主編	230元
3.	圖解腦與心的構造	（精）	永田和哉主編	230元
4.	圖解科學的神奇	（精）	鳥海光弘主編	230元
5.	圖解數學的神奇	（精）	柳谷晃著	250元
6.	圖解基因操作	（精）	海老原充主編	230元
7.	圖解後基因組	（精）	才園哲人著	230元
8.	圖解再生醫療的構造與未來		才園哲人著	230元
9.	保護身體的免疫構造		才園哲人著	230元

・生活廣場・品冠編號61

1.	366天誕生星	李芳黛譯	280元
2.	366天誕生花與誕生石	李芳黛譯	280元
3.	科學命相	淺野八郎著	220元
4.	已知的他界科學	陳蒼杰譯	220元
5.	開拓未來的他界科學	陳蒼杰譯	220元
6.	世紀末變態心理犯罪檔案	沈永嘉譯	240元
7.	366天開運年鑑	林廷宇編著	230元
8.	色彩學與你	野村順一著	230元
9.	科學手相	淺野八郎著	230元
10.	你也能成為戀愛高手	柯富陽編著	220元
11.	血型與十二星座	許淑瑛編著	230元
12.	動物測驗—人性現形	淺野八郎著	200元
13.	愛情、幸福完全自測	淺野八郎著	200元
14.	輕鬆攻佔女性	趙奕世編著	230元
15.	解讀命運密碼	郭宗德著	200元
16.	由客家了解亞洲	高木桂藏著	220元

・女醫師系列・品冠編號62

1.	子宮內膜症	國府田清子著	200元
2.	子宮肌瘤	黑島淳子著	200元

3.	上班女性的壓力症候群	池下育子著	200元
4.	漏尿、尿失禁	中田真木著	200元
5.	高齡生產	大鷹美子著	200元
6.	子宮癌	上坊敏子著	200元
7.	避孕	早乙女智子著	200元
8.	不孕症	中村春根著	200元
9.	生理痛與生理不順	堀口雅子著	200元
10.	更年期	野末悅子著	200元

・傳統民俗療法・品冠編號 63

1.	神奇刀療法	潘文雄著	200元
2.	神奇拍打療法	安在峰著	200元
3.	神奇拔罐療法	安在峰著	200元
4.	神奇艾灸療法	安在峰著	200元
5.	神奇貼敷療法	安在峰著	200元
6.	神奇薰洗療法	安在峰著	200元
7.	神奇耳穴療法	安在峰著	200元
8.	神奇指針療法	安在峰著	200元
9.	神奇藥酒療法	安在峰著	200元
10.	神奇藥茶療法	安在峰著	200元
11.	神奇推拿療法	張貴荷著	200元
12.	神奇止痛療法	漆 浩 著	200元
13.	神奇天然藥食物療法	李琳編著	200元

・常見病藥膳調養叢書・品冠編號 631

1.	脂肪肝四季飲食	蕭守貴著	200元
2.	高血壓四季飲食	秦玖剛著	200元
3.	慢性腎炎四季飲食	魏從強著	200元
4.	高脂血症四季飲食	薛輝著	200元
5.	慢性胃炎四季飲食	馬秉祥著	200元
6.	糖尿病四季飲食	王耀獻著	200元
7.	癌症四季飲食	李忠著	200元
8.	痛風四季飲食	魯焰主編	200元
9.	肝炎四季飲食	王虹等著	200元
10.	肥胖症四季飲食	李偉等著	200元
11.	膽囊炎、膽石症四季飲食	謝春娥著	200元

・彩色圖解保健・品冠編號 64

1.	瘦身	主婦之友社	300元
2.	腰痛	主婦之友社	300元
3.	肩膀痠痛	主婦之友社	300元

4. 腰、膝、腳的疼痛　主婦之友社　300元
5. 壓力、精神疲勞　主婦之友社　300元
6. 眼睛疲勞、視力減退　主婦之友社　300元

·心想事成·品冠編號65

1. 魔法愛情點心　結城莫拉著　120元
2. 可愛手工飾品　結城莫拉著　120元
3. 可愛打扮 & 髮型　結城莫拉著　120元
4. 撲克牌算命　結城莫拉著　120元

·少年偵探·品冠編號66

1. 怪盜二十面相　（精）　江戶川亂步著　特價189元
2. 少年偵探團　（精）　江戶川亂步著　特價189元
3. 妖怪博士　（精）　江戶川亂步著　特價189元
4. 大金塊　（精）　江戶川亂步著　特價230元
5. 青銅魔人　（精）　江戶川亂步著　特價230元
6. 地底魔術王　（精）　江戶川亂步著　特價230元
7. 透明怪人　（精）　江戶川亂步著　特價230元
8. 怪人四十面相　（精）　江戶川亂步著　特價230元
9. 宇宙怪人　（精）　江戶川亂步著　特價230元
10. 恐怖的鐵塔王國　（精）　江戶川亂步著　特價230元
11. 灰色巨人　（精）　江戶川亂步著　特價230元
12. 海底魔術師　（精）　江戶川亂步著　特價230元
13. 黃金豹　（精）　江戶川亂步著　特價230元
14. 魔法博士　（精）　江戶川亂步著　特價230元
15. 馬戲怪人　（精）　江戶川亂步著　特價230元
16. 魔人銅鑼　（精）　江戶川亂步著　特價230元
17. 魔法人偶　（精）　江戶川亂步著　特價230元
18. 奇面城的秘密　（精）　江戶川亂步著　特價230元
19. 夜光人　（精）　江戶川亂步著　特價230元
20. 塔上的魔術師　（精）　江戶川亂步著　特價230元
21. 鐵人Q　（精）　江戶川亂步著　特價230元
22. 假面恐怖王　（精）　江戶川亂步著　特價230元
23. 電人M　（精）　江戶川亂步著　特價230元
24. 二十面相的詛咒　（精）　江戶川亂步著　特價230元
25. 飛天二十面相　（精）　江戶川亂步著　特價230元
26. 黃金怪獸　（精）　江戶川亂步著　特價230元

·武術特輯·大展編號10

1. 陳式太極拳入門　馮志強編著　180元
2. 武式太極拳　郝少如編著　200元

3.	中國跆拳道實戰 100 例	岳維傳著	220 元
4.	教門長拳	蕭京凌編著	150 元
5.	跆拳道	蕭京凌編譯	180 元
6.	正傳合氣道	程曉鈴譯	200 元
8.	格鬥空手道	鄭旭旭編著	200 元
9.	實用跆拳道	陳國榮編著	200 元
10.	武術初學指南	李文英、解守德編著	250 元
11.	泰國拳	陳國榮著	180 元
12.	中國式摔跤	黃　斌編著	180 元
13.	太極劍入門	李德印編著	180 元
14.	太極拳運動	運動司編	250 元
15.	太極拳譜	清・王宗岳等著	280 元
16.	散手初學	冷　峰編著	200 元
17.	南拳	朱瑞琪編著	180 元
18.	吳式太極劍	王培生著	200 元
19.	太極拳健身與技擊	王培生著	250 元
20.	秘傳武當八卦掌	狄兆龍著	250 元
21.	太極拳論譚	沈　壽著	250 元
22.	陳式太極拳技擊法	馬　虹著	250 元
23.	二十四式 三十二式 太極 拳 劍	闞桂香著	180 元
24.	楊式秘傳 129 式太極長拳	張楚全著	280 元
25.	楊式太極拳架詳解	林炳堯著	280 元
26.	華佗五禽劍	劉時榮著	180 元
27.	太極拳基礎講座：基本功與簡化 24 式	李德印著	250 元
28.	武式太極拳精華	薛乃印著	200 元
29.	陳式太極拳拳理闡微	馬　虹著	350 元
30.	陳式太極拳體用全書	馬　虹著	400 元
31.	張三豐太極拳	陳占奎著	200 元
32.	中國太極推手	張　山主編	300 元
33.	48 式太極拳入門	門惠豐編著	220 元
34.	太極拳奇人奇功	嚴翰秀編著	250 元
35.	心意門秘籍	李新民編著	220 元
36.	三才門乾坤戊己功	王培生編著	220 元
37.	武式太極劍精華＋VCD	薛乃印編著	350 元
38.	楊式太極拳	傅鐘文演述	200 元
39.	陳式太極拳、劍 36 式	闞桂香編著	250 元
40.	正宗武式太極拳	薛乃印著	220 元
41.	杜元化＜太極拳正宗＞考析	王海洲等著	300 元
42.	＜珍貴版＞陳式太極拳	沈家楨著	280 元
43.	24 式太極拳＋VCD	中國國家體育總局著	350 元
44.	太極推手絕技	安在峰編著	250 元
45.	孫祿堂武學錄	孫祿堂著	300 元
46.	＜珍貴本＞陳式太極拳精選	馮志強著	280 元
47.	武當趙堡太極拳小架	鄭悟清傳授	250 元

48. 太極拳習練知識問答	邱丕相主編	220 元
49. 八法拳 八法槍	武世俊著	220 元
50. 地趟拳＋VCD	張憲政著	350 元
51. 四十八式太極拳＋VCD	楊 靜演示	400 元
52. 三十二式太極劍＋VCD	楊 靜演示	300 元
53. 隨曲就伸 中國太極拳名家對話錄	余功保著	300 元
54. 陳式太極拳五功八法十三勢	闞桂香著	200 元
55. 六合螳螂拳	劉敬儒等著	280 元
56. 古本新探華佗五禽戲	劉時榮編著	180 元
57. 陳式太極拳養生功＋VCD	陳正雷著	350 元
58. 中國循經太極拳二十四式教程	李兆生著	300 元
59. <珍貴本>太極拳研究	唐豪・顧留馨著	250 元
60. 武當三豐太極拳	劉嗣傳著	300 元
61. 楊式太極拳體用圖解	崔仲三編著	400 元
62. 太極十三刀	張耀忠編著	230 元
63. 和式太極拳譜＋VCD	和有祿編著	450 元
64. 太極內功養生術	關永年著	300 元
65. 養生太極推手	黃康輝編著	280 元
66. 太極推手祕傳	安在峰編著	300 元
67. 楊少侯太極拳用架真詮	李璉編著	280 元
68. 細說陰陽相濟的太極拳	林冠澄著	350 元
69. 太極內功解祕	祝大彤編著	280 元

・彩色圖解太極武術・大展編號 102

1. 太極功夫扇	李德印編著	220 元
2. 武當太極劍	李德印編著	220 元
3. 楊式太極劍	李德印編著	220 元
4. 楊式太極刀	王志遠著	220 元
5. 二十四式太極拳(楊式)＋VCD	李德印編著	350 元
6. 三十二式太極劍(楊式)＋VCD	李德印編著	350 元
7. 四十二式太極劍＋VCD	李德印編著	350 元
8. 四十二式太極拳＋VCD	李德印編著	350 元
9. 16 式太極拳 18 式太極劍＋VCD	崔仲三著	350 元
10. 楊氏 28 式太極拳＋VCD	趙幼斌著	350 元
11. 楊式太極拳 40 式＋VCD	宗維潔編著	350 元
12. 陳式太極拳 56 式＋VCD	黃康輝等著	350 元
13. 吳式太極拳 45 式＋VCD	宗維潔編著	350 元
14. 精簡陳式太極拳 8 式、16 式	黃康輝編著	220 元
15. 精簡吳式太極拳<36 式拳架・推手>	柳恩久主編	220 元
16. 夕陽美功夫扇	李德印著	220 元
17. 綜合 48 式太極拳＋VCD	竺玉明編著	350 元
18. 32 式太極拳（四段）	宗維潔演示	220 元

・國際武術競賽套路・大展編號 103

1. 長拳 李巧玲執筆 220 元
2. 劍術 程慧琨執筆 220 元
3. 刀術 劉同為執筆 220 元
4. 槍術 張躍寧執筆 220 元
5. 棍術 殷玉柱執筆 220 元

・簡化太極拳・大展編號 104

1. 陳式太極拳十三式 陳正雷編著 200 元
2. 楊式太極拳十三式 楊振鐸編著 200 元
3. 吳式太極拳十三式 李秉慈編著 200 元
4. 武式太極拳十三式 喬松茂編著 200 元
5. 孫式太極拳十三式 孫劍雲編著 200 元
6. 趙堡太極拳十三式 王海洲編著 200 元

・導引養生功・大展編號 105

1. 疏筋壯骨功＋VCD 張廣德著 350 元
2. 導引保建功＋VCD 張廣德著 350 元
3. 頤身九段錦＋VCD 張廣德著 350 元
4. 九九還童功＋VCD 張廣德著 350 元
5. 舒心平血功＋VCD 張廣德著 350 元
6. 益氣養肺功＋VCD 張廣德著 350 元
7. 養生太極扇＋VCD 張廣德著 350 元
8. 養生太極棒＋VCD 張廣德著 350 元
9. 導引養生形體詩韻＋VCD 張廣德著 350 元
10. 四十九式經絡動功＋VCD 張廣德著 350 元

・中國當代太極拳名家名著・大展編號 106

1. 李德印太極拳規範教程 李德印著 550 元
2. 王培生吳式太極拳詮真 王培生著 500 元
3. 喬松茂武式太極拳詮真 喬松茂著 450 元
4. 孫劍雲孫式太極拳詮真 孫劍雲著 350 元
5. 王海洲趙堡太極拳詮真 王海洲著 500 元
6. 鄭琛太極拳道詮真 鄭琛著 450 元

・古代健身功法・大展編號 107

1. 練功十八法 蕭凌編著 200 元
2. 十段錦運動 劉時榮編著 180 元

3.	二十八式長壽健身操	劉時榮著	180 元
4.	簡易太極拳健身功	王建華著	200 元

・名師出高徒・大展編號 111

1.	武術基本功與基本動作	劉玉萍編著	200 元
2.	長拳入門與精進	吳彬等著	220 元
3.	劍術刀術入門與精進	楊柏龍等著	220 元
4.	棍術、槍術入門與精進	邱丕相編著	220 元
5.	南拳入門與精進	朱瑞琪編著	220 元
6.	散手入門與精進	張山等著	220 元
7.	太極拳入門與精進	李德印編著	280 元
8.	太極推手入門與精進	田金龍編著	220 元

・實用武術技擊・大展編號 112

1.	實用自衛拳法	溫佐惠著	250 元
2.	搏擊術精選	陳清山等著	220 元
3.	秘傳防身絕技	程崑彬著	230 元
4.	振藩截拳道入門	陳琦平著	220 元
5.	實用擒拿法	韓建中著	220 元
6.	擒拿反擒拿 88 法	韓建中著	250 元
7.	武當秘門技擊術入門篇	高翔著	250 元
8.	武當秘門技擊術絕技篇	高翔著	250 元
9.	太極拳實用技擊法	武世俊著	220 元
10.	奪凶器基本技法	韓建中著	220 元

・中國武術規定套路・大展編號 113

1.	螳螂拳	中國武術系列	300 元
2.	劈掛拳	規定套路編寫組	300 元
3.	八極拳	國家體育總局	250 元
4.	木蘭拳	國家體育總局	230 元

・中華傳統武術・大展編號 114

1.	中華古今兵械圖考	裴錫榮主編	280 元
2.	武當劍	陳湘陵編著	200 元
3.	梁派八卦掌（老八掌）	李子鳴遺著	220 元
4.	少林 72 藝與武當 36 功	裴錫榮主編	230 元
5.	三十六把擒拿	佐藤金兵衛主編	200 元
6.	武當太極拳與盤手 20 法	裴錫榮主編	220 元

・少林功夫・大展編號 115

1.	少林打擂秘訣	德虔、素法編著	300 元
2.	少林三大名拳 炮拳、大洪拳、六合拳	門惠豐等著	200 元
3.	少林三絕 氣功、點穴、擒拿	德虔編著	300 元
4.	少林怪兵器秘傳	素法等著	250 元
5.	少林護身暗器秘傳	素法等著	220 元
6.	少林金剛硬氣功	楊維編著	250 元
7.	少林棍法大全	德虔、素法編著	250 元
8.	少林看家拳	德虔、素法編著	250 元
9.	少林正宗七十二藝	德虔、素法編著	280 元
10.	少林瘋魔棍闡宗	馬德著	250 元
11.	少林正宗太祖拳法	高翔著	280 元
12.	少林拳技擊入門	劉世君編著	220 元
13.	少林十路鎮山拳	吳景川主編	300 元
14.	少林氣功祕集	釋德虔編著	220 元
15.	少林十大武藝	吳景川主編	450 元

・迷蹤拳系列・大展編號 116

1.	迷蹤拳（一）+VCD	李玉川編著	350 元
2.	迷蹤拳（二）+VCD	李玉川編著	350 元
3.	迷蹤拳（三）	李玉川編著	250 元
4.	迷蹤拳（四）+VCD	李玉川編著	580 元
5.	迷蹤拳（五）	李玉川編著	250 元

・原地太極拳系列・大展編號 11

1.	原地綜合太極拳 24 式	胡啟賢創編	220 元
2.	原地活步太極拳 42 式	胡啟賢創編	200 元
3.	原地簡化太極拳 24 式	胡啟賢創編	200 元
4.	原地太極拳 12 式	胡啟賢創編	200 元
5.	原地青少年太極拳 22 式	胡啟賢創編	220 元

・道學文化・大展編號 12

1.	道在養生：道教長壽術	郝勤等著	250 元
2.	龍虎丹道：道教內丹術	郝勤著	300 元
3.	天上人間：道教神仙譜系	黃德海著	250 元
4.	步罡踏斗：道教祭禮儀典	張澤洪著	250 元
5.	道醫窺秘：道教醫學康復術	王慶餘等著	250 元
6.	勸善成仙：道教生命倫理	李剛著	250 元
7.	洞天福地：道教宮觀勝境	沙銘壽著	250 元
8.	青詞碧簫：道教文學藝術	楊光文等著	250 元

國家圖書館出版品預行編目資料

秘傳防身絕技 / 程崑彬主編
－初版－臺北市：大展，2002【民 91】
面；21 公分 －（實用武術技擊；3）
ISBN 957-468-150-5（平裝）
1. 防身術
411.96　　　　　　　　91008760

秘傳防身絕技　　ISBN 957-468-150-5

主　　編 / 程　崑　彬
插　　圖 / 王　淑　雲
發 行 人 / 蔡　森　明
出 版 者 / 大展出版社有限公司
社　　址 / 台北市北投區（石牌）致遠一路 2 段 12 巷 1 號
電　　話 /（02）28236031・28236033・28233123
傳　　真 /（02）28272069
郵政劃撥 / 01669551
網　　址 / www.dah-jaan.com.tw
E－mail / service@dah-jaan.com.tw
登 記 證 / 局版臺業字第 2171 號
承 印 者 / 國順文具印刷行
裝　　訂 / 建鑫印刷裝訂有限公司
排 版 者 / 千兵企業有限公司
初版 1 刷 / 2002 年（民 91 年）8 月
初版 2 刷 / 2005 年（民 94 年）9 月　　定價 / 230 元